高橋由紀
Self Adjustment® プログラムディレクター
ベビーヨガアソシエイト CEO

気持ちいい体になる

骨盤調整ヨガ

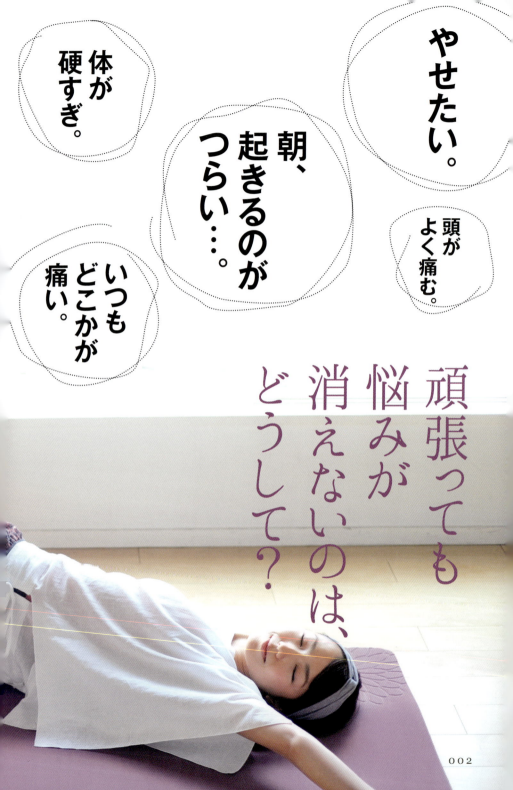

やせたい。

頭がよく痛む。

朝、起きるのがつらい…。

体が硬すぎ。

いつもどこかが痛い。

頑張っても悩みが消えないのは、どうして？

セックスしたくない…。

肩がバリバリに凝る。

生理痛で寝込む。

だるい…。やる気が出ない。

疲れがぜんぜん抜けない。

ヨガ、マッサージ、
ウオーキングに流行のダイエット。
いまの自分を変えたくて、
いろいろ試したけれど、
続かないし結果も出ない。
ダイエットに成功した人、
健康を手にした人は大勢いるのに、
どうして私だけうまくいかないの……。

そんなふうに落ち込んだり、
諦めたりしたことはありませんか？
これは努力が足りないとか、
体質だとかが原因ではありません。

じつは体のあちこちに発生した
「癒《ゆ》着《ちゃく》」のせいなのです。

必要なのは、体の奥にできた「癒着」をほぐすこと。

では「癒着」とは、なんでしょうか。

じつは私たちの体の中には、よく使われる部分と使われる機会の少ない部分があります。

使われる機会の少ない部分ほど血行も水分のめぐりも悪くなり、筋肉や臓器が部分的に硬くなったり炎症を起こしたりしがちに。その状態が続くと、なめらかに動くはずの部分どうしがくっついてしまいます。これが「癒着」です。「癒着」は全身に生じ、その影響は骨格にまで及びます。

特に骨盤内の「癒着」は大問題です。中に収まっている臓器や筋肉が「癒着」を起こすと、血行や水分のめぐりだけでなく神経のはたらきまで悪化して冷えを生じさせます。これが、あらゆる不調の引き金に。

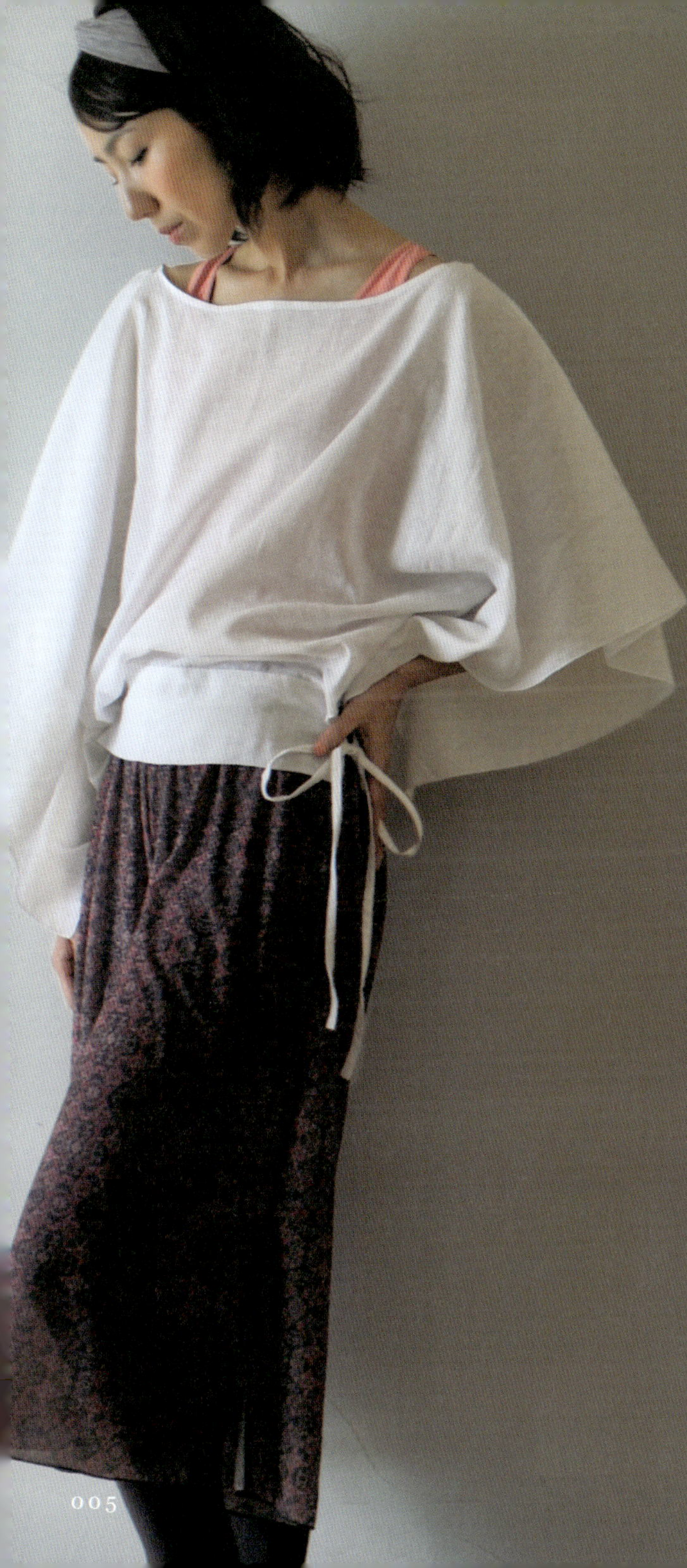

すぐに疲れる、動きたくない、楽しくない、だんだん人と会いたくなくなる……。体の不調は心の元気を奪います。このスパイラルに巻き込まれると、
体だけでなく心や人との関係まで冷えきってしまう。
だから「癒着」は、一刻も早くほぐすべきなのです。

「癒着ほぐし」と「ポーズ」を組み合わせた

骨盤調整ヨガが、すべてを解決する。

骨盤調整ヨガには、体の奥にできた頑固な「癒着」をほぐし、柔軟で心地よい体を取り戻すノウハウが詰まっています。その最大の特徴が「癒着ほぐし」です。普通に生活していたらゆるむことすらない「癒着」を、自分の手や体重を使ってほぐしていきます。「癒着」のできる位置には個人差がありますが、できやすい骨盤内や脚全体を効率よく狙いつつ、全身の状態まで改善できるのが「癒着ほぐし」のすごいところ。これだけでも体は変わっていきます。

さらに、「癒着ほぐし」と組み合わせることで真価を発揮するヨガのポー

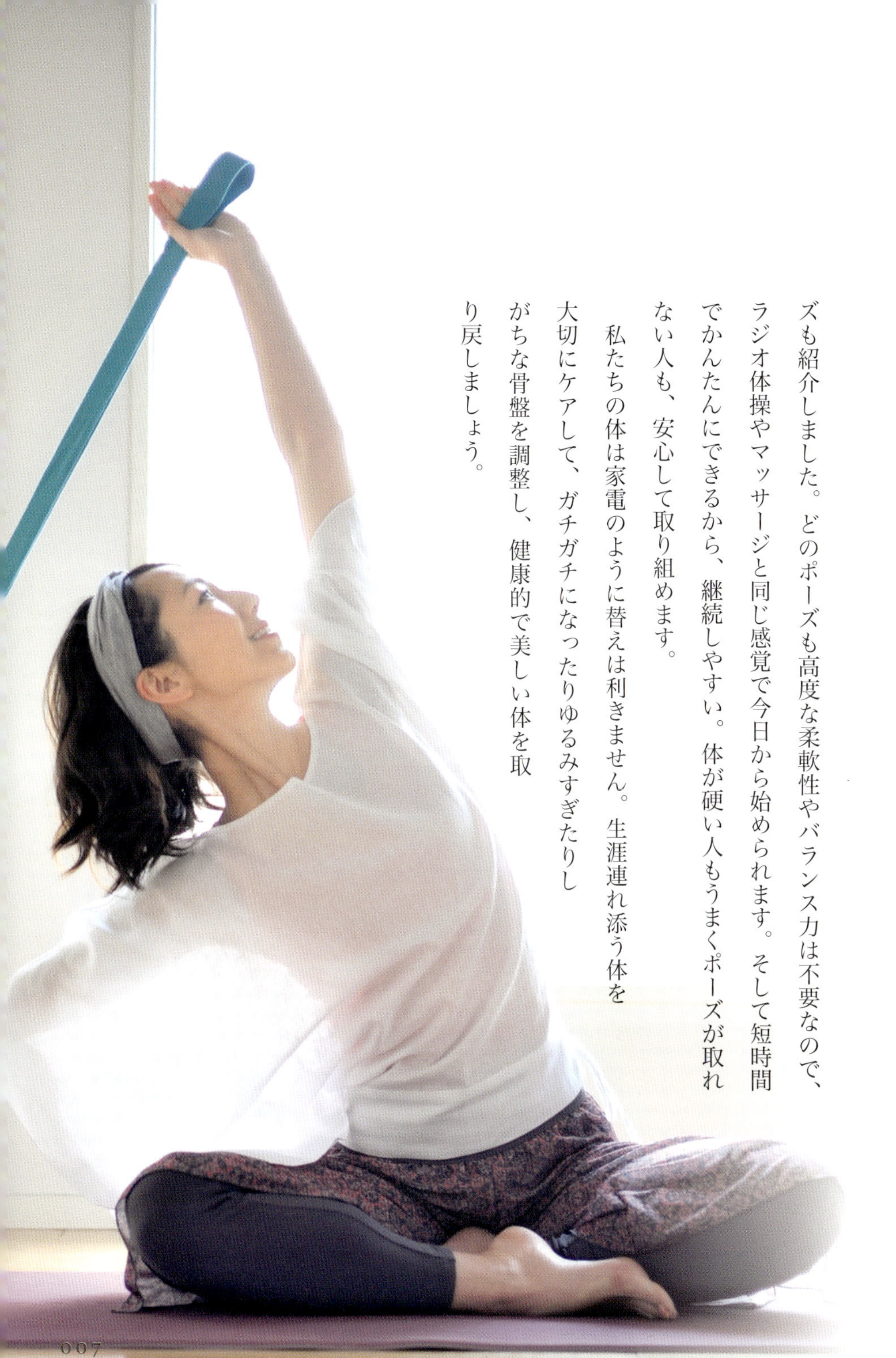

ズも紹介しました。どのポーズも高度な柔軟性やバランス力は不要なので、ラジオ体操やマッサージと同じ感覚で今日から始められます。そして短時間でかんたんにできるから、継続しやすい。体が硬い人もうまくポーズが取れない人も、安心して取り組めます。

私たちの体は家電のように替えは利きません。生涯連れ添う体を大切にケアして、ガチガチになったりゆるみすぎたりしがちな骨盤を調整し、健康的で美しい体を取り戻しましょう。

骨盤調整ヨガを続けると体はこんなに変わる

骨盤調整ヨガは、骨盤を中心に全身を調整していくメソッドです。骨盤をしなやかに保ち、体を自在に動かす力をつけることで、正しい姿勢や健康で美しい体に近づきます。それが結果的にポーズの上達にも影響するのです。

骨盤調整ヨガを続けると……

I

見た目が変わる！

❶ ヨガのポーズが決まる

❷ 姿勢が安定する

❸ スタイルがよくなる

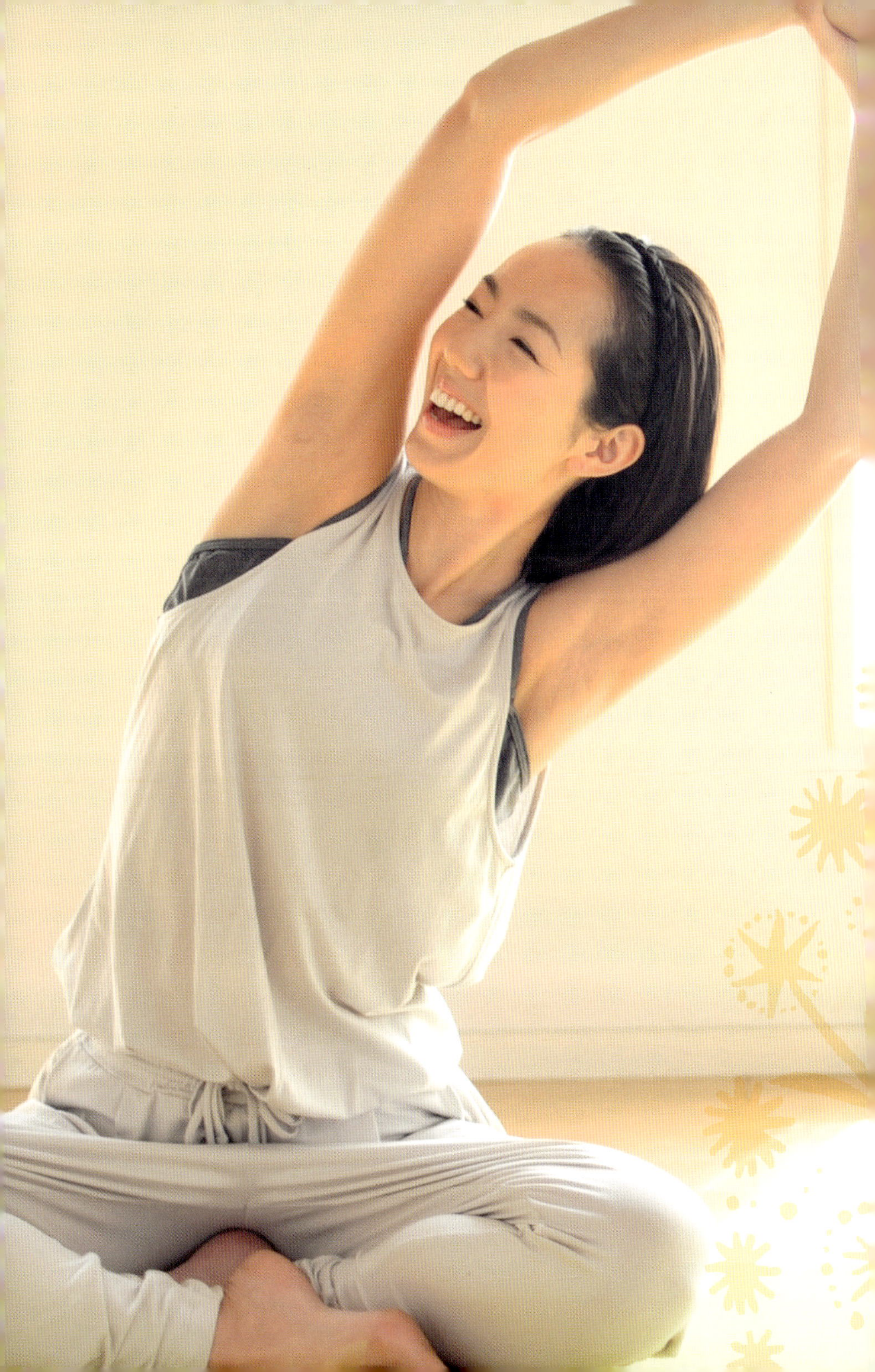

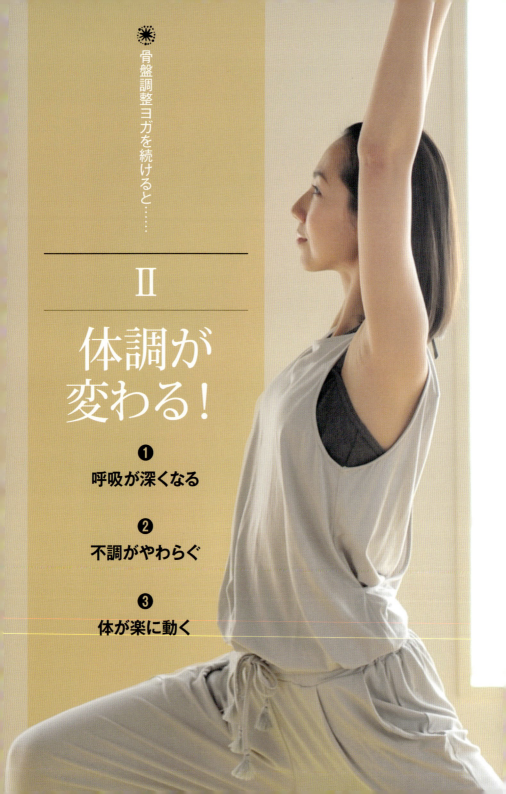

骨盤調整ヨガを続けると……

Ⅱ

体調が変わる！

❶ 呼吸が深くなる

❷ 不調がやわらぐ

❸ 体が楽に動く

不調や体の硬さを解消するのに、激しいトレーニングも長時間の有酸素運動も、高価な道具も要りません。癒着を見逃し悪化させたぶんのケアさえ積み重ねれば、体は確実に好転します。

癒着による不調や痛みは、体を酷使したり緊張が続いたりすると強く出る日もあれば、逆にダラダラ過ごした日に出ることもあります。不具合があらわれたりあらわれなかったりを繰り返しながら、癒着はジワジワと体を蝕《むしば》んであちこちに定着。それが、いまのあなたの体です。

そうしてできた頑固な癒着やゆがみは、残念ながら一朝一夕のケアでは解消できません。「癒着という名の岩」を少しずつ砕くイメージで、毎日コツコツとほぐしていく。この積み重ねが、体を変えるいちばんの近道です。

癒着がほぐれれば、筋肉や内臓、筋膜《きんまく》などの緊張や硬さもやわらいで本来の柔軟性を取り戻せます。すると、ゆがみにくい体に変わり楽に動けるように。また、体液のめぐりがよくなることで体が内側から温かくなっていき、つらい不調も緩和されます。繰り返すうちに代謝が上がって元気になり、肌もつやつやと輝いていくでしょう。

レッスンを見ていて気づくのが、手足の向きや動きばかり気にする方が本当に多いことです。ヨガの本来の目的はお手本をマネることではなく、体のエネルギーを高めること。意識すべきは、その根元となる体幹です。

体幹部には大事な内臓が詰まっています。それらを骨盤の底から支えているのが、骨盤調整ヨガでもっとも重要と考える骨盤底筋群《こつばんていきんぐん》。東洋医学やヨガの世界では、骨盤底筋群のしなやかさが保たれると内臓もすこやかにはたらき、生きる力やバイタリティがみなぎると考えます。実際、月経・妊娠・出

骨盤調整ヨガを続けると……

Ⅲ

心が変わる！

❶ **エネルギーが高まる**

❷ **前向きになる**

❸ **幸せ感がアップ**

産や排泄《はいせつ》に密接な部位ですし、ホルモンバランスにも深い関係が。しかも呼吸時には横隔膜と連動します。こうした体の構造をイメージすると「生きる力」と結びつける考え方も理解しやすいのではないでしょうか。

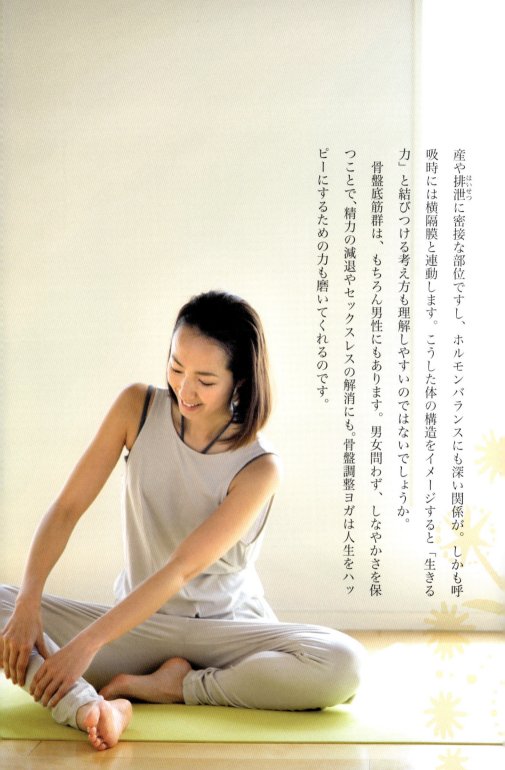

骨盤底筋群は、もちろん男性にもあります。男女問わず、しなやかさを保つことで、精力の減退やセックスレスの解消にも。骨盤調整ヨガは人生をハッピーにするための力も磨いてくれるのです。

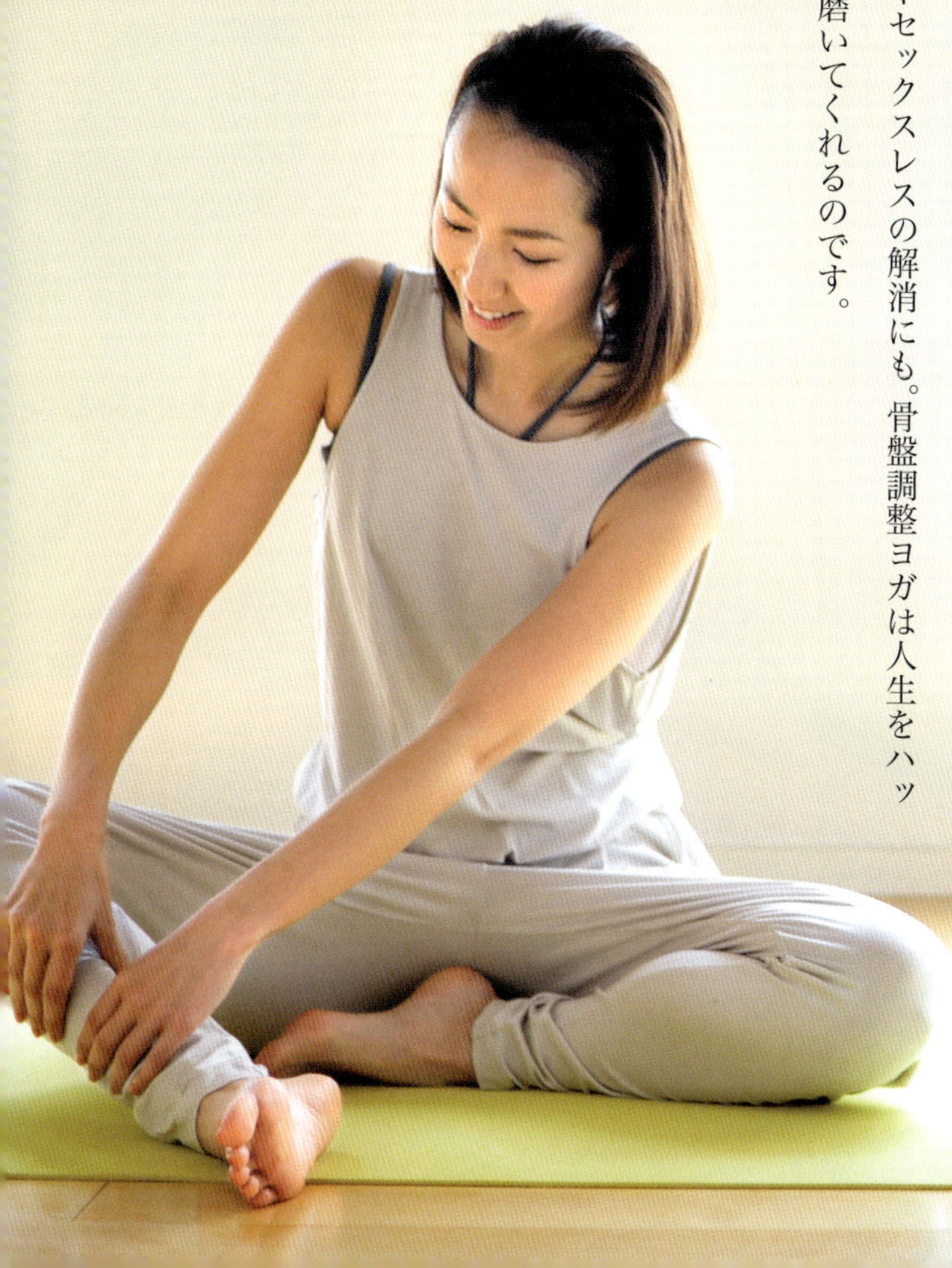

はじめに

骨盤調整ヨガを受講くださる方の多くは、骨盤や姿勢のゆがみ、うまくいかない呼吸、なかには尿漏れや子宮脱、不妊といった誰にも相談できないようなデリケートな悩みを抱えながら通ってくださいます。そんなみなさんから「肩や腰が軽くなった」「スタイルがよくなった」「出産がとてもスムーズだった」などの声が届くたび「ああ、よかった」と心の底から喜びが湧き上がります。それは私自身も重い不調や病気に悩まされていたからです。

高校生のときに、私は腰《よう》椎《つい》椎《つい》間《かん》板《ばん》ヘルニアを患いました。

ぎっくり腰を幾度となく繰り返し、毎朝、激しい痛みが腰を貫きます。当時は体を少しずつ、ゆっくり起こさないとベッドから起き上がれないほどでした。貧血も月経痛も重く、低体温や冷えもあり「楽しい高校生活」とは無縁の日々。むくみも重く、指で押すと低反発の枕のようにモワッと凹み、なかなか元に戻らない。朝履いて出かけた靴が帰りには入らない、なんてことはざらでした。

体の調子が悪いと気持ちまで落ち込み、「どうせ私にはできないし」と自己嫌悪に陥ったり「○○ちゃんはいいな」と人をうらやんだりと、いつもネガティブに。まわりを見る余裕もありませんでした。そして16歳で子宮内膜症との診断が。「このままだと将来、子どもが産めなくなるかもしれない」と医師に言われ、目の前が真っ暗になったこともあります。

その後、23歳までの7年間は、毎日が不調との闘いでした。重い不調が長引くにつれ病院での治療もどんどん深刻になり、注射やレーザー治療から手術まで提案されるなど、怖い思いをたくさん経験していきます。

「ほんの少しでいいから楽になりたい……」。そんな思いで、さまざまなセルフケアを試すなか出合ったのがヨガです。

始めた当初は体が重く柔軟性もなかったので、１２０分のクラスのうち半分は動けませんでした。あお向けになって、ただ両脚を上げることさえ腰が痛くてできない。ところが「(ああ、できない……)」と動けないでいると、先生から「できなかったら、あお向けになってただお休みしていていいのよ」と声をかけられたのです。その温かい言葉にすがり、できるポーズだけを続けていきました。

当時の私は、抱えている痛みをヨガが解消してくれるなどとは思っていませんでした。ただ一時でも、ほんの一瞬でも気持ちよくなればいい、と心地よいと感じられる動きだけを毎日コツコツと継続しました。それがしだいに習慣になり、ヨガで体をほぐさないと一日が始まらないと思うまでになったのです。

すると体はどんどん変化していき、気づいたら腰の痛みが消え、どんなポーズも楽々できるほど足腰が強くなりました。また、子宮内膜症も完治。いま私が休みなく全国各地に出張できるほど元気でいられるのは、ヨガがもたらしてくれたギフトだと思っています。


骨盤調整ヨガが誕生した背景には「私と同じように心身につらさを感じる女性たちに少しでも健康になってほしい」という強い思いがあります。私自身の経験を踏まえつつ生徒さんたちの悩みに応えながらヨガ以外のことも学び、「どうするのが女性の体にベストか」と考え抜いた末にたどり着いたのが、骨盤を中心に体を整える方法でした。

そこに「ポーズができないからとガッカリしたり、クラスで居心地の悪さを感じたりしてほしくない」という思いも加わって、骨盤調整ヨガは完成しました。

骨盤調整ヨガのプログラムは、どんなに体が硬くても動くのがおっくうな人でも、今日から始められる「癒着ほぐし」からスタートします。これは起き上がれないほど体調が悪かったときの私でも続けられ、ヨガ講師になった現在も欠かさない毎日のファーストステップです。

まずは2週間、自分の手で体に触れ、そしてじっくりと向き合って、心地よい体になっていく変化を感じてみてください。

骨盤調整ヨガで
体も心も変わりました

長年、抱えてきたさまざまな体の不調や心のトラブル。骨盤調整ヨガで、そんな悩みを解決した女性たちの声を集めました。

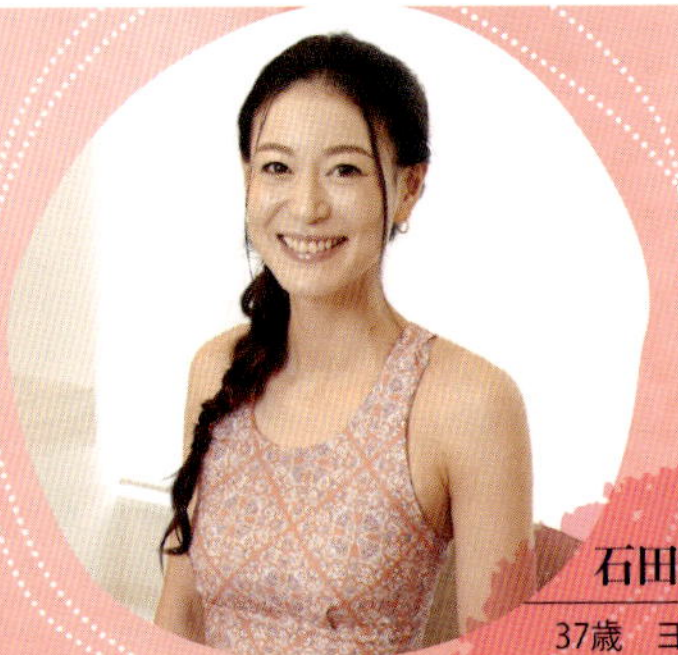

石田奈緒美 さん

37歳　ヨガインストラクター

体温が上がり やわらかなボディ ラインに変身！

私の人生は、骨盤調整ヨガあってのものと言っても過言ではありません。

当時は20歳前後からずっと患っていた婦人科系の病気があり、月経不順と過剰な運動や筋トレによる体のゆがみに悩まされていました。そのころに骨盤調整ヨガの存在を知り、的確なアドバイスで体を変える由紀先生と出会えたことで、自分の体をとことん改善しようと決意。始めて3か月で慢性的に感じていた疲労がなくなり、むくみがちな脚もすっきりしてきました。

1年後には筋肉のゆがみも解消。体が軽くなり、逆三角形だった体形もしなやかなラインに変わっていったのです。

それだけでなく、これまでの不順が嘘《うそ》のように月経が毎月きっちりくるようにもなりました。低体温も解消され、いまでは平熱が36度8分と理想的な状態を維持できています。また、股関節と腰を痛めて絶対安静と言われたときも、痛みの出ない範囲で行ったセルフケアのおかげで、早期回復できました。

このように私自身の体が劇的に変化したため「一人でも多くの人と、この喜びを分かち合いたい」と思い立って、ヨガインストラクターに転身。「よりよい体になりたいと願うすべての方に届けたい」という思いで骨盤調整ヨガを伝えています。

中村美紀 さん

42歳　料理研究家

末端の冷えや不眠、不調が消えて我慢しない毎日に

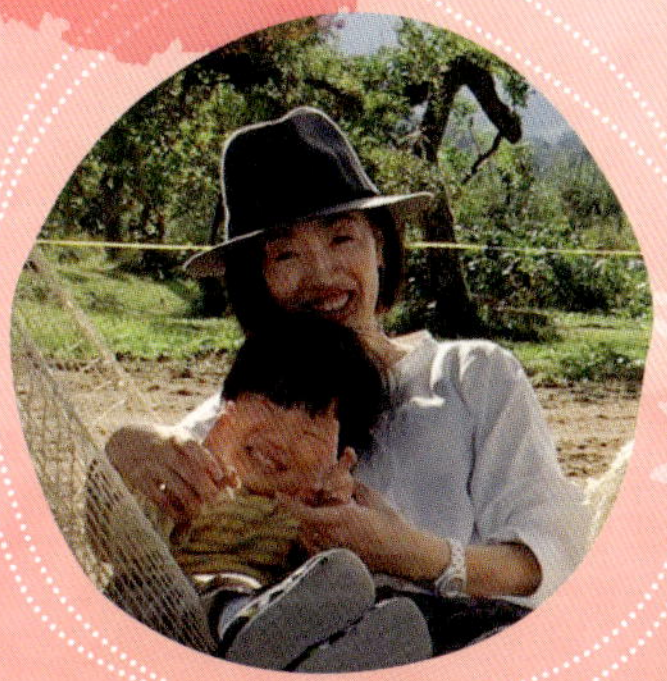

骨盤調整ヨガを始める前は、産後の体形のくずれ、肩こり、頭痛、腰痛、冷え、自律神経系の不調による不眠などに悩まされていました。しかも、つねにのぼせた感じがするのに、首と手足の先端は冷えたまま。

骨盤調整ヨガを始めていちばんうれしかったのは、つらい不調を我慢するのではなく、自分で体のメンテナンスをして対処できるようになったことです。こまめにメンテナンスできるおかげで、あちこちがひどく凝り固まることはなくなりました。

また明らかに姿勢もよくなり、睡眠の質もグッと上がったことを実感しています。なにより、その安心感からか以前ほど不調に悩まされません。

仕事中の休憩時間には「丹田《たんでん》呼吸」を取り入れています。呼吸とともに瞑想すると、頭の疲れが解消されてパフォーマンスもアップ。

公私にわたりいい影響を与えてくれた骨盤調整ヨガとの出合いは、人生が変わるほどの出来事でした。

髙橋絵麻 さん

36歳

乳がんサバイバー、お話会講師

体調がよくなり心に余裕をもって育児ができました

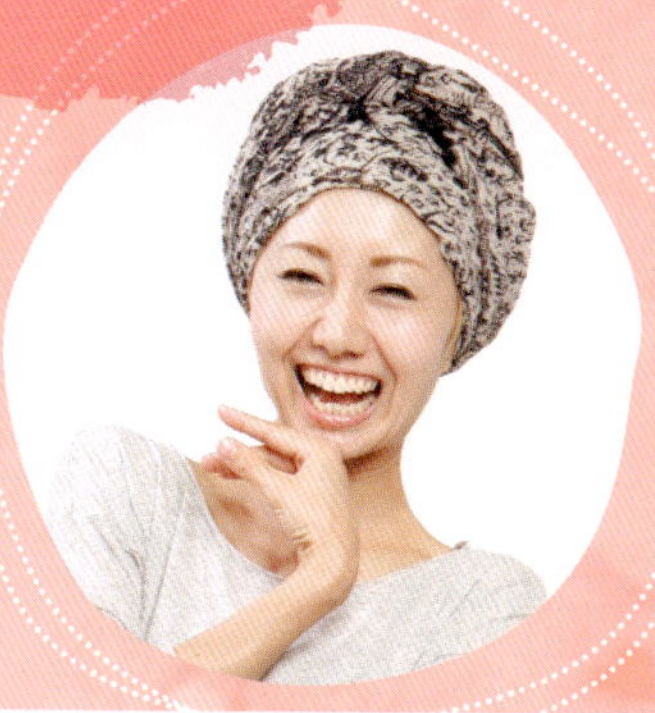

初めての育児に必死だったころ、子どもがなかなか寝つかないことと頻回授乳でぐったり。子ども優先の毎日に、心身ともに疲れきっていました。そんなとき骨盤調整ヨガを知り、子育てのちょっとした合間に体を調整する時間をとることにしました。

骨盤まわりの筋肉は生きるうえで必要な筋肉ばかりと知って、細部にまで意識を向けるようにしたら体からのサインにも気づけるように。すると体調もどんどん好転していったのです。完全に後回しにしていた自分をいたわる気持ちを取り戻せ、心に余裕をもって育児に向き合えるようになりました。

無理なくゆるやかに続けるだけで、体から力みが抜けてめぐりがよくなり軸が整っていく感覚を味わえる。それが骨盤調整ヨガのよいところだと思います。

市村多絵 さん

62歳　ヨガインストラクター

まず体重が3kg減り 更年期の症状や 便秘もすっきり

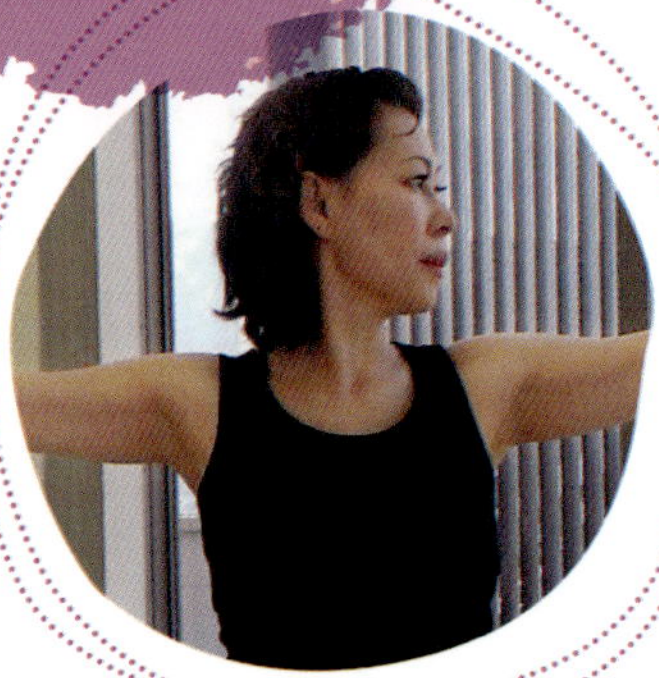

いまから10年ほど前は腰痛やひざ痛に悩まされていた時期で、コルセットやサポーターを手放せず不安ばかりの日々でした。

むくみやのぼせ、片頭痛といった更年期の症状もあり、天気の悪い日は気分が落ち込んで憂うつな状態が続くこともたびたびありました。

骨盤調整ヨガを始めて最初の変化は、体重が3kg減り、身長が1.5cm伸びたこと！　友人たちも私の変化にすぐ気づきました。そのうち、姿勢がよくなり肩の力も抜けるようになって、長年抱えていた慢性の便秘をはじめとしたさまざまな不調が、いつのまにか消えていたのです。

体の使い方や動きのくせはなかなか直りませんが、レッスンのたびに、ゆがみが正常な状態にリセットされていくのがわかります。

毎回、体や心の変化を感じとることを大切にしながら、これからも骨盤調整ヨガを継続していきたいです。

虎谷恭子 さん

46歳　鍼灸師

1回のレッスンで ヒップアップと むくみ解消を実感！

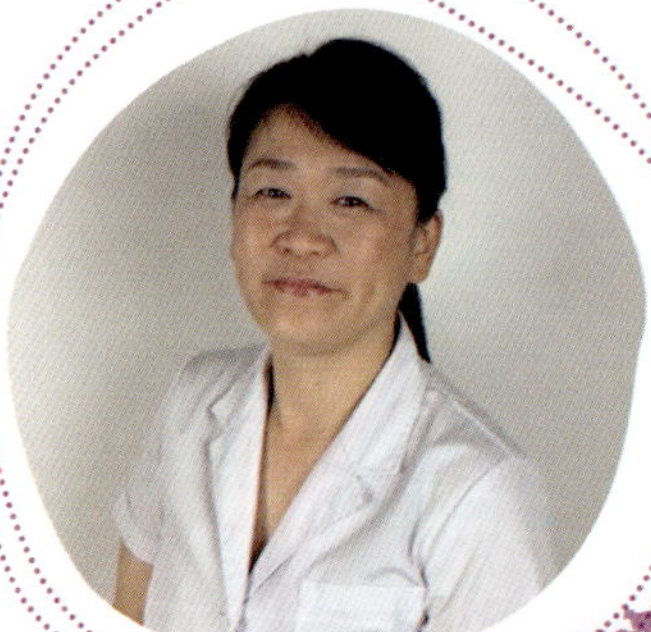

骨盤調整ヨガのクラスを初めて受けたとき、その場で脚のむくみが軽減され正座がしやすくなり、ジーンズもするっとはけたことに衝撃を受けました。しかも骨盤が整ったおかげか、お尻の位置もアップ。年齢を重ねたいまでも垂れてきません。

その後、骨盤調整ヨガのインストラクターの資格を取得し、たくさんの女性に教えています。クラスの前後を比べると、生徒さんの変化は一目瞭然。顔の色ツヤがよくなり目はパッチリ。バストの位置が上がり、お尻もプリッと形がよくなるのです。そのことを生徒さん自身も実感され「むくみが解消する」「脚が軽くなる」などの声もよく聞きます。心身ともにとてもほぐれるのもこのヨガの魅力です。

クラスの最後は横になって休むのですが、みなさんつい眠ってしまうほど深くリラックスしています。

産後うつから脱し 顔色や体調も復活 楽しい日々に！

池田由記子 さん

46歳　看護師

初めての妊娠・出産は、思い描いていたような、楽しく笑顔にあふれたものではありませんでした。産前はつわりがひどく、産後は義父母との育児・親業の考え方の違いから、ストレスを抱え自室に引きこもりがちに。ヒステリーもひどく、なにより子どもをかわいいと思えない自分が嫌でした。いま思うと、産後うつだったのかもしれません。さらに、授乳が原因で腰椎分離症が悪化。季節の変わり目になると腰痛が悪化し、寝たきりになるという生活を数年、繰り返していました。

その後、2人目がなかなか授からないため検査をすると、子宮腺筋症と診断。卵管の異常も見つかり「第一子の自然妊娠は奇跡」と言われるほどの状態でした。最初の妊娠前は異常がなかったので、数年でこんなにも骨盤内がおかしくなっていたことに愕《がく》然《ぜん》とし、自己嫌悪の気持ちがさらに重くのしかかりました。

骨盤調整ヨガを受講したのは、そんなときです。直接、由紀先生に指導していただき、まず自分の体や骨盤のねじれに驚きました。

また、当時は体がとても硬かったのですが、それも長年、自分の体を放置していた結果だと理解できました。

最初は体が硬くてヨガのポーズがうまくできなかったため、癒着ほぐしや全身調整、お尻歩きだけを続けていました。でも、それだけで体の中からポカポカ温まり、代謝がよくなることを実感できたため驚きました。

体がほぐれるとともに気持ちもゆったりしてきて、ヨガのクラスを終えるころにはいつも自然と笑顔に。顔色がよくなったり体が軽くなったりすると、不思議と心の中にどんより溜《た》まっていたなにかまですっきり消え、そのうち止まっていた月経も再びくるようになりました。

最近は中学生になった娘も骨盤調整ヨガを実践。「体が軽くなり脚も細くなった!」と喜んでいます。

初めて自分の体と真剣に向き合い変化を実感できた

藤岡樹里 さん
33歳
フィットネスインストラクター、主婦

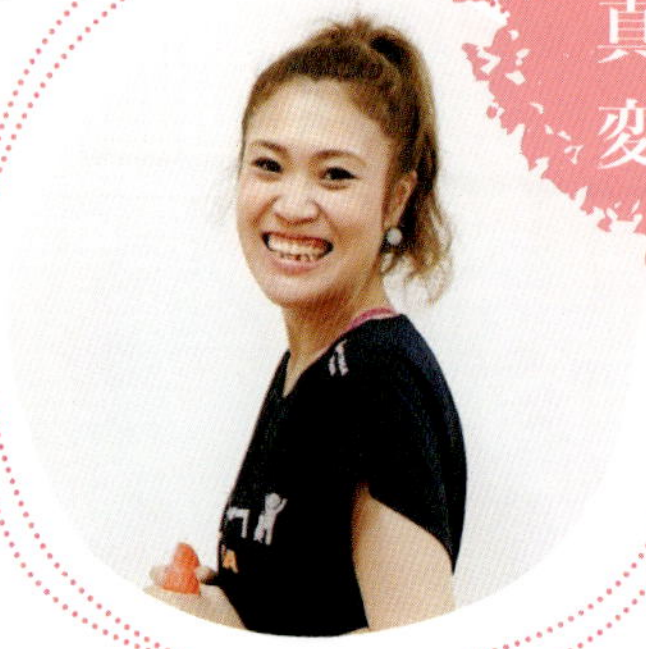

骨盤調整ヨガと出合い、初めて自分の体と真剣に向き合えました。

体の構造を理解し、ほぐしやポーズがどこにどう効いているのかを確認しながら続けるうちに、脚のむくみなどは自分でケアできるように。いまではサッカークラブに通う子どもたちの体のケアもしています。

気づけば肩こりがなくなり、カチカチだった四角いお尻が丸くやわらかなラインになったのも、じつはうれしい変化でした。

あとは以前と比べると、すぐ感情的にならず冷静に行動できるようになったという実感もあります。

ヨガを始めて1か月後に妊娠。とにかく心地いい

一条未緒 さん
37歳　主婦

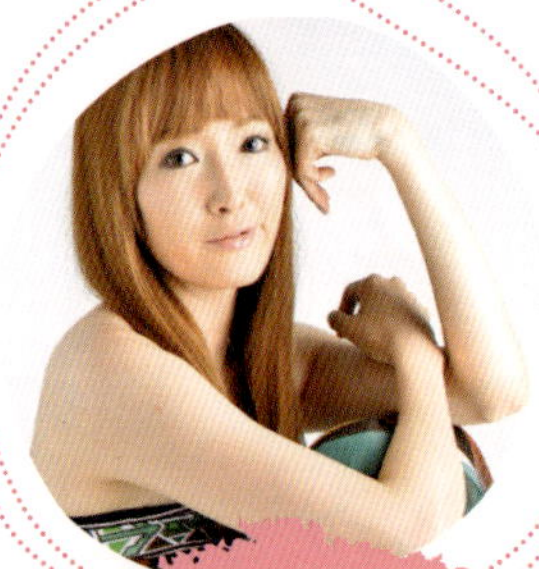

骨盤調整ヨガのクラスに通い始めて1か月後には、妊娠が発覚！ 積極的に取り組んだから効果を早く感じられたんだと思っています。骨盤調整ヨガの最大の魅力は、自分で自分をよい状態に調整できること。つらいときに的確なセルフケアができると安心だし、なによりも心地いい。そして前向きな気持ちにもなりやすいと思います。

骨盤調整ヨガはカチコチに冷えた心身の特効薬です

いとうちはる さん
43歳　保育士

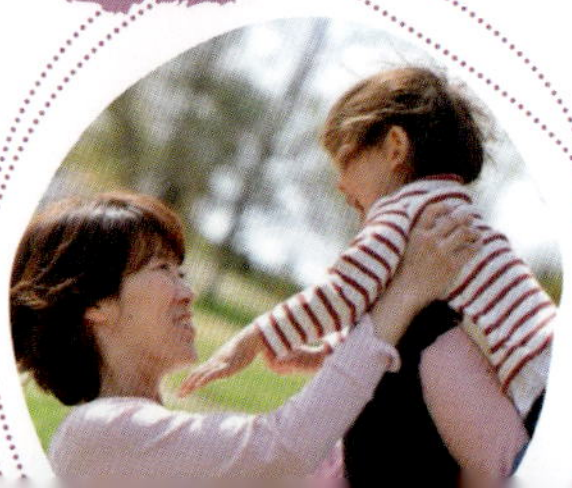

不妊、不育症に悩んでいたときに骨盤調整ヨガに出合いました。続けるうちにまず月経が整い、不妊の不安から解き放たれました。そしてクラスで由紀先生のレッスンを直接受けたとき、自分の内側を見つめる「内観」が高まることを体感。間もなく娘を授かりました。出産後も、体や心がコチコチに固まったり冷えたりすると、骨盤調整ヨガのほぐしでケアしています。いまでは3児の母となり、不妊に悩んでいたのが嘘《うそ》のような幸せな日々です。

心のモヤモヤや力みが消えてポジティブな私に！

松本奈津美 さん
40歳　助産師

初めてレッスンを受けたその日に、ふくらはぎなどの筋肉がやわらかくなってビックリ。体もすっきりして、関節可動域が広がっていくのを感じました。

続けるうちに肩こり、目の疲れ、便秘が軽くなって疲れをもち越さないように。あとは布ナプキンを使用しているのですが、月経血コントロールがしやすくなりました。骨盤底筋群に力がついたことを実感しています。

骨盤調整ヨガに出合ったころは自信がもてず自分のことが嫌いで、人をうらやんで落ち込んだり「よし、頑張らなきゃ！」と力が入って逆に疲れたりすることがしょっちゅうでした。

いまはネガティブな感情もすべて受け止め、行動も積極的に。心がモヤッとすること、泣きたい気持ちになることがあれば、夫や友人に素直に伝えられるようになりました。

しかも、やりたいことは積極的に行動に移せるようになり、これも骨盤調整ヨガを続けてきたおかげかな、と思っています。

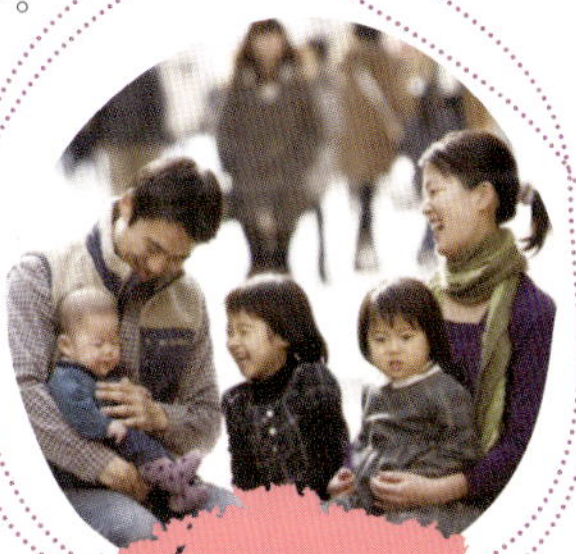

姿勢が改善され幸せ感で心が満たされます

田代佳織 さん
41歳　gran moccoスタッフ

天草の海辺で催されたリトリートに参加。ゆったりとしたリズムで行う骨盤調整ヨガは、大地や海と溶け合い、心からの幸せを生み出してくれるものだと確信しました。その後、1か月ほど毎朝骨盤調整ヨガを続けて、自然と体が動くようになったころ、心につねにポジティブな光が差しているような、自分の存在意義を感じられるような気持ちになり、体の軸と心の軸はつながっていると感じました。

しかも慢性的に患っていた腰の痛みが激減！ 友人たちにも「姿勢もよくなったね」と言われるのがうれしいです。

体が芯から温まり脚のラインもすっきりします

遠藤栄理香 さん
32歳　ヨガインストラクター

骨盤調整ヨガを続けるうちに、気になっていた足首の硬さがほぐれ、股関節や下肢全体の動きが軽やかに、なめらかになりました。動きや体の感覚に意識を向けながら行うと、いまの体の状態だけでなく、体が芯から温まることも実感できます。プログラムのあとは脚のラインや動きもすっきりして、とても心地いいのも魅力です。そして体が動きやすくなると、それだけで心も前向きになります！

Contents

頑張っても悩みが消えないのはどうして？ …… 002

必要なのは、体の奥にできた「癒着」をほぐすこと。 …… 004

「癒着ほぐし」と「ポーズ」を組み合わせた
骨盤調整ヨガが、すべてを解決する。 …… 006

骨盤調整ヨガを続けると体はこんなに変わる …… 008
Ⅰ 見た目が変わる！
Ⅱ 体調が変わる！
Ⅲ 心が変わる！

はじめに …… 014

骨盤調整ヨガで体も心も変わりました …… 018

用意したいもの …… 030

chapter 1

うまくいかない人の体には「癒着」がある …… 031

いつまでも体が変わらない人は「癒着」の疑いあり …… 032

「筋膜癒着」ができると体形や姿勢がくずれだす …… 034

「内臓癒着」ができると不調が消えない体になる …… 036

すべての癒着は骨盤内から始まる …… 038

1 足元へとにじり寄る 040
2 背骨にも上がっていく 042
3 「浅い呼吸」が癒着を加速 044
骨盤底筋群の癒着は「危険な衰え」を呼ぶ 046
YOGA column◆ヨガとは 048

chapter 2

頑固な癒着もゆるむ「癒着ほぐし」のすごい力 049

触れて「癒着」を実感……① 押して痛むところは癒着の疑いあり 050
触れて「癒着」を実感……② ひざ裏を押すと痛むのは骨盤内癒着の証し 052
4つの姿勢で癒着をチェックしよう 054
どんな癒着もゆるみ骨盤が整う「癒着ほぐし」のすごい力 058
癒着ほぐしを始めたら体も心もすごく楽になりました 060
じっくり取り組む癒着ほぐしの流れ 062
1 足の裏 064
2 足指のあいだ 065
3 足首 066

4 甲とかかと …… 067
5 股関節 …… 068
6 くるぶし／7 ひざ下 …… 069
8 太もも …… 070
9 仕上げ（ひざまわり・脚全体） …… 071
骨盤内癒着を、さらにほぐす秘策……①骨盤底筋群を躍動させる …… 072
骨盤内癒着を、さらにほぐす秘策……②呼吸で癒着に揺さぶりをかける …… 074
YOGA column ◆ チャクラってなに？ …… 076

chapter 3

さあ骨盤調整ヨガを始めよう！ ―基本のメソッド― …… 077
「癒着ほぐし」↓「ポーズ」でどんな体も変える。それが、骨盤調整ヨガ …… 078
ポーズの成果を左右する「坐骨で座る」とは …… 080
骨盤調整ヨガプランニング …… 082
3分でぐっすり夜ヨガシークエンス …… 084
夜ヨガ①割座であお向け …… 086
夜ヨガ②がっせきで前屈 …… 088

夜ヨガ③骨盤呼吸 …… 090

7分ですっきり朝ヨガシークエンス …… 092

朝ヨガ①ひざ倒し …… 094

朝ヨガ②仙骨トントン …… 095

朝ヨガ③胸椎トントン …… 096

朝ヨガ④椎骨の詰まりをとる …… 097

朝ヨガ⑤がっせきで腰上げ …… 098

朝ヨガ⑥ケーゲル体操 …… 099

さらにできる人は…　朝ヨガ⑦ローリングバック …… 100

さらにできる人は…　朝ヨガ⑧イスのポーズ …… 101

YOGA column◆「お手本のポーズ」にこだわらないで …… 102

chapter 4

不調がすっきりする骨盤調整ヨガ …… 103

骨盤調整ヨガ　不調すっきりプランニング …… 104

〈不調〉肩こり・首こり …… 106

〈不調〉腰の痛み …… 108

〈不調〉●冷え……110
〈不調〉●月経痛・PMS……111
〈不調〉●全身の疲労感……112
〈不調〉●頭が痛い……114
〈不調〉●便秘……116
〈不調〉●背中のコリ・ハリ……118
〈不調〉●目の疲れ・かすみ・めまい……120
〈不調〉●胃の不快感……121
〈不調〉●膣のゆるみ……122
〈不調〉●尿漏れ……123
劇的にゆがみをリセットする「押す」の進化系ブロックワーク……124
下半身のブロックワーク……126
上半身のブロックワーク……127
〈体形〉●ぽっこり下腹……128
〈体形〉●太いわき腹……130
〈体形〉●背中のぜい肉……132

■衣装協力(すべて参考商品)…●イージーヨガジャパン TEL03-3461-6355 (ランニングショーツ/P35-37、P41-47、P51、P55-57、P63-105、P158-159　ヨガマット/P2-7、P30) ●Yin Yang TEL075-634-3383 (トップス/P2-7、P39　タンクトップ、レギンス/P48、P128-155、カーディガン/P155) ●スリア 銀座店[suria] TEL03-6226-5200 (オールインワン、ブラトップ、ヨガマット/P9-13、P33、P59　白タンクトップ/P35-37、P41-47、P55-57、P75-76、P80-81、P158-159　タンクトップ/P63-73、P79、P83-105　キャミソール、プランタボトム/P106-127　ボルスター/P85-89、P121、P144) ●チャコット 渋谷本店 TEL 0120-919-031 (タンクトップ、パンツ/P2-7、P39)

〈体形〉● たれ尻 …… 134
〈体形〉● 二の腕のたるみ …… 136
〈体形〉● 下半身太り …… 138
〈体形〉● バストの下垂 …… 140
〈体形〉● O脚・X脚 …… 141
〈ココロ〉● 落ち込み・プチうつ …… 142
〈ココロ〉● 優柔不断 …… 143
〈ココロ〉● イライラ …… 144

appendix

スペシャルシークエンス　もっと効果を高めたいあなたに …… 145
朝ヨガスペシャル　スワンダイブ・サンサルテーション …… 146
夜ヨガスペシャル　全身調整 …… 150
YOGA column ◆ 日常生活にもヨガを …… 155
おわりに …… 156
BODY　MAP …… 158

STAFF　■ブックデザイン…花平和子（久米事務所）　■撮影…臼田洋一郎　■モデル…遠藤栄理香　■スタイリスト…福田栄華　■ヘアメイク…梅沢優子　■CG制作…株式会社BACKBONEWORKS　■DTP…髙本和希（有限会社天龍社）　■編集・執筆協力…長島恭子（Lush!）　■校正…株式会社ぷれす　■編集…小元慎吾（サンマーク出版）

用意したいもの

安全かつ効果的に、そして快適に行うために用意したいものをご紹介します。ヨガ用グッズを使うのがベストですが、身近にあるものでも代用できます

ヨガマット

床の冷たさや硬さによる過度の刺激をやわらげ、すべりにくくする。初心者は厚みのあるものがおすすめ

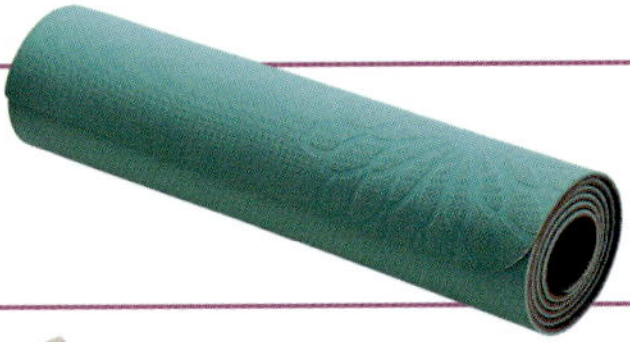

厚みのあるクッション&ざぶとん

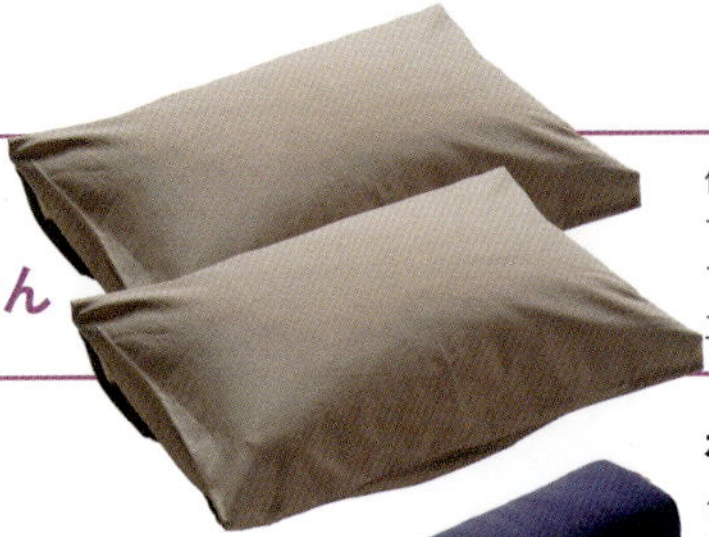

体の柔軟性が足りないときのサポートに。背すじを伸ばして床に座る、いわゆる「坐《ざ》骨《こつ》を立てる」ときにも役立つ

コレがあるとgood

ボルスター

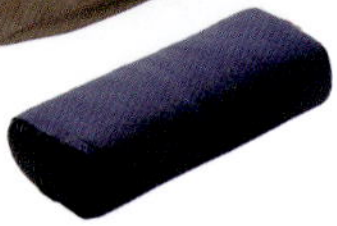

クッションや座布団で代用可能な、体の柔軟性が足りないときに使うグッズ。かなり体の硬い人は2本あるとよい

手ぬぐい

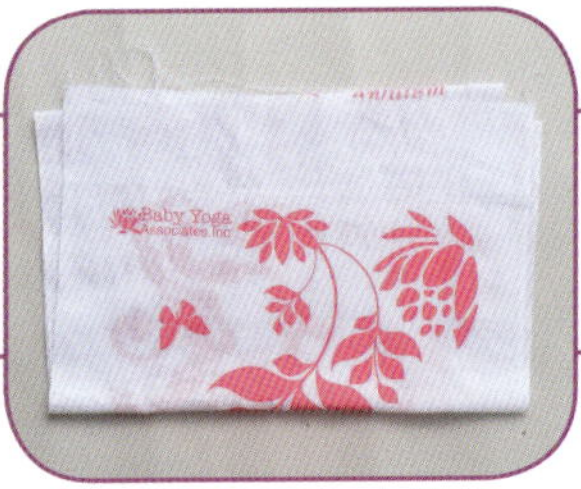

体の柔軟性が足りないときのサポートに。伸縮性のあるものだと必要な動きができなくなるので、タオルはNG

コレがあるとgood

ヨガベルト

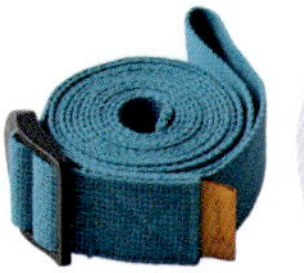

手ぬぐいで代用可能。体の柔軟性が足りないときや、左右の腕を同時に動かすときのサポートに

タンブラーのタオル巻き

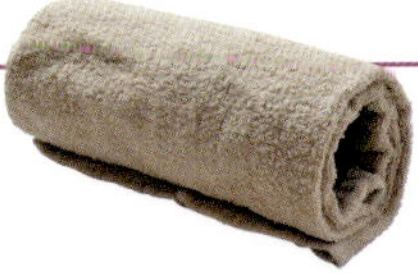

体の下に置いて、仙骨や肩甲骨まわりを刺激。タンブラーは直径7㎝前後の、仙骨の幅よりもせまいものを選ぼう

●タンブラーのタオル巻きのつくり方

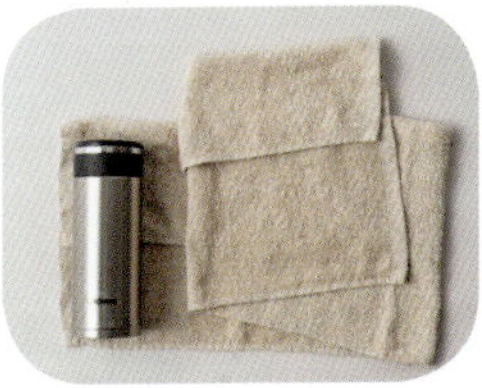

タンブラーの高さに合わせた幅にタオルを折る。端からタンブラーに巻きつけ、タオルがほどけないよう輪ゴムをかけたら完成。仙骨に当てたときに肌に当たって痛む場合は、厚めにタオルを巻く

コレがあるとgood

木製ヨガブロック

体重をかけても変形しないことが重要なので、樹脂やコルク製はNG。かならず木製のものを。なければタンブラーのタオル巻きで

※専用ブロックの詳細はP125にあります

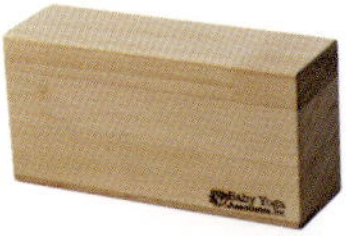

chapter

1

うまくいかない人の体には「癒着」がある

いつまでも体が変わらない人は「癒《ゆ》着《ちゃく》」の疑いあり

「うまくいかない…」とお悩みの方の体をチェックすると、あちこちに癒着が見つかります。癒着は体内の組織がギュッと固まってできたもの。だから動くと体の中で引き攣《つ》れて、痛みを呼んだり体形をゆがめたりします。腕を上げると肩が痛む、かかとをつけたまましゃがめない、姿勢が悪い、などに思い当たる方は多いのではないでしょうか。

癒着は、生活習慣や姿勢、動作の偏り、慢性的なストレスなどによって、体のどこかが緊張することから始まります。それがさらに続くと体液が滞って部分的に硬くなり、ねじれ、分厚くなってくっつく。こうしてできるものを本書では癒着と呼んでいます。

癒着は、体を大きく動かす機会が減るほど悪化するものです。長時間のパソコンやスマートフォン操作でずっと前かがみになる、車やエスカレーター

体内で癒着ができるしくみ

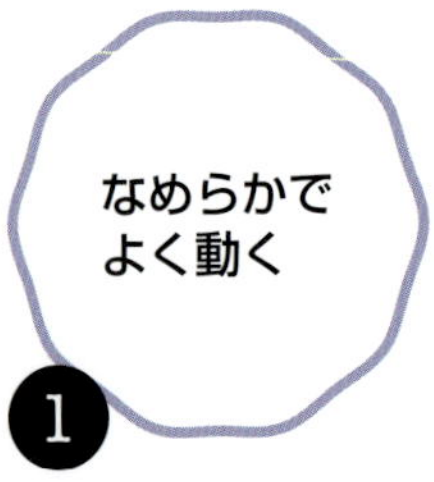

水分がたっぷり含まれた正常な状態であれば、体内で隣り合う組織どうしがなめらかに動く

に頼りきりで歩く時間が極端に減る、足腰を使うぞうきんがけなどの家事をしなくなったなどは、それこそ癒着に直結します。

さらに人間関係や仕事、家庭での悩み、ストレスによる発散しきれない過緊張も自律神経を乱すため、体の正常なはたらきを邪魔して不調に拍車をかけてしまう。これらすべてが癒着の原因です。

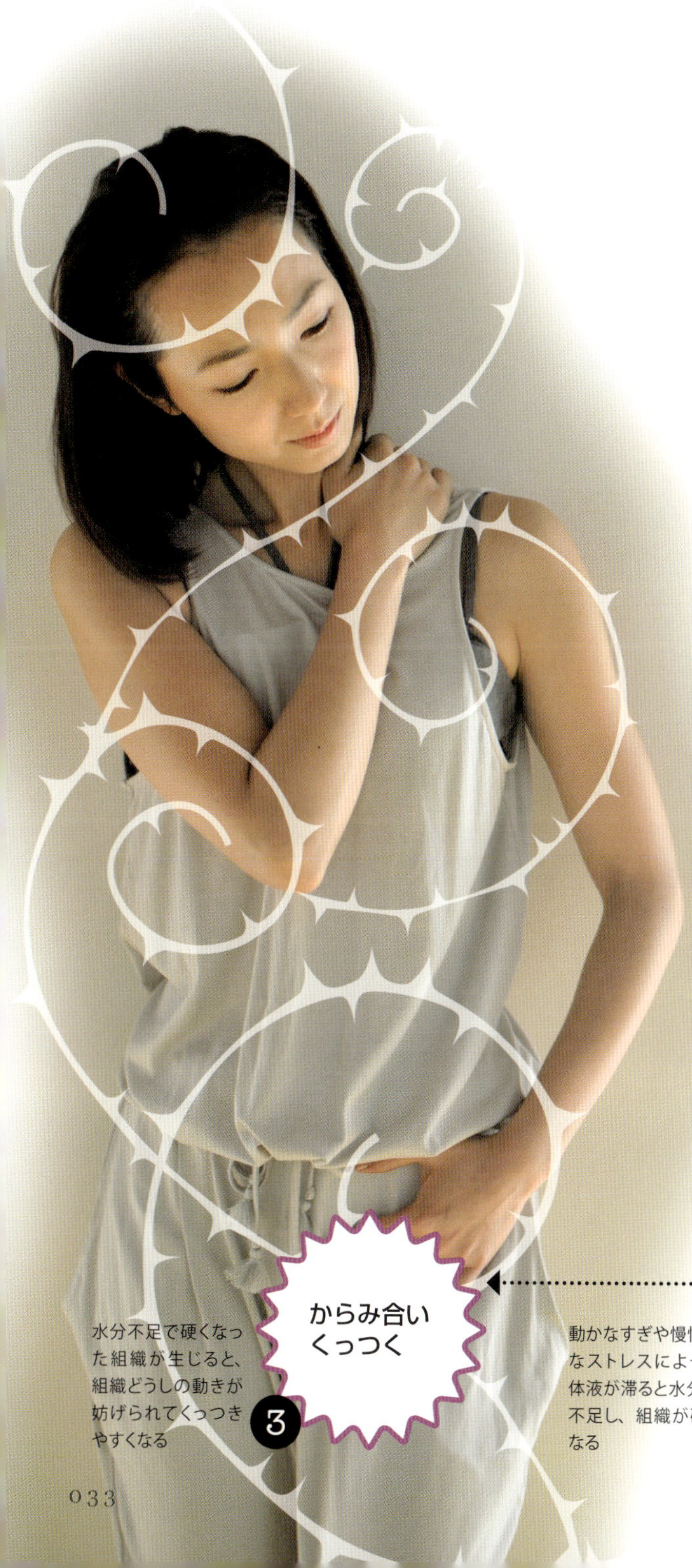

2 水分不足で硬くなる

動かなすぎや慢性的なストレスによって体液が滞ると水分が不足し、組織が硬くなる

3 からみ合いくっつく

水分不足で硬くなった組織が生じると、組織どうしの動きが妨げられてくっつきやすくなる

「筋膜《きんまく》癒着」ができると 体形や姿勢がくずれだす

筋肉や靭帯《じんたい》、腱といった体を内側から支える組織は、体液の流れが悪化すると冷えて硬くなり、それらの組織を包む「筋膜」がくっつき始めます。これが「筋膜癒着」です。もしあなたが「体がやわらかくならない」「ヨガでもスポーツでもうまく動けない」とお悩みでしたら、その原因は筋膜癒着にあるかもしれません。

たとえば、ふくらんだゴム風船の一部をつまんでテープで固定しても、丸いかたちは保たれます。それは、つまんだぶん周囲がひっぱられるから。私たちの体も、どこかが癒着すれば別の部位が必要以上に伸ばされて全体のバランスを保ちます。つまり外見上はわからなくても、体の中ではひっぱられたりゆるんだりしている部分があるわけです。だから癒着があちこちにできると動作はぎこちなくなるし、どんどん動きが小さくなっていきます。

✣ 癒着ができるとほかの部位にも悪影響が

体の深層部にある筋肉を包む筋膜が癒着して動かなくなると、体は表層部の筋肉を必要以上にはたらかせて足りないパワーと機能を補う。その結果、本来は使わなくていいはずの筋肉ばかり太くなったり硬くなったりする。こうして、ますますスタイルをくずす。逆に腕や脚の癒着が深層部に悪影響を及ぼすことも

癒着ができたままヨガやトレーニングを頑張っても、体を痛めたりゆがみを悪化させたりしがちだし、ボディラインもくずれます。快適な体を取り戻すには、まず癒着をほぐすことが必要なのです。

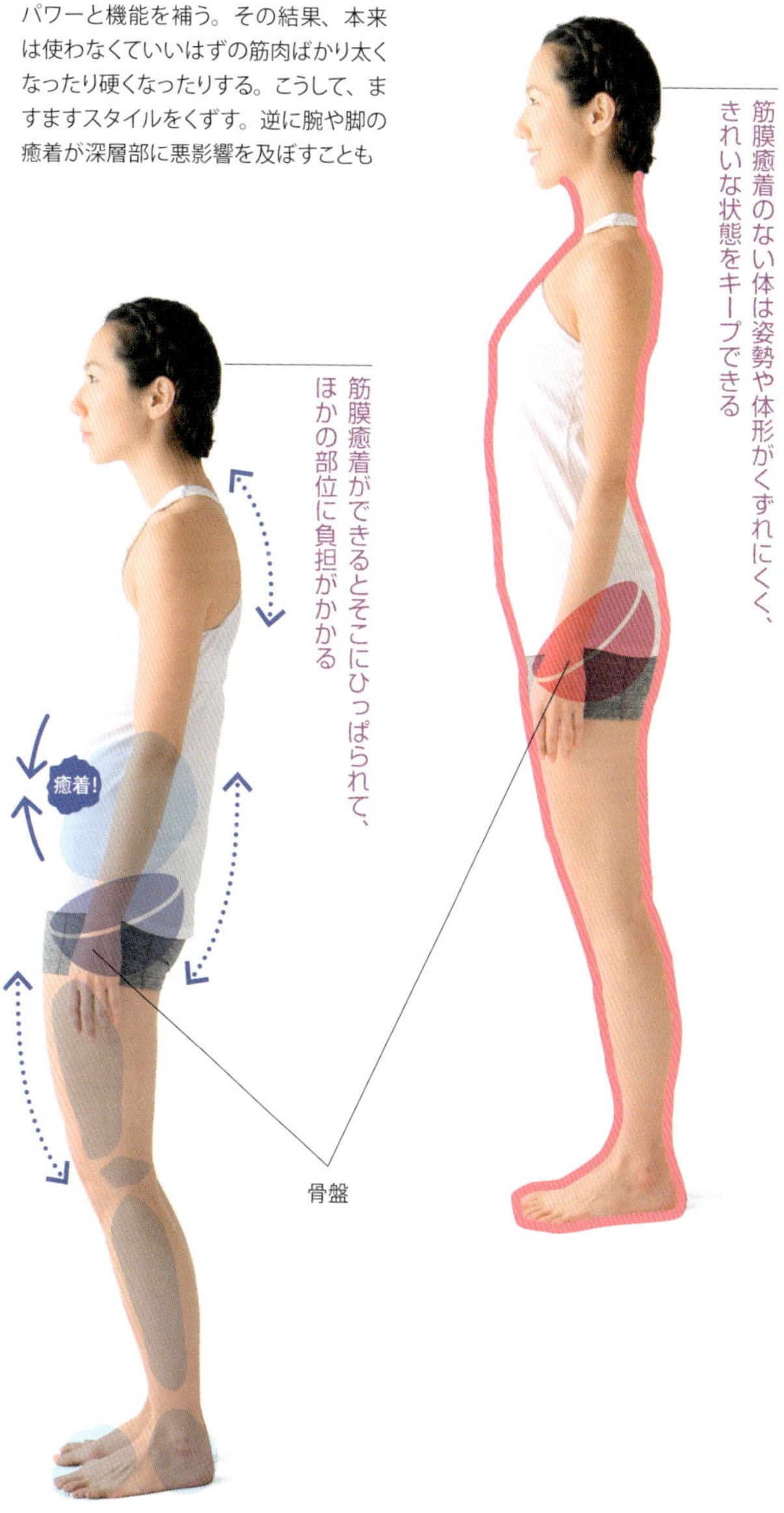
筋膜癒着のない体は姿勢や体形がくずれにくく、きれいな状態をキープできる
筋膜癒着ができるとそこにひっぱられて、ほかの部位に負担がかかる
癒着!
骨盤

「内臓癒着」ができると不調が消えない体になる

自分ではどうにもならない、ひどいコリや果てない疲れ。「もう限界…」とたまらずマッサージ店などに駆け込んでも、楽になるのはその場だけ。こんな話をよく聞くのですが、癒着はコリ、冷え、そして抜けない疲労感といった慢性症状にも深く関係しています。

なぜなら癒着は、体内のめぐりをさらに悪くするからです。

体のすみずみまで温かい血液がめぐり、血液以外の体液もよどみなく流れていれば、体はみずみずしく、やわらかさやぬくもりを保てます。でも体のあちこちが緊張し、体液のめぐりに関係する臓器にまで癒着ができると、流れはどんどん停滞。すると温かかった体液は冷えて流れにくくなり、老廃物を排出する力も弱まります。老廃物が溜《た》まった体は疲れやすくなるし、コリや冷えなどの引き金にも。こうして、つねにどんよりとした原因不明の不調から抜けられない状態ができあがるのです。

これを、本書では「内臓癒着」と呼ぶことにしました。

やっかいなことに、ある部分が癒着すると、そこに関わる周囲も緊張して次の癒着を生みます。お腹の奥や下腹が冷えたり重かったり、モヤモヤしたりして、いつもすっきりしない人は内臓癒着の疑いあり。このモヤモヤを解消するには、癒着から始まる不調のスパイラルを断ちきることが必要です。

内臓癒着はこうして起こる

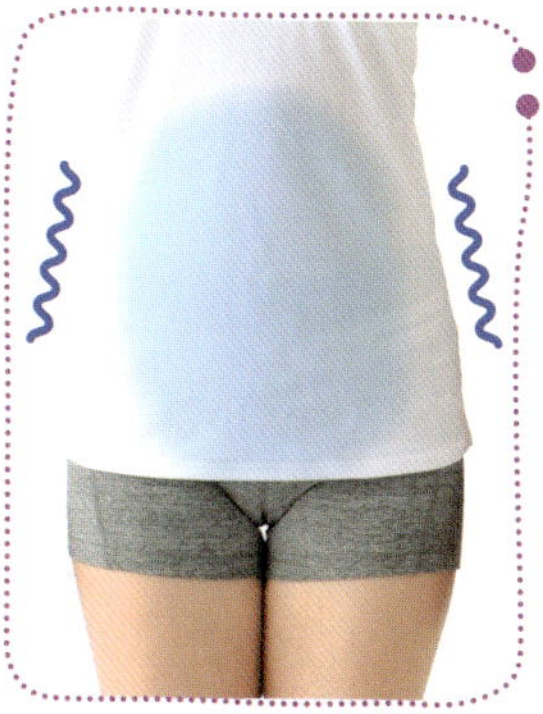

1. 冷える

筋肉が緊張し血液やリンパのめぐりが悪くなると、体液を運ぶ脈管が締めつけられる。そうすると冷えがちに

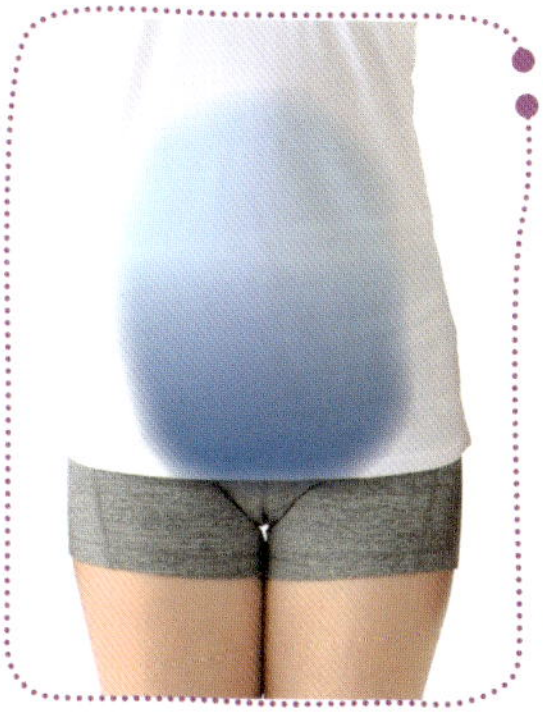

2. 滞る

体液のめぐりが悪化した状態が続くと栄養不足になり、回収されるはずの代謝物や老廃物が滞りやすくなる

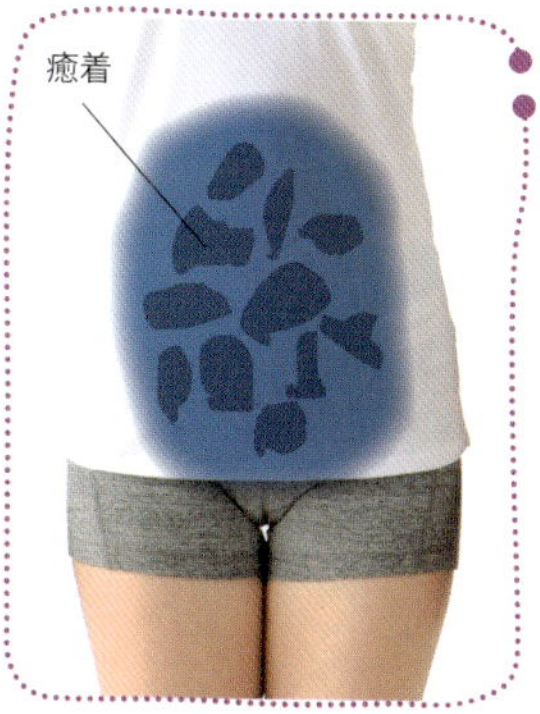

3. 癒着する

その状態が続くと動きが悪い部位から内臓や筋肉、それらを包む筋膜が変性。硬くなって弾力を失い、萎縮したり分厚くなったりして内臓が癒着していく

すべての癒着は骨盤内から始まる

癒着は、基本的に動きの少ない部位に起きます。なかでも特に癒着ができやすいのが、体の中心にある骨盤まわりです。

その理由は、骨盤内の複雑な構造にあります。骨盤という大きな骨の中には大切な臓器がギュッと収められていますが、そこに骨盤や背骨と脚をつなぐ重要な筋肉まで密集しているので、すべてがくっつきやすいのです。

しかも骨盤は、上半身と下半身をつなぐ体の要《かなめ》。姿勢を支え、神経が通る背骨にもつながっている、とても重要で負担も大きい箇所と言えます。

これまで申し上げたように癒着は、姿勢、ボディライン、心と体に生じるすべての不調に関わるもの。そうした不調に気づく前から、じつは骨盤内では癒着が進行しています。いま、あなたが抱えている不調も、骨盤内にできた癒着が原因かもしれません。

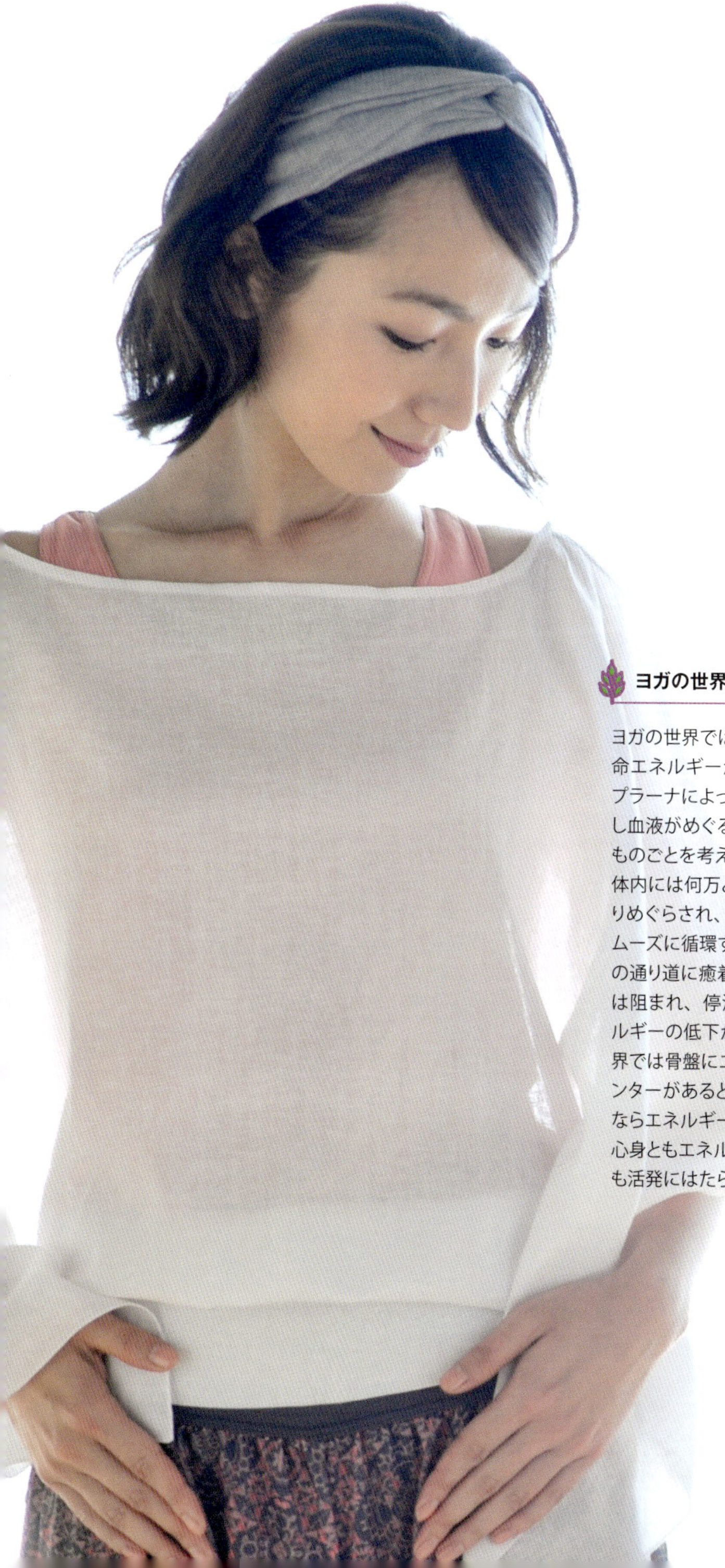

ヨガの世界でもとても重要な骨盤

ヨガの世界では「プラーナ」と呼ばれる生命エネルギーが身心を動かすと考えます。プラーナによって内臓がはたらき、呼吸をし血液がめぐる。体が動いたり声が出たり、ものごとを考えたりする源もプラーナです。体内には何万というプラーナの通り道が張りめぐらされ、エネルギーがよどみなくスムーズに循環すれば健康は保たれます。この通り道に癒着ができるとプラーナの流れは阻まれ、停滞。身心の不調や生命エネルギーの低下が起きます。そしてヨガの世界では骨盤にエネルギーのコントロールセンターがあると考えます。骨盤がしなやかならエネルギーが骨盤から漏れることなく、心身ともエネルギーに満ちあふれ体の機能も活発にはたらくと考えられているのです。

1. 足元へとにじり寄る

いつのまにか、外反母趾《がいはんぼし》になったり足の裏のアーチが下がったりしたとおっしゃる方は大勢います。よくつまずく、ときどき足首がカクッと曲がる、一部だけ極端に靴底が減っていくという方も多いのですが、これらの原因は骨盤内の癒着にあるかもしれません。

合わない靴を履き続けると、体は無理にバランスを保とうとして腰や股関節に緊張が生じます。その状態が続くと骨盤内に癒着を起こし、ゆがみを招くのです。ゆがみの影響は足元へと広がっていき、体重を支える足や足首まわりに異常を生じさせます。こうして足元で大きくくずれた体のバランスは、必然的にひざや股関節が無理をして調整することに。その結果、さらにひざや股関節を痛めるというわけです。

現代人は特に、この股関節が癒着しやすくなっています。たとえばパソコン作業などで長時間同じ姿勢で座る、歩かずに車やエスカレーターに頼るといった「脚を使わない」生活では股関節も動きません。だから関節自体の動きがどんどん悪くなって、癒着が増殖するのです。

✣動かさないと癒着は増えていく

こうして積み上がった脚のゆがみやひずみが、骨盤まわりにさらに負荷をかけます。その過程で拡大した癒着がひずみやゆがみを加速させ、姿勢の悪化、足腰の疲れ、ひざや腰の痛みに拍車をかけるというわけです。

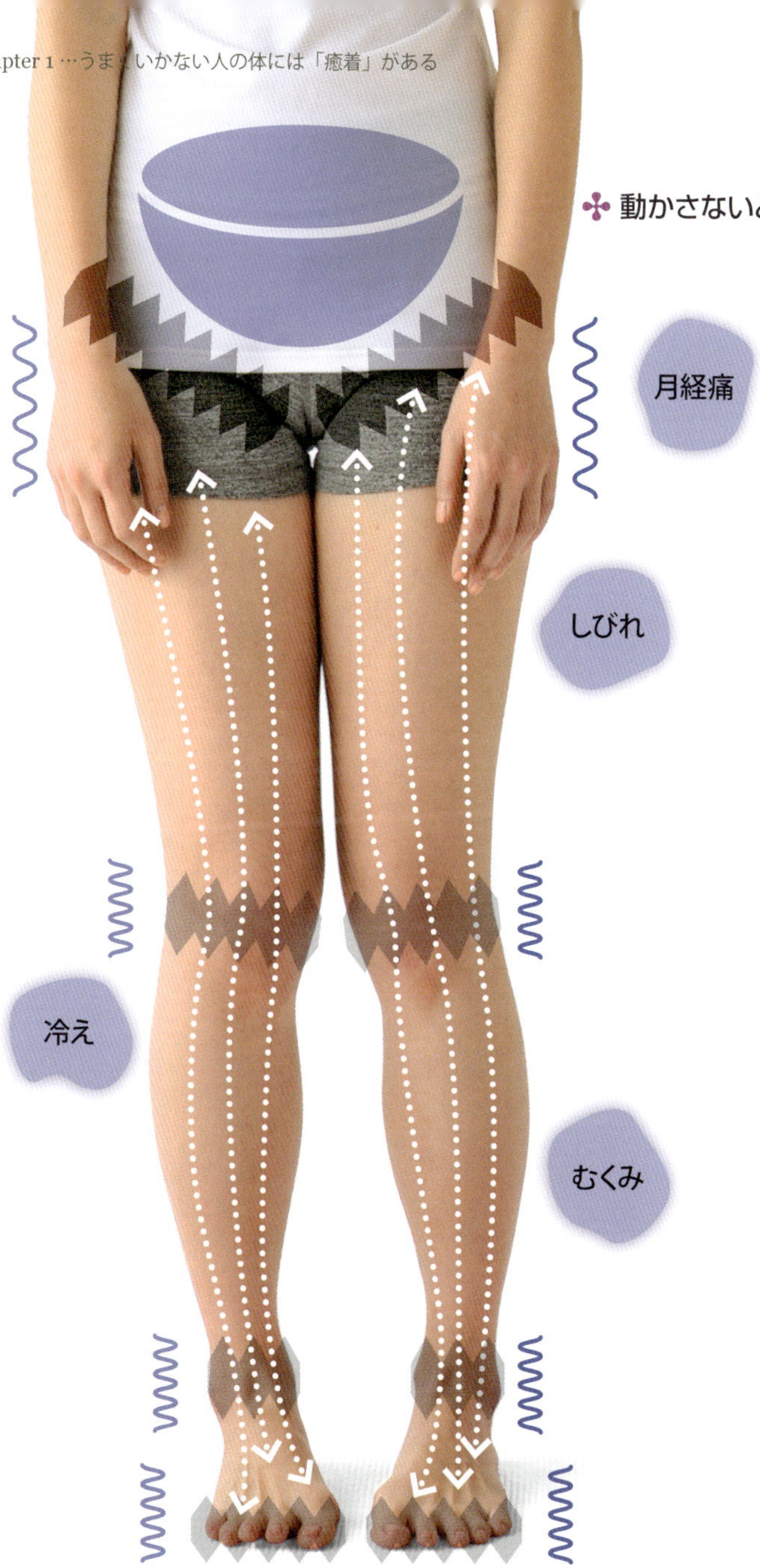

骨盤内が癒着するとひざがゆがみ、ひざのゆがみは足元へと伝わる。骨盤と脚をつなぐ大腰筋、腸骨筋、梨状筋、そして骨盤底筋群が癒着すると、ゆがみは全身に広がっていく

2. 背骨にも上がっていく

癒着のある体は、どこかで無理をしています。「ずいぶん体が硬くなったなぁ」と思ったら要注意。重力による負荷がかかりにくい「よい姿勢」から、だいぶ遠ざかっています。

よい姿勢を維持できるかどうかは、まず骨盤内の状態が重要です。次が背骨に並走する体の深層部にある筋肉で、これらがきちんとはたらかないと、猫背や反り腰といった姿勢の悪化を招きます。すると背骨や頭蓋骨が体に負担をかける位置にずれるため、背骨まわりの筋肉にかかる負担が増します。それが別の癒着を呼び、背骨を支える土台である骨盤まわりの癒着をさらに悪化させるのです。

背骨まわりの筋肉に癒着が起きて機能しなくなっていても、姿勢がグニャグニャにくずれることはありません。私たちの体には「アウターマッスル（浅層部の筋肉）」と呼ばれる大きくて強い筋肉があり、ここが本来の役目を超えて頑張ることで、なんとか支えてくれるからです。ただし深層部の筋肉はなにもしないとどんどん衰え、体の中心にあるべき支えを失います。こうし

✣ 骨盤の状態が悪いと姿勢に悪影響が…

て腹筋や背筋、そして関節が代わりに支える状態に陥るのです。

背骨まわりの筋肉が機能しない状態では、たとえ毎日1万歩を歩いたとしても、踏み出すたびに姿勢のバランスを悪化させるおそれがあります。癒着があちこちにある体のままでは、歩けば歩くほど健康を損ねたとしてもおかしくないでしょう。

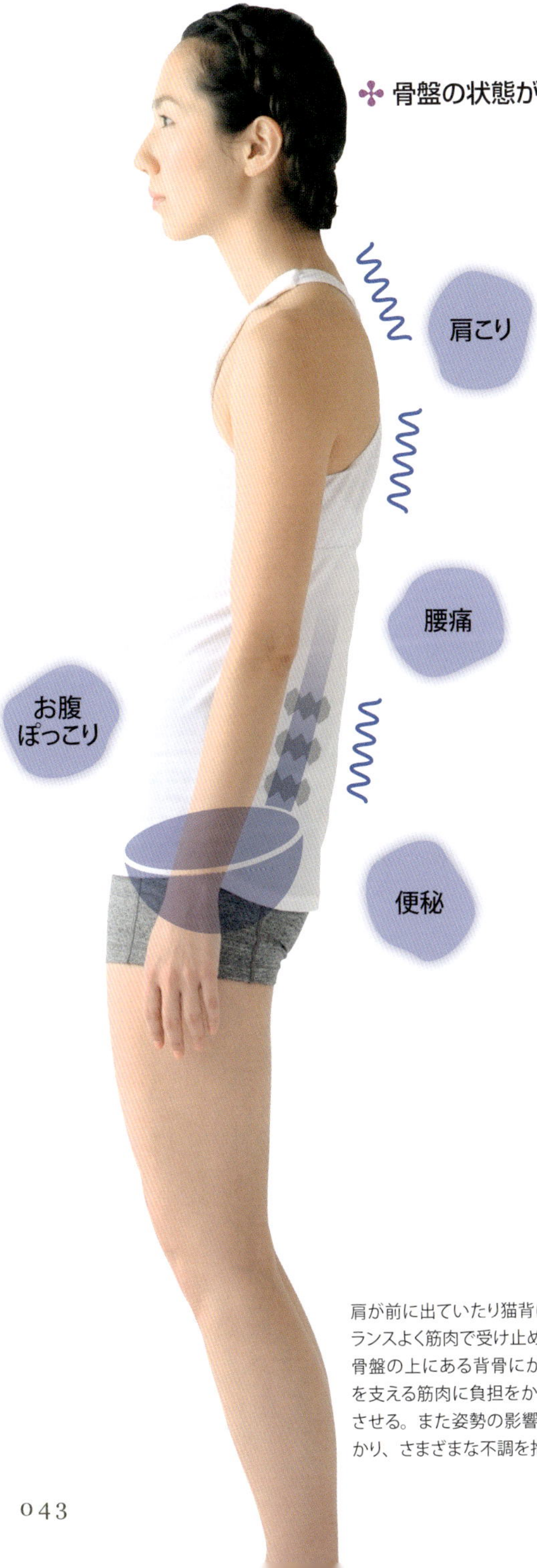

肩が前に出ていたり猫背になっていたりすると、バランスよく筋肉で受け止めるはずの上半身の重みが骨盤の上にある背骨にかかることに。それが骨盤を支える筋肉に負担をかけ、骨盤内の癒着を悪化させる。また姿勢の影響で思わぬ部位に負担がかかり、さまざまな不調を抱えやすくなる

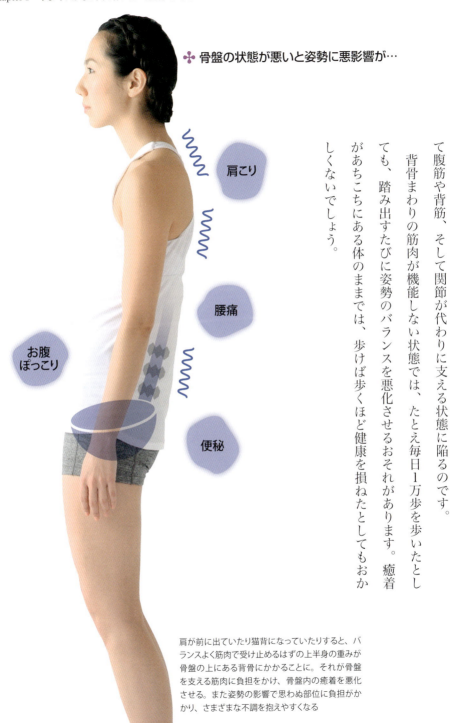

3．「浅い呼吸」が癒着を加速

「つねに背中が張っている」「緊張が続く」という人は、ちょっと注意が必要です。呼吸が原因で癒着が進行したおそれがあります。

呼吸は血のめぐりを促すサポーターです。呼吸が浅いと交感神経優位になり、体は緊張して血行が悪くなります。そして体内のあちこちの組織はなめらかさを失って癒着ができやすい状態に。これは全身で起こりますが、特に癒着しやすいのが骨盤底筋群《こつばんていきんぐん》です。さきほども申し上げたように、骨盤には臓器や筋肉が密集しているため、そもそもが癒着しやすい構造だからです。

ためしに鼻からゆったりと息を吸い込んでみてください。このとき、つい肩に力が入る、肩が上がってしまう、胸が詰まった感じがするという人は呼吸が浅い傾向にあります。これらは、呼吸で自然に使われるはずの筋肉や横隔膜が衰えることで起きる現象だからです。

深い呼吸が身についている人は一定以上の癒着を起こしにくく、多少の癒着があったとしても元気だし不調も抱えにくいもの。ヨガが健康にいいと言われ、呼吸を大事にする理由の一つは、こうした体の機能を衰えさせない効

ヨガにおける呼吸の意味

ヨガでは呼吸によりプラーナ（生命エネルギー）を体に取り込み、循環させ、よりエネルギーに満ちあふれた健康な心身をつくり上げるとされています。単にリラックス効果を高めるためではなく、ポーズを深める、心をコントロールする、集中力を高める、身心を浄化するなどさまざまな効果が期待できます。

果があるからです。呼吸の浅い人も、意識して深い呼吸を積み重ねるうちにかならず呼吸に関係する筋肉は正しい動きを取り戻していきます。一日数分でも深く呼吸する習慣をつけましょう。

✣ 呼吸が深いと全身のめぐりがよくなる

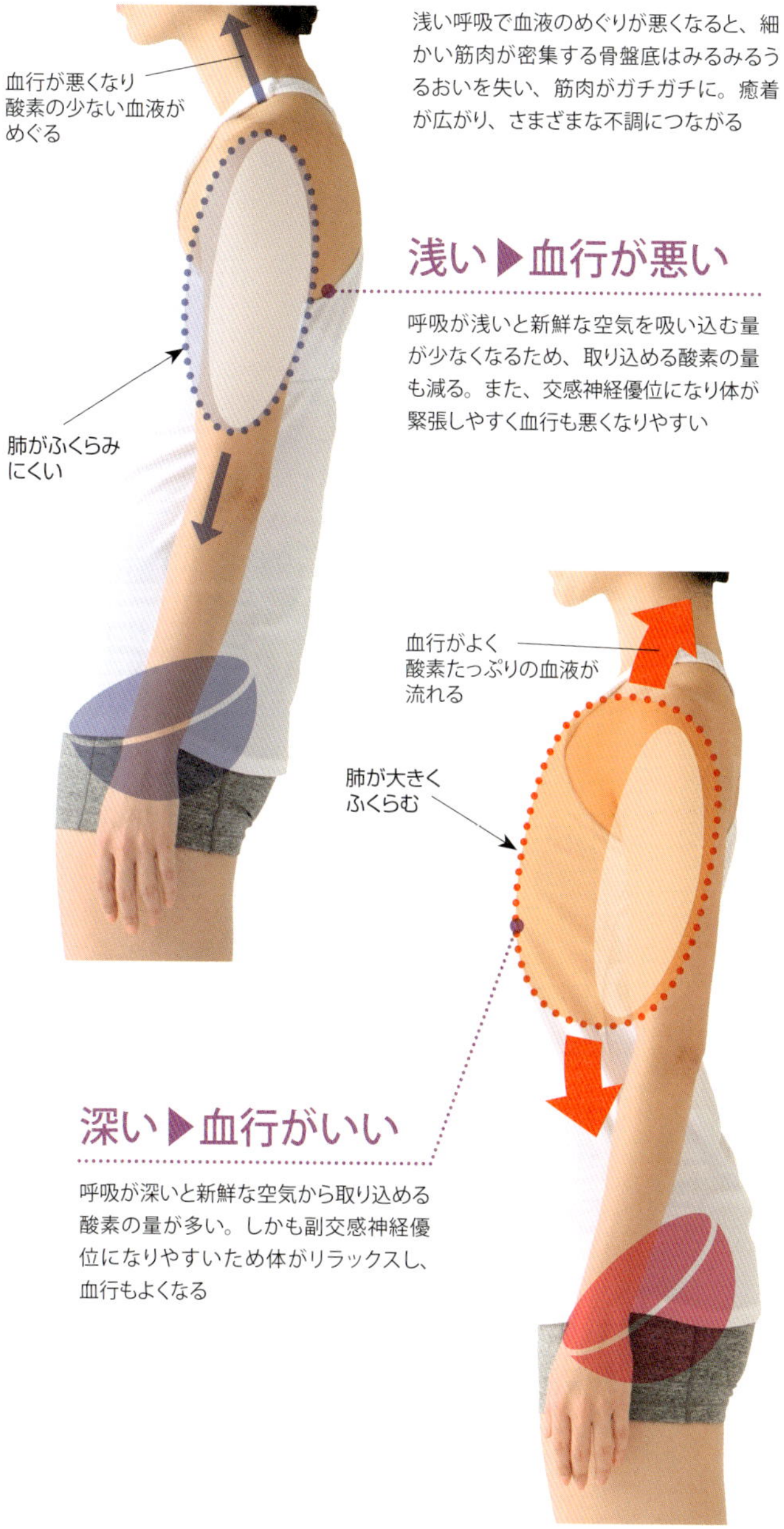
血行が悪くなり
酸素の少ない血液が
めぐる
浅い呼吸で血液のめぐりが悪くなると、細かい筋肉が密集する骨盤底はみるみるうるおいを失い、筋肉がガチガチに。癒着が広がり、さまざまな不調につながる
浅い▶血行が悪い
呼吸が浅いと新鮮な空気を吸い込む量が少なくなるため、取り込める酸素の量も減る。また、交感神経優位になり体が緊張しやすく血行も悪くなりやすい
肺がふくらみ
にくい
血行がよく
酸素たっぷりの血液が
流れる
肺が大きく
ふくらむ
深い▶血行がいい
呼吸が深いと新鮮な空気から取り込める酸素の量が多い。しかも副交感神経優位になりやすいため体がリラックスし、血行もよくなる

骨盤底筋群の癒着は「危険な衰え」を呼ぶ

骨盤底筋群の状態は、骨盤内に収まる臓器のはたらきや血流に影響します。まず女性にとっては、婦人科疾患にも関わるとても重要な部位です。骨盤底筋群にできた癒着によって血管や神経がひっぱられ、血流が悪化したまま放っておくと、骨盤まわりがまるで老化したかのように。これがＰＭＳや月経痛、月経不順など婦人科系の不調を呼ぶのです。しかも膀胱《ぼうこう》や直腸をしっかり支える位置にあるため排泄《はいせつ》や性行為と密接にからんでいて、ここが癒着だらけだと尿漏れや性欲減退などの原因に。

逆に骨盤底筋群が弾力性と柔軟性に富んでいれば、妊娠・出産でもトラブルは起きにくくなります。赤ちゃんは骨盤底筋群に包まれた産道を通って誕生するので、スムーズな出産につながるでしょう。産後や年齢を重ねると起こりやすい、子宮脱の予防にも効果があります。

しかも骨盤底筋群をしなやかに保つことは、快適な日々を送るために必要な自律神経やホルモンバランスの調整にまで役立つのです。

骨盤調整ヨガでは、骨盤底筋群にできた癒着をほぐすことが、危険な衰えを防ぎ、若々しく健康で幸せな体をつくると考えています。

骨盤内の筋肉の状態は血流や神経にも影響する

骨盤内には腸、膀胱、子宮などの臓器があり、そこに大腰筋や腸骨筋、3層からなる骨盤底筋群といった筋肉が複雑に入り組み、上半身と下半身をつなぐ大きな血管や神経などが通っている。ここに癒着ができれば当然、臓器の状態が悪くなり、血流や神経伝達にも悪影響を及ぼす

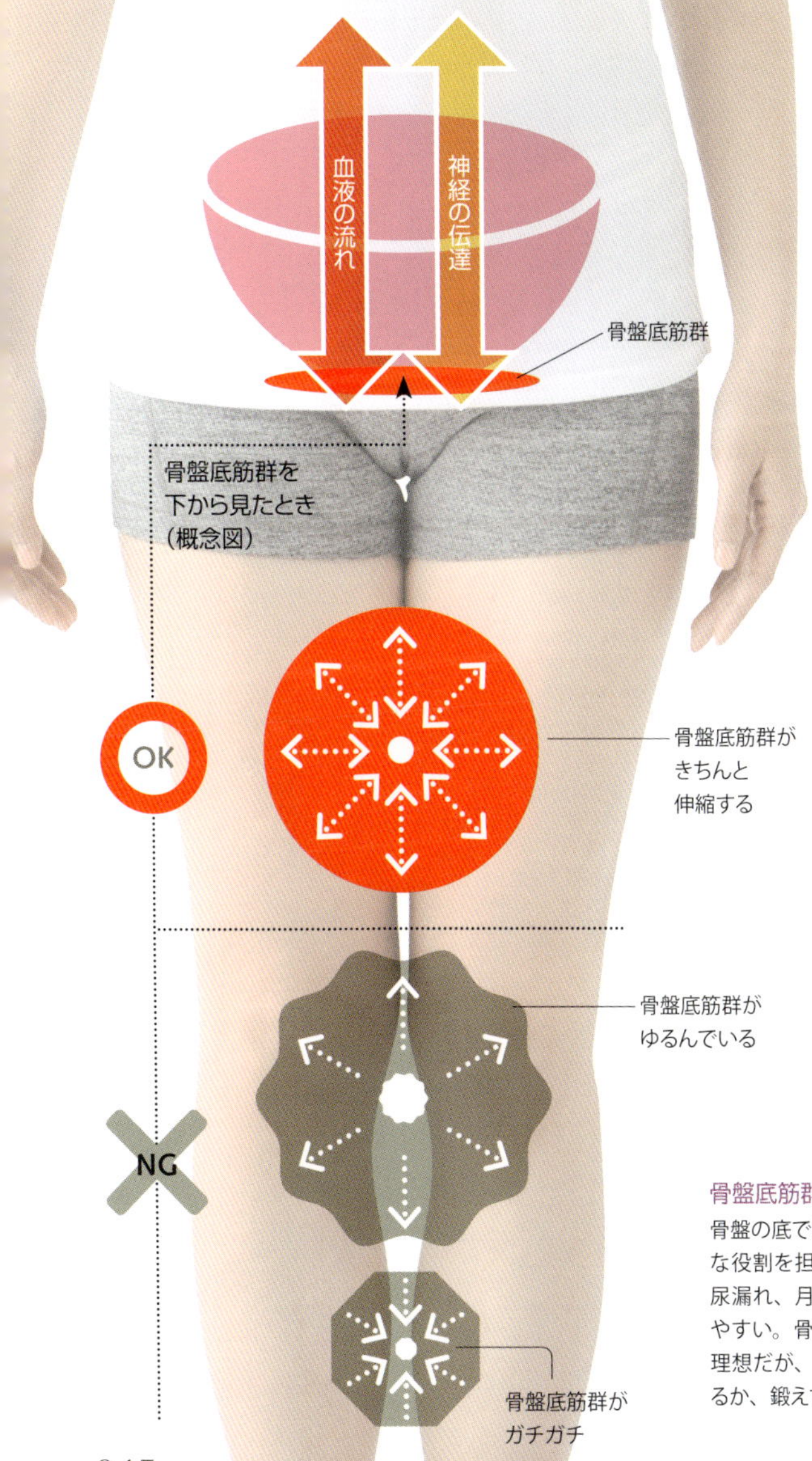

骨盤底筋群の癒着は女性の悩みに直結する

骨盤の底で臓器を支える、伸縮性のあるネットのような役割を担う骨盤底筋群。ここが衰えると子宮脱や尿漏れ、月経痛やセックスの不快感などにつながりやすい。骨盤底筋群はきちんと伸び縮みする状態が理想だが、現代女性の多くは力が入らずゆるんでいるか、鍛えすぎてガチガチに締まっている

ヨガとは

ヨガを健康法の一つと考える方も増えましたが、もともとはインドに古くから伝わる「修行」です。約4500年前、インダス文明に生まれたとされています。ヨガの語源である「ユジ」という言葉は、２つ以上のものを１つにつなぐという意味。その言葉通り人の心と体、人と人、人と自然、人と地球、人と神など、異なるはたらきをもつものを１つにつなぐ、またはそれらと調和する心を磨くのが「ヨガ」です。

いま主流のヨガは数多くのポーズがありますが、ヨガのもっとも古い文献であり、現代につたわる教典でもある『ヨーガ・スートラ』では、ただ座して呼吸とともに瞑想を深める『ラージャヨガ』が紹介されています。その後、呼吸法とポーズを用いて瞑想を深めていく『ハタヨガ』が誕生。体と呼吸を使って気や心をコントロールするハタヨガは、ラージャヨガよりも取り組みやすく、ここから枝分かれしてさまざまな流派ができました。世界的に有名な『アシュタンガヨガ』『アイアンガーヨガ』、日本を代表する『沖ヨガ』、そして近年、日米のヨガブームを牽引した『パワーヨガ』や『ホットヨガ』など、ポーズをともなうヨガの源流はすべてこの『ハタヨガ』なのです。

よく「ヨガとストレッチはなにが違うのか」と聞かれますが、ヨガにとってポーズはあくまで瞑想の一手段でしかなく、柔軟性を高めポーズの完成度を高めるのが目的ではありません。ヨガは心と体、生活、そして生き方をよりよくすこやかにしていく「道」なのです。

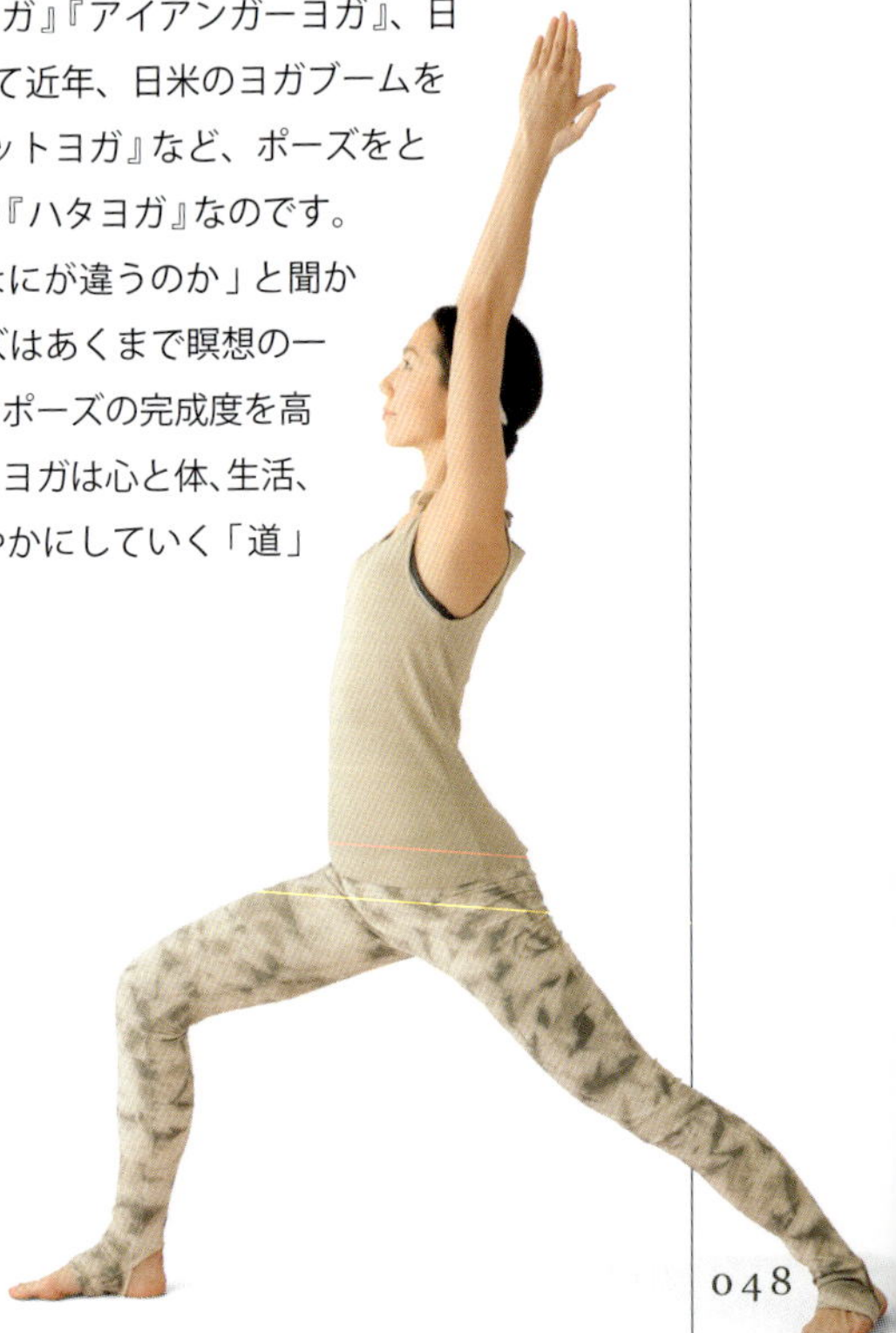

chapter

2

頑固な癒着もゆるむ「癒着ほぐし」のすごい力

触れて「癒着《ゆちゃく》」を実感……1

押して痛むところは癒着の疑いあり

癒着のない体に戻るには、まず現状を知ることが大切です。

体のどこが硬いのか、どこに痛みを感じるのか。普段はあまり考えないことかもしれませんが、それを知っておくだけで日常生活が自然に変化し、体は変わっていきます。姿勢を意識したり、すき間時間に深い呼吸やマッサージをしたり、あるいは気になる部位を動かしたりという「行動」につながるからです。

と言われても、肝心な癒着がどんなものかわからないという方も多いでしょう。

ここでは、いちばんかんたんに癒着を実感できる方法をご紹介します。

まず、なんとなく気になる部位を強めに押しながら、動かしたりもんだりしてみましょう。筋肉と筋肉のあいだに指先を「ズブズブッ」と差し込む感じです。

下腹なら2、3本、指先を文字どおりズブズブッと押し込みます。二の腕や太も

体内の癒着がほぐれるしくみ

1 硬くなりからみ合う

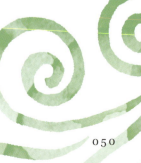

筋肉や筋膜などで、あまり動かない部分ほど血流も体液の流れも悪いため組織が硬くなり癒着していく

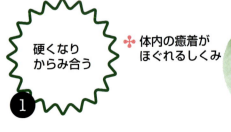

もなら、骨から引きはがすイメージで指先を入れて筋肉を握るようにします。手が届きにくいお尻や背中はゴルフボールなどを活用し、あお向けになってボールに乗ってみましょう。

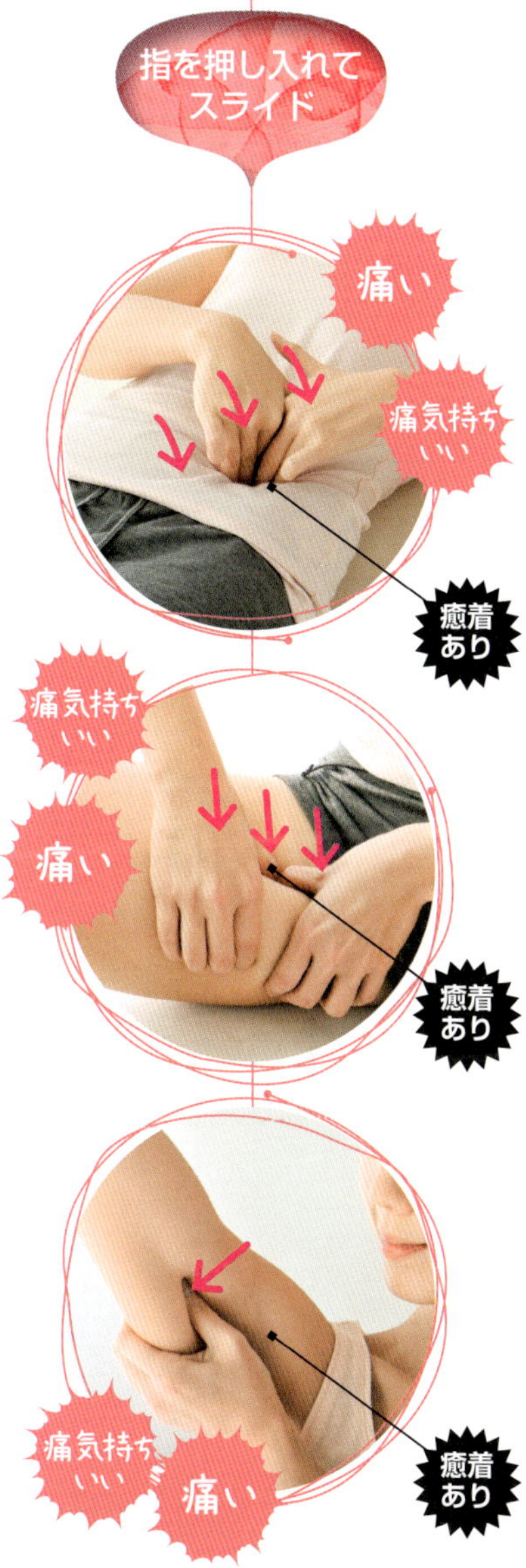
指を押し入れてスライド
痛い
痛気持ちいい
癒着あり
痛気持ちいい
痛い
癒着あり
痛気持ちいい
痛い
癒着あり

このときケガをしたわけでもないのに痛むなら、そこに癒着があるはずです。癒着して硬くなった部分を刺激すると痛みが生じますが、癒着がゆるんで血流を取り戻せば、なにかから解放されたような気持ちよさを感じられるでしょう。「痛み」は体のSOS。筋肉や筋膜《きんまく》、腱や骨が癒着し、うまくはたらいていないことを、神経が「痛み」という信号で教えてくれるのです。

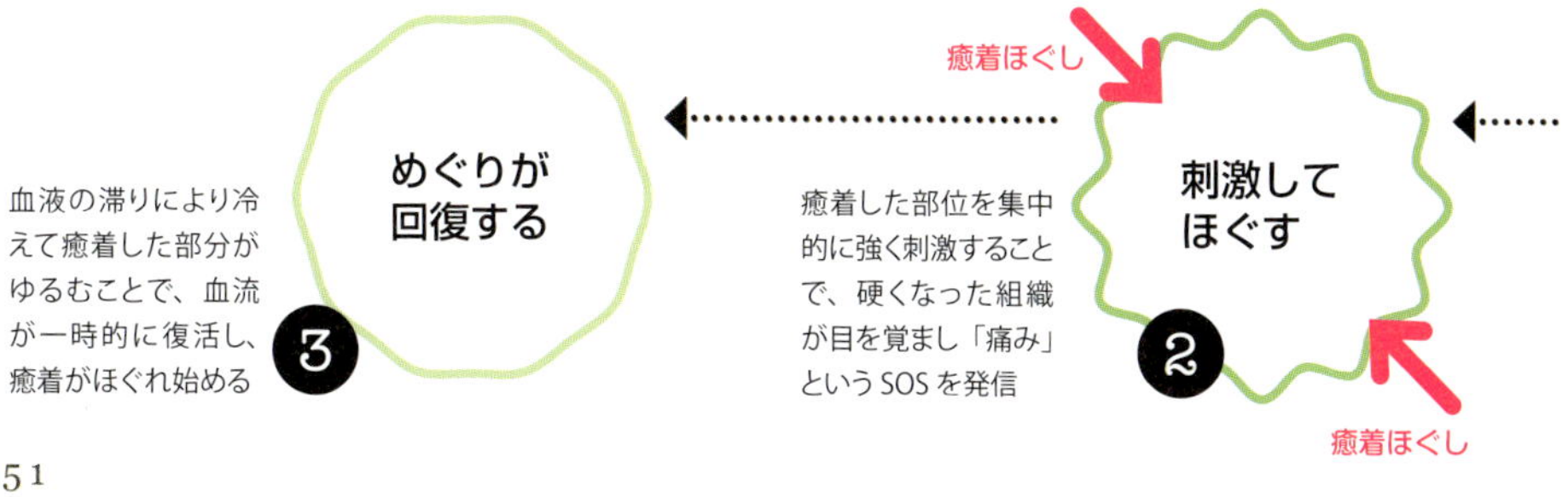
癒着ほぐし
刺激してほぐす
癒着ほぐし
2
癒着した部位を集中的に強く刺激することで、硬くなった組織が目を覚まし「痛み」というSOSを発信
めぐりが回復する
3
血液の滞りにより冷えて癒着した部分がゆるむことで、血流が一時的に復活し、癒着がほぐれ始める

触れて「癒着」を実感……2

ひざ裏を押すと痛むのは骨盤内癒着の証《あかし》

前章でお話ししたように、癒着によって上半身や下半身の動きが悪くなっても内臓癒着ができても、骨盤まわりの状態は悪化の一途をたどります。でも骨盤の中は触ってほぐすことができません。

この骨盤内の癒着は、ひざ裏でかんたんにチェックできます。ひざ裏には、足の裏からつながる筋肉の端、腰からつながる筋肉の端部分が付着し、そこは比較的動きが悪いため癒着しやすい部位です。そして骨盤内の癒着によって生じた引き攣《つ》れの影響を受けやすい部位でもあります。ここを指先でグリグリほぐしたときに痛みが走る人は、骨盤内にも癒着あり。体の動きに密接にからむ骨盤底筋群《こつばんていきんぐん》が癒着し、骨盤内に異常が生じているはずです。

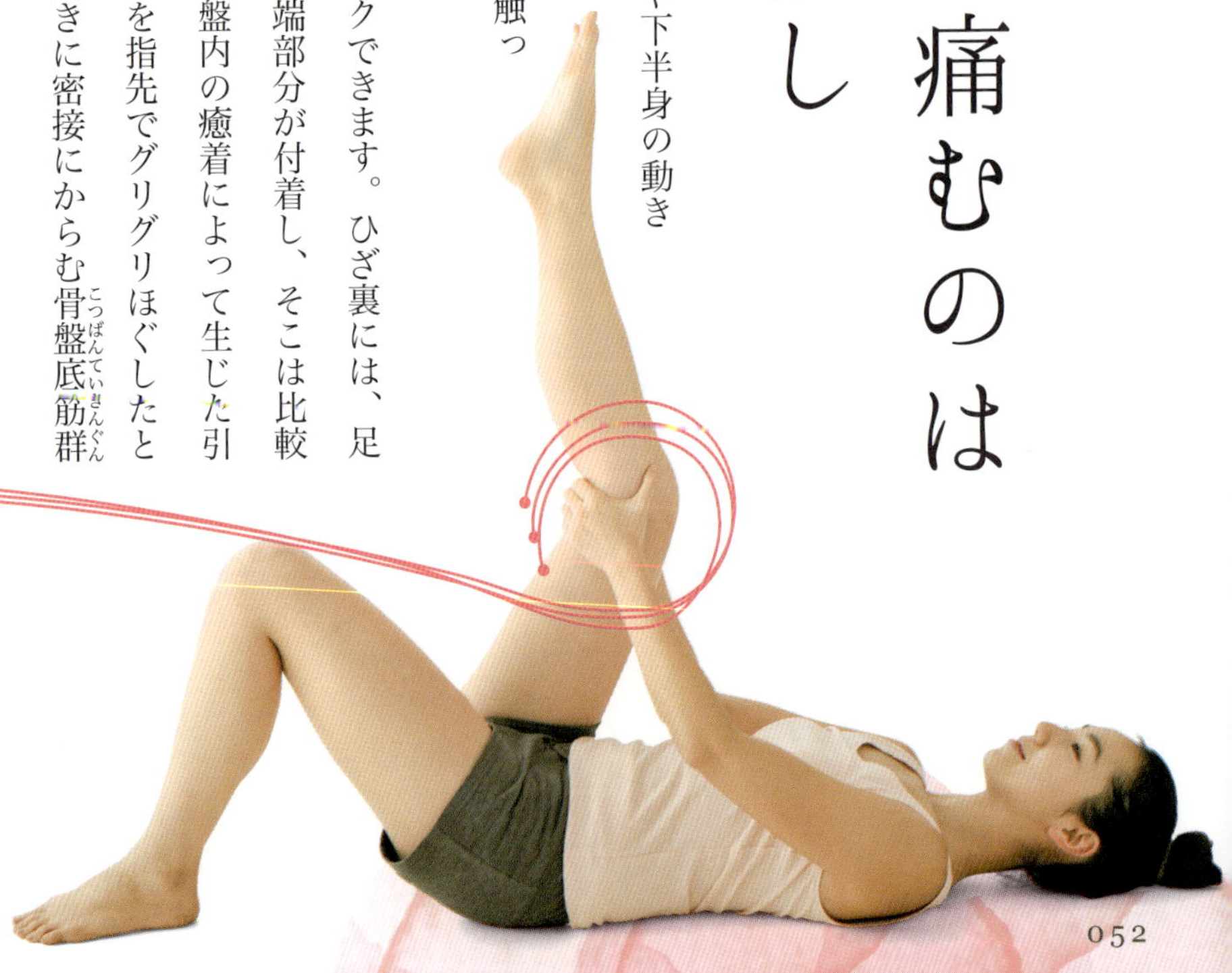

ひざや腰が痛い、冷えやむくみがある、脚の疲れがとれないといった症状を抱える人は、筋肉や臓器などにできた癒着の影響で、ひざ裏に痛みを感じます。ひざ裏にできた癒着をグリグリとほぐせば、脚全体のめぐりが回復。それが癒着の巣窟になりやすい骨盤まわりを正常な状態に導く「調整」になります。このテストで痛みを感じた人は、今日から毎日5分、寝る前にひざ裏をもむ習慣をつけてください。回を重ねるほど、ひざ裏の癒着により負担がかかって生じた腰の痛みや冷えが軽くなったり、脚のむくみがすっきりしたりしていきます。

癒着 check!

ひざ裏の癒着診断テスト

あお向けになって両ひざを立てる。ひざを曲げたまま、一方の脚を上げる。ひざ裏のやや下に人差し指や中指の指先を強く差し込む。指先に触れた筋肉を引っ掛けながら、「グリッグリッ」と左右にはじくようにマッサージ。効いている感じのない人は強めに行う

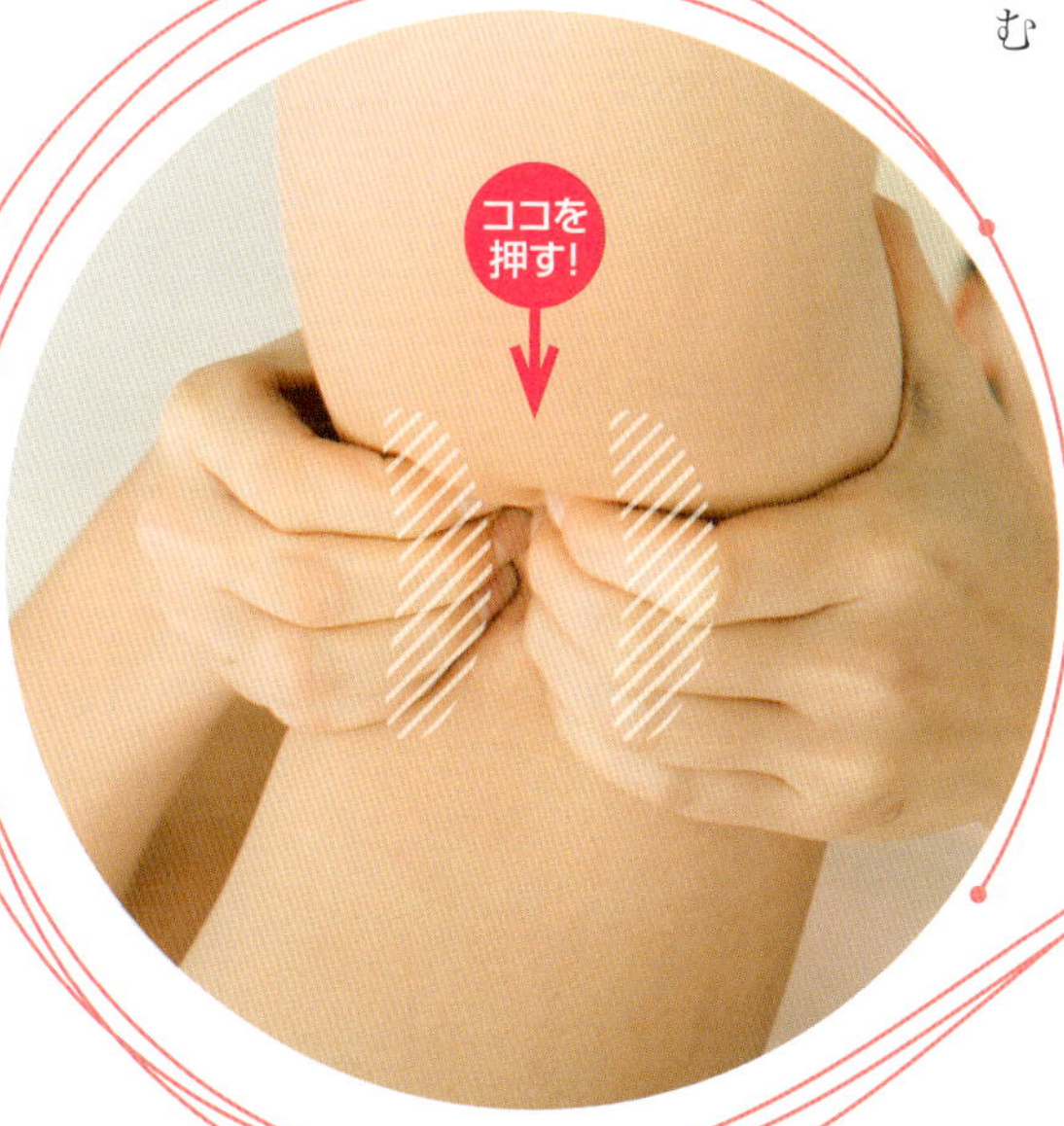

指を差し込んだあとほぐすのは、写真の斜線の範囲。指先をグッと強く差し込むと、ひざ裏につながる足底筋に触れられる。グリグリ、ゴリゴリとマッサージ

注意：診断テストを行う際、事前に手の爪を切ること。皮膚が傷つかないよう注意

4つの姿勢で癒着をチェックしよう

私たちの体を支えるのは骨だと思われがちですが、筋肉がなければ支えるどころかくずれ落ちます。じつは骨格がゆがむというのも、ほとんどは筋肉の影響で起きる現象です。なぜなら、筋肉が正しい位置にあるからこそ姿勢を保ち、機能的に体を動かすことができるからです。筋肉が癒着をすれば当然、体はそのバランスをとるため無理にひっぱられます。だから癒着は姿勢にもあらわれるのです。

ここでは体内に隠れた癒着を、4つの姿勢から見つけていきます。

4つもあるとめんどうそうですが、数が多い理由は、人にはそれぞれ得意な姿勢があるからです。たとえば体の表層にあるアウターマッスルが強いと、骨盤まわりの筋肉が癒着していても、よい立ち姿勢を維持できることもあります。これは外側から「よい立ち姿勢」を固める筋肉があるということ。ところが、このケースの多くは、あお向けになりアウターマッスルがリラックスするとゆがみがあらわれます。つまり立位、四つ這い、座位など異なる姿勢をとると、1つの姿勢からはわからない体の状態や、どこを調整すべきかが見えてくるのです。

姿勢診断 立位

両足を揃えて立ち、腕は自然に下ろす

いい姿勢のポイントは
- □左右の内くるぶしの下に重心がかかっている
- □太ももがピタリと密着している
- □ややひざが曲がっているように見えるが耳・肩・ひざ・くるぶしが一直線上にある

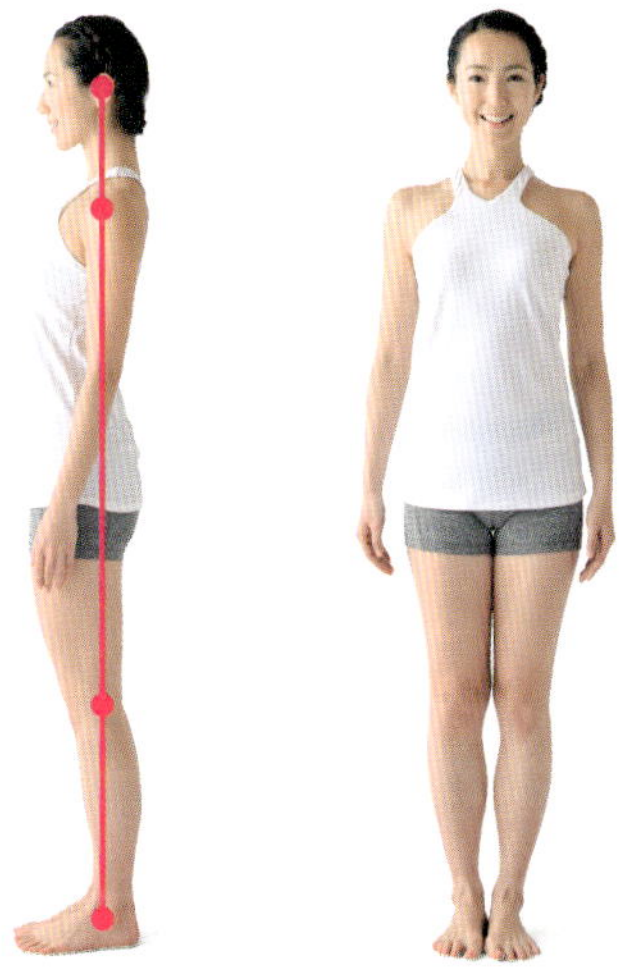

癒着あり

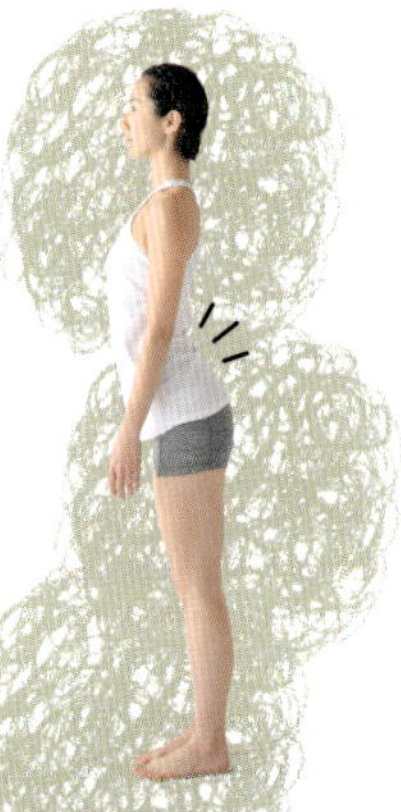

反り腰（前重心）

腰が反り、重心が前に乗りやすい。アウターマッスルが強く、特に背中の張りが強い。体幹部が弱い傾向にあり、お腹だけ出ている。呼吸が浅い、肝臓、消化器系、心肺機能の低下のほか、イライラ、ホルモンバランスの低下など自律神経系の不調を抱えやすい

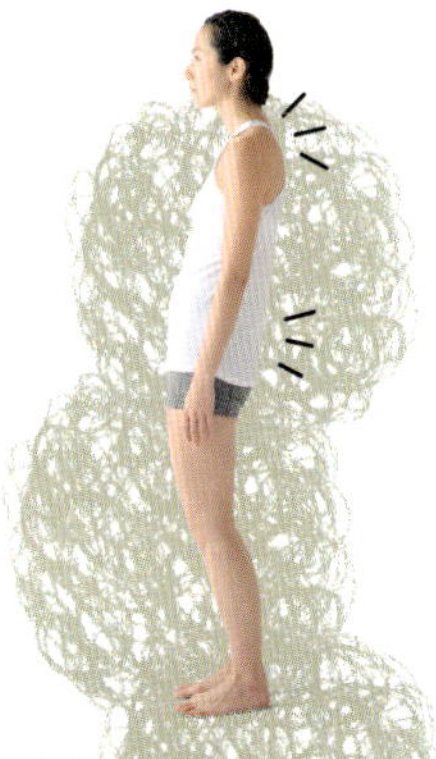

下腹ぽっこり

骨盤まわりの筋肉（腸骨筋、大腰筋、骨盤底筋群）のはたらきが弱く癒着。全身疲労、尿漏れなどの不調が出やすい。女性は、特に産後、この姿勢になりやすい。普段は猫背であごが前に出やすく、正しい姿勢で立とうとするとお腹やお尻に力が入る

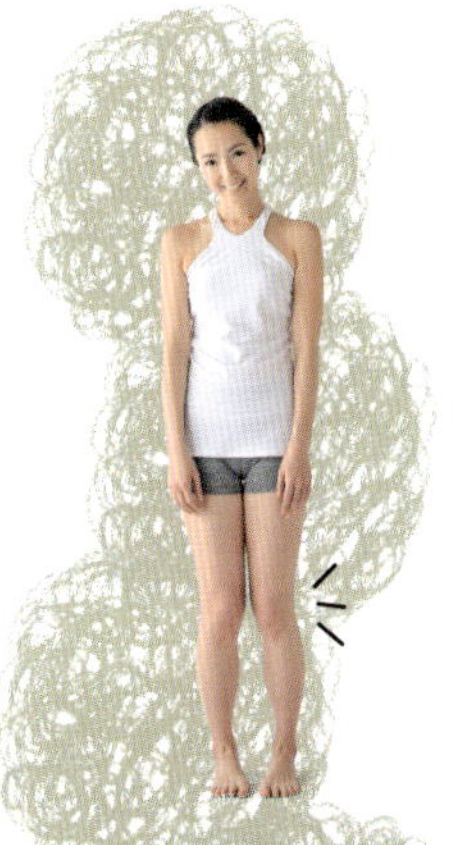

脚のあいだにすき間がある

肩が前に出てお腹の力がゆるんでいる人は、骨盤が後傾しやすい傾向にある。太ももやふくらはぎのあいだに向こう側が見えるほどすき間があくと脚が細いと喜ぶ人も多いが、じつは下半身の癒着によるゆがみのあらわれ

姿勢診断

安楽座《あんらくざ》で座る

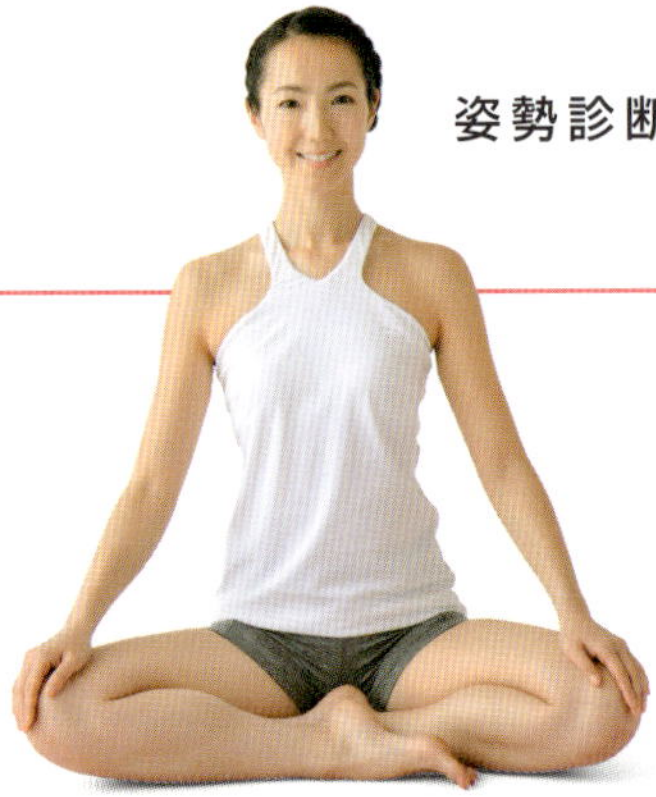

床に座り、左のかかとを右脚のつけ根に、次に右のかかとを左脚のつけ根に引き寄せる

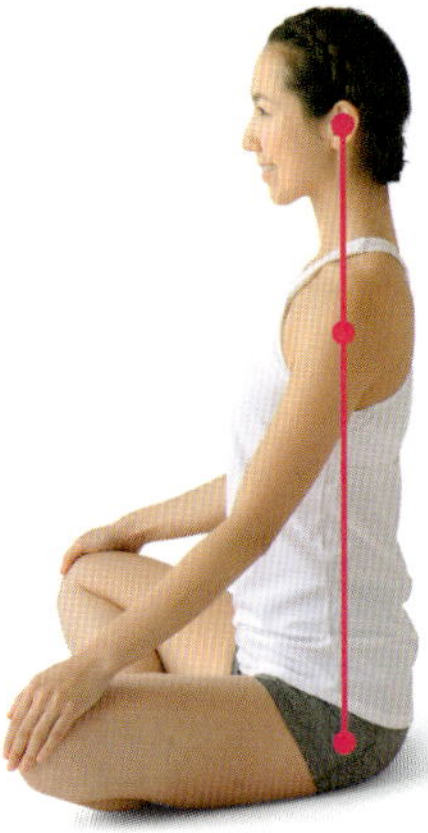

いい姿勢のポイントは

□左右均等に体重が乗っている

□両ひざが床につく（浮く人がとても多い）

□坐骨《ざこつ》、胸郭、頭蓋骨が一直線上にある

安楽座だと腰が丸くなるパターンがとても多い。なかには、いい姿勢をしようとして腰を反らせ胸を張る人もいるが、ともに体幹部の筋肉が弱い証拠

▼癒着あり▼

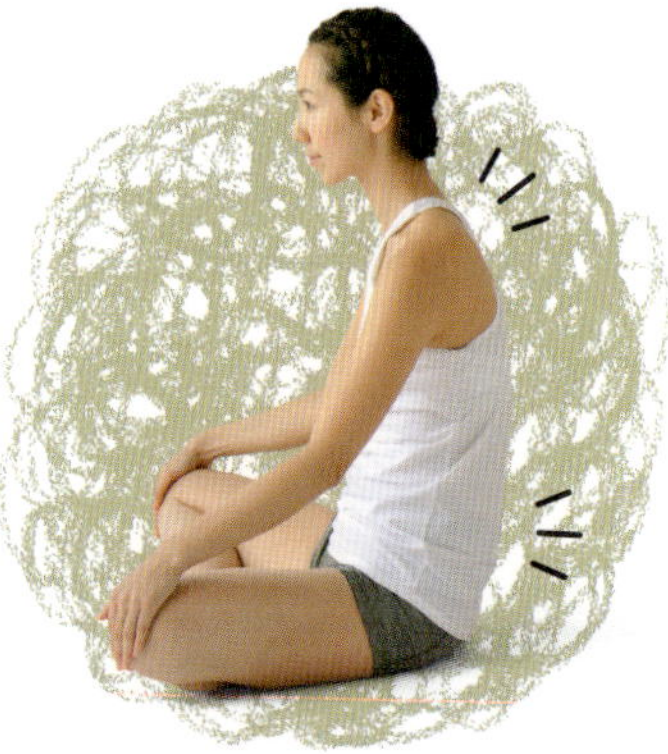

腰から背中が丸くなる

体幹部の筋肉が弱く、特に骨盤底筋群が弱く癒着している。体の裏側の筋肉が全体的に弱い傾向があり、疲れやすい、呼吸が浅い、消化器系や心肺機能へのストレスといった不調が出やすい。また、見た目は筋肉質でも骨盤まわりの筋肉は弱い、という人にもよく見られる

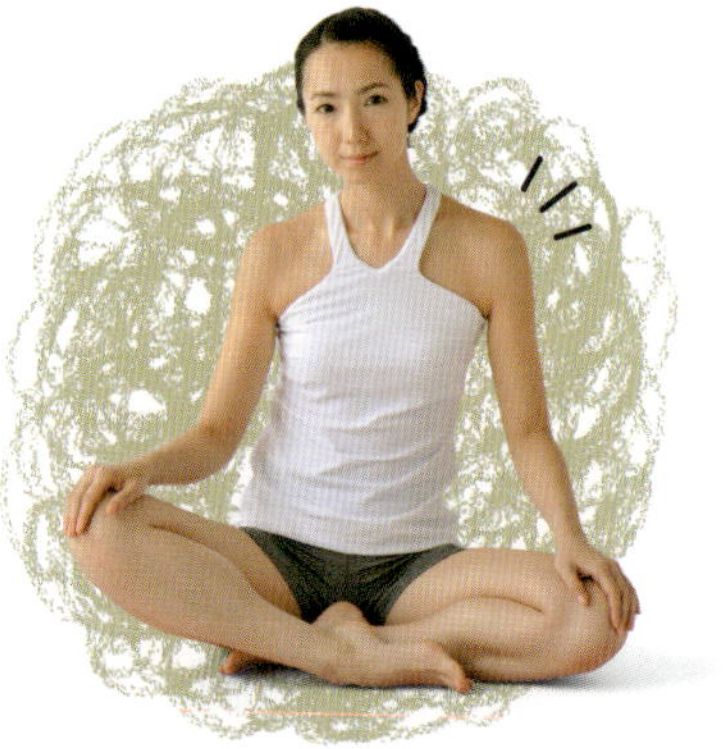

左右差が強い

前から見て左右差がある人は、体力がなく疲労が残りやすい、自律神経のはたらきが乱れやすいといった傾向がある。特に右肩上がりの人は食べすぎや肥満から生まれるトラブル、右肩下がりの人は肝機能障害になりやすいと言われている

姿勢診断 四つ這い

両手を肩の下につき四つ這いに

いい姿勢のポイントは

□両手は指先が前方に向き、親指のつけ根に重心が乗っている

□ひじのシワが外側を向いている

□坐骨、胸郭、頭蓋骨が一直線上にある

四つ這いの姿勢をキープするのがつらく、すぐに腰が反ったり、お腹が下がったりする人は背骨や骨盤まわりの筋肉が弱い。一方、肩甲骨から上腕、前腕がまっすぐに整っている人は脚のゆがみも少ない

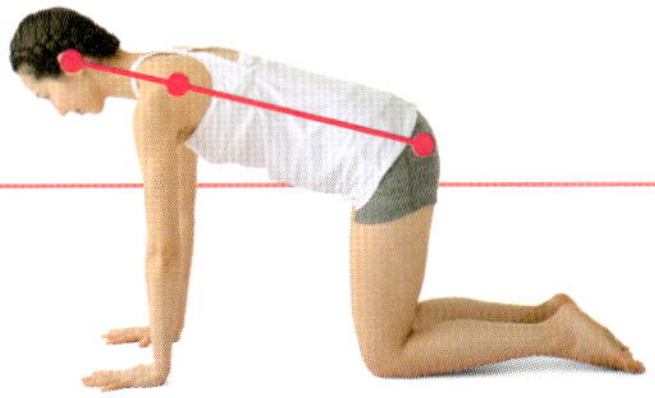

▼癒着あり▼

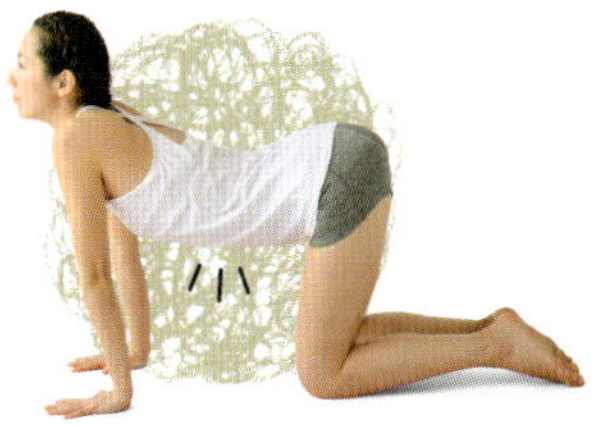

腰が反る・ひじが内側に入る

親指に体重が乗らないため、親指が浮く。特に女性はひじが体の内側に入ってしまう人が多く、このタイプは脚もゆがんでいる場合が多い。肩に力が入って首がすくむ、腰が反る、お腹が下がるなどは体幹の深層部の筋肉が弱い証拠。また、手首が痛む人は足首に問題を抱えている場合もある

姿勢診断 ひざを立てて座る

床に座り両ひざを立てて、すねの前で指を組む

いい姿勢のポイントは

□左右均等に体重が乗っている

□坐骨、胸郭、頭蓋骨が一直線になる

この姿勢は、お腹の力が弱い人でも、脚を手で引き寄せることで骨盤を立てて座りやすい。つまり正しく座れない人は背骨や骨盤まわりの筋肉、腹筋がかなり弱いと言える

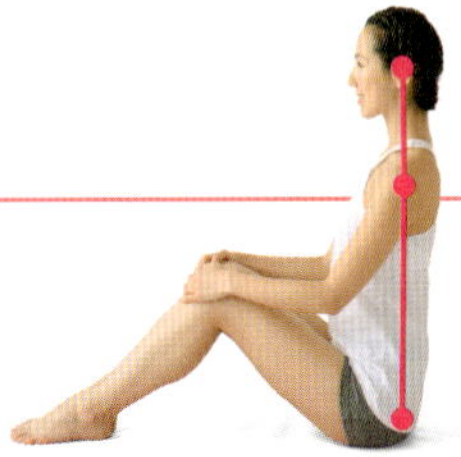

▼癒着あり▼

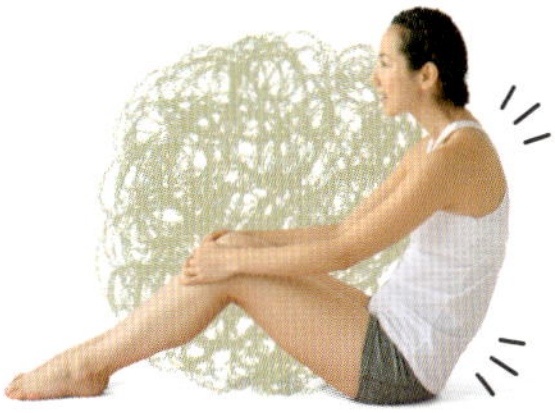

背中から腰が丸くなる

腰が丸くなっている。そけい部を太ももに引き寄せる力がなく、太ももや腰が硬い。普段から背骨や骨盤まわりの筋肉ではなく、アウターマッスルに頼って姿勢を維持している人が多い

どんな癒着もゆるみ骨盤が整う「癒着ほぐし」のすごい力

体を自分で調整する方法は、大きく分けて2つあります。

一つは「動いて整える」。ヨガのポーズはこれに当たります。ところがヨガのポーズだけでは、体の深層部にできてしまった癒着まではがすのは難しい。むしろ頑固な癒着が邪魔をして思いどおりに動けないし、無理に伸ばしたり、ひねったりするとケガにつながるおそれもあります。「頑張りすぎてケガをした」という方は、頑固な癒着があるのに無理に動いたことと無関係ではないでしょう。

もう一つの調整法が「手技で整える」です。「ヨガなのにハンドマッサージ？」と思われるかもしれませんが、これが骨盤調整ヨガの最大の特徴。ポーズの前にかならず「ほぐし」と呼ぶステップをこなします。それが本書の「癒着ほぐし」です。足先から脚のつけ根にかけて施すだけですが、その効果はなんと全身に及びます。人間の筋肉の7割を占めるとされる下半身をほぐすことで、滞っていた血

ポーズ系ヨガのルーツ、ハタヨガには「ほぐし」のステップがあった

「ほぐし」はかつて、沖ヨガをはじめとする伝統的な日本のハタヨガでは必須のステップでした。2時間のクラスのうち30分は費やすほど重視していましたが、最近は忙しい人でもできるスタイルが主流なので、いつのまにか消滅してしまったようです。ヨガはエネルギーワーク。エネルギーの通り道を整えるほぐしは、単なるマッサージではなくヨガそのものなのです。

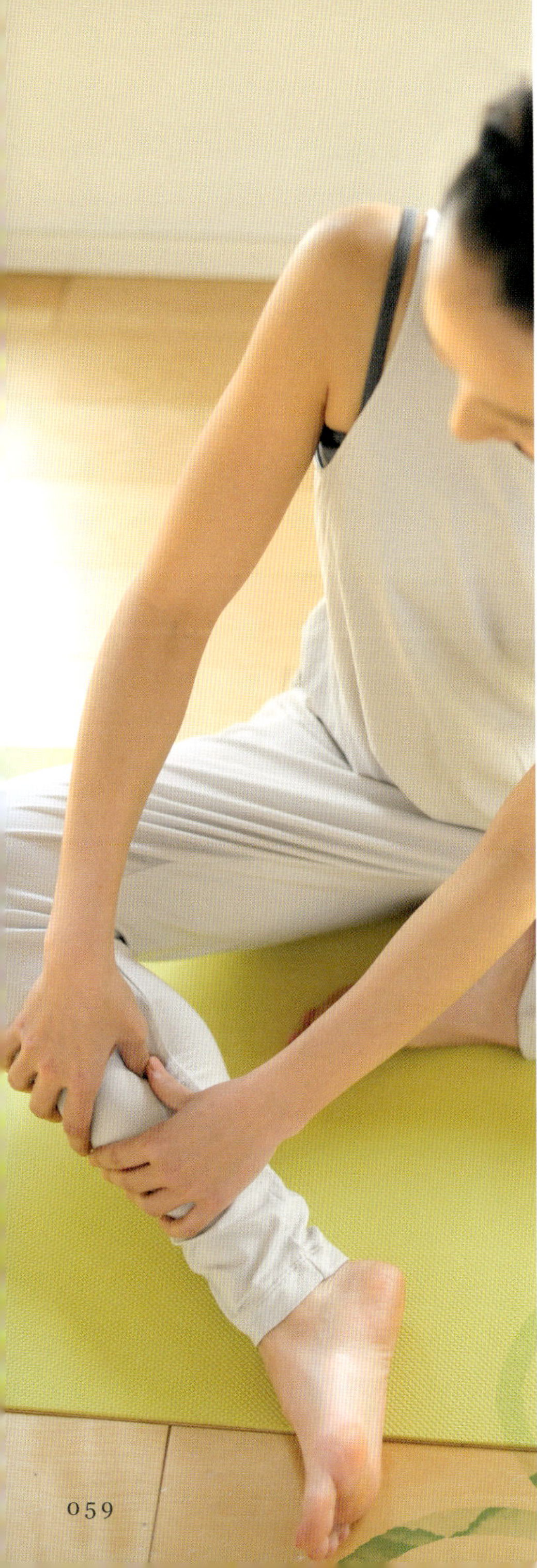

液や体液が流れだして、全身のめぐりをよくするからです。めぐりの改善は自律神経にも影響するため、リラックス効果まで得られるでしょう。

習慣化できれば、誰もがかんたんに全身の癒着をほぐせるようになります。コツコツ続けると長年、体を硬く動かなくしていた癒着までほぐれ、ゆがみや引き攣《つ》れが徐々にほどけて、やわらかさとみずみずしさを取り戻せるのです。この癒着ほぐしが、体を劇的に変える鍵を握っていると考えてください。

ほぐしてよかった

「気づいたら、テレビを見ているときなど手持ち無沙汰の時間にほぐしをする習慣がついていました。続けるうちに脚のむくみや疲れ、筋肉の緊張にまで気づけるようになります。詰まりや滞りがなくなると体のつらさが解消されるので、心のゆとりまでもてるようになります」（40代）

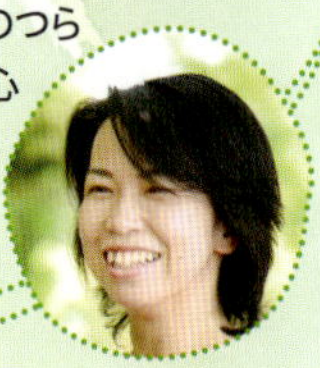

ほぐしてよかった

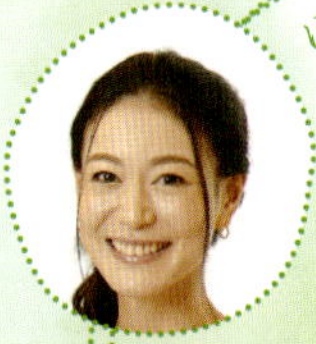

「ほぐしをすると、その場で脚のむくみが軽くなります。毎日の習慣にすると、ほぐしだけで下半身が軽くなり、股関節の動きもスムーズに。マッサージ効果でリラックスできるし、開放的な気持ちになれます」（30代）

「ほぐしが終わると、足先の冷えがやわらぎ、脚が軽くなってダラ～ンとリラックスします。また胸のあたりのつかえている感じまでなくなり、呼吸をするとスーッと息の通りがよくなることを実感。とても気持ちがいいです。ヨガの前に行うことで全身の動きがしなやかになります」（40代）

ほぐしてよかった

ほぐしてよかった

「ほぐしは骨盤調整ヨガでいちばん大切にしているパートです。自分で自分を愛おしむような、自分でしているのに誰かにケアをしてもらっているような……。ほろほろと体の緊張がほぐれ、リラックスしていく感覚を味わえるので大好きです」（40代）

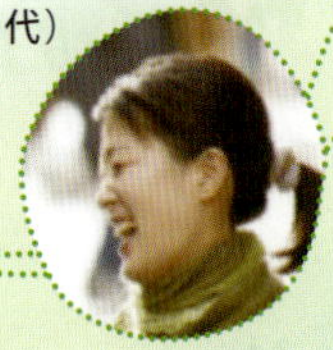

ほぐしてよかった

「ほぐしをすると体の“詰まり”がなくなり、力みのない本来の自分に戻っていきます。その状態を知ることで、無意識にふだんから体に力が入っていたんだなぁと気づきました。心と体の状態を俯瞰《ふかん》して見られるようになったおかげで、イライラやストレスにも軽いうちに気づき、対処できるようになりました」（30代）

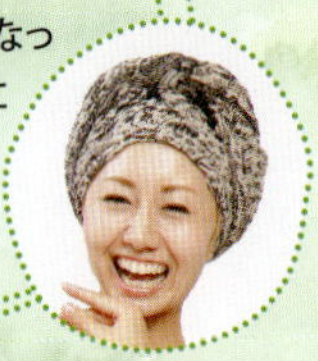

「インストラクターとして骨盤調整ヨガのクラスで生徒さんを見ていると、脚のむくみなどがその場で解消していくのが目に見えてわかります。しかも肌に透明感が出て、きれいな脚に。体の変化がわかりやすいので、多くの方にほぐしの重要性に気づいていただきたいです」（40代）

ほぐしてよかった

癒着ほぐしを始めたら 体も心もすごく楽になりました

骨盤調整ヨガの中でも重要な役割を担う「癒着ほぐし」。「ポーズをする前の準備運動でしょ」などと思う方もいらっしゃるかもしれませんが、これを続けただけで体が変わったという方は大勢います。ここでは癒着ほぐしに秘められたすごい力を経験した方の感想を、一部ご紹介します。

ほぐしてよかった

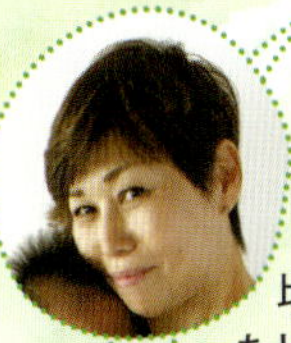

「ポカポカと体が温まります。片脚をほぐしたあとにもう一方の脚と比べると、肌の色や脚を上げ下げしたときの重さなど、毎回違った気づきがあります。オンとオフの切り替えがスムーズにコントロールできるようになり、気持ちもリフレッシュ！　心身ともにバランスが整っていくように感じます」（60代）

ほぐしてよかった

「初めてほぐしを体験したとき、自分の手でつかめないほど肉が硬いことにビックリ。ほぐしながら徐々に呼吸も深くなり、ときどき息を止めている自分に気づけるようになりました。触った部分が硬い日は、いつもよりていねいにほぐして深い呼吸を意識するように。肌に触れながら『頑張っていたんだなあ。ありがとうね』と、体と対話をすることが増えました」（50代）

ほぐしてよかった

「眠る前のほぐしが習慣です。しっかりほぐした翌朝は、顔のむくみもとれて顔色もよく、すっきりしています」（30代）

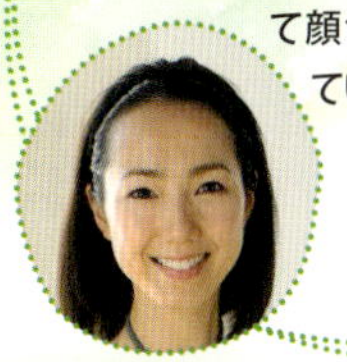

「お風呂などでもほぐすことで、自然とむくみにくく冷えにくい脚になりました。また、体を触るだけで体調の変化もわかるようになり、自分でメンテナンスできるようになります。排尿もすっきり！」（40代）

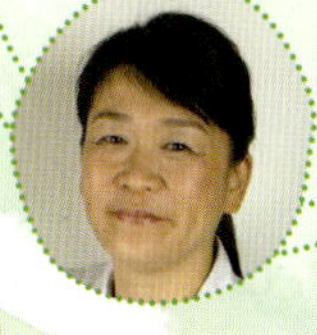

ほぐしてよかった

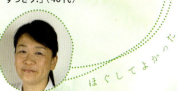

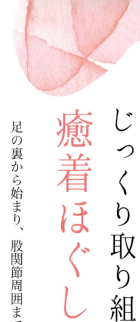

じっくり取り組む癒着ほぐしの流れ

足の裏から始まり、股関節周囲までをていねいにほぐす癒着ほぐし。直接触れる部分はもちろん、直に触れるのが難しい骨盤内や体幹の深層部の筋肉にもアプローチできます。なぜなら触れた筋肉をたどると、骨盤内を通ったり骨盤に付着したりしているからです。結果、全身の癒着までほぐれていきます。

癒着ほぐしのターゲットである脚は体を支えているため、知らず知らず疲労が溜《た》まる部位です。特に一日の多くの時間、靴を履いて過ごす人にとって指を開くほぐしはとても貴重。また、脚には全身症状に効く数多くのツボが点在しているため、ほぐし終えた瞬間、脚のむくみはもちろん肩こりや全身の疲労まで緩和されます。頭がすっきりする感覚も得られるはずです。

癒着ほぐしでは、3タイプの手技で筋肉の緊張をゆるめつつ癒着をほぐしていきます。ゆったりした呼吸をしながら部位に合った手技で行うことで、最大の効果を得られるようにしたプログラムです。

事前に温めればほぐし効果アップ

ほぐしは足湯（P110 参照）後、またはお風呂上がりに行うのが効果的です。足湯や入浴後に体が芯からポカポカするのは血流がよくなり、温かい血液が全身をめぐるため。めぐりがよくなると緊張による筋肉の硬さがとれ、癒着もほぐしやすくなります。

癒着ほぐしの順番

1. 足の裏
▼
2. 足指のあいだ
▼
3. 足首
▼
4. 甲とかかと
▼
5. 股関節
▼
6. くるぶし
▼
7. ひざ下
▼
8. 太もも
▼
9. 仕上げ
ひざまわり＋脚全体

※もう一方の脚も 1 ～ 9 を行う

癒着ほぐしを動画で確認

QRコードを読み込むことで、癒着ほぐしの2～9の流れや一連の動きを動画で確認できます。

QRコードでの動画視聴サービスについて
動画視聴にかかる通信費につきましては、お客様ご負担となります。
スマートフォンデータ定額プランの加入など、お客様の通信費に関するご契約内容をご確認のうえでのご利用を推奨いたします。スマートフォンやタブレットの機種によっては閲覧できない場合があることを、ご了承ください。
※当サービスは予告なく終了する場合があります

さまざまな癒着に効く３つの手技

1 押す

つかむ・もむ
圧迫・押す
・さする

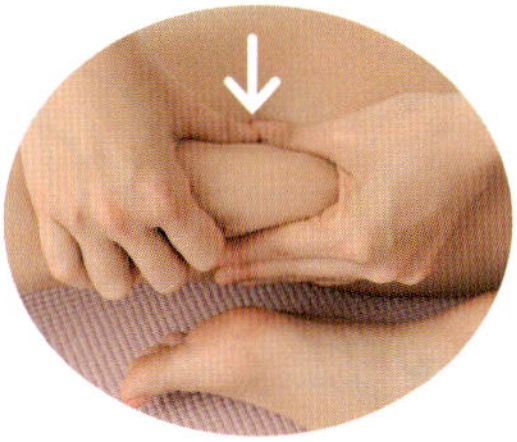

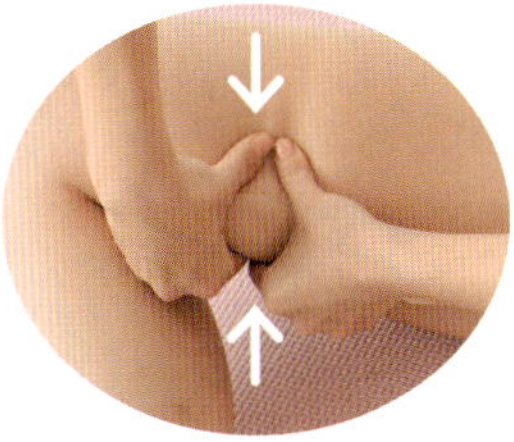

「圧を加えてはなす」刺激を繰り返すことで、血液のポンプ作用をサポート。比較的、表層に近い筋肉や軟部組織のほぐしに有効

2 叩く

叩く

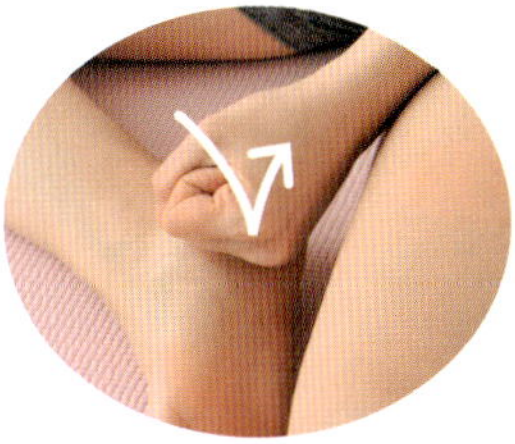

狙った部位をリズミカルに叩き、その振動で癒着部分を徐々にほぐしていく。表面的な癒着よりも骨や骨ぎわ、腱など深層部や硬めの部分に有効

3 伸ばす

伸ばす・
ひっぱる

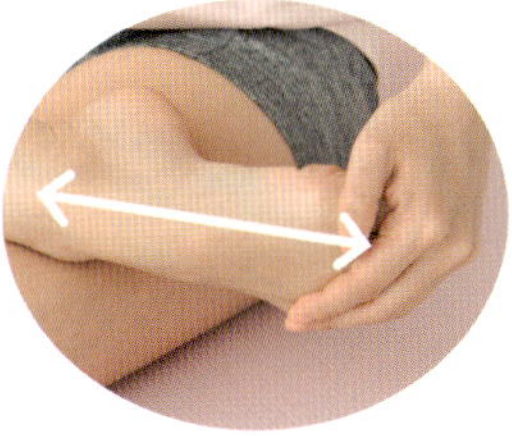

筋肉の「伸ばす・縮める」という運動を利用。圧迫と弛緩を繰り返すことで血液を押し流し、癒着をほぐす。関節まわりのほぐしに有効

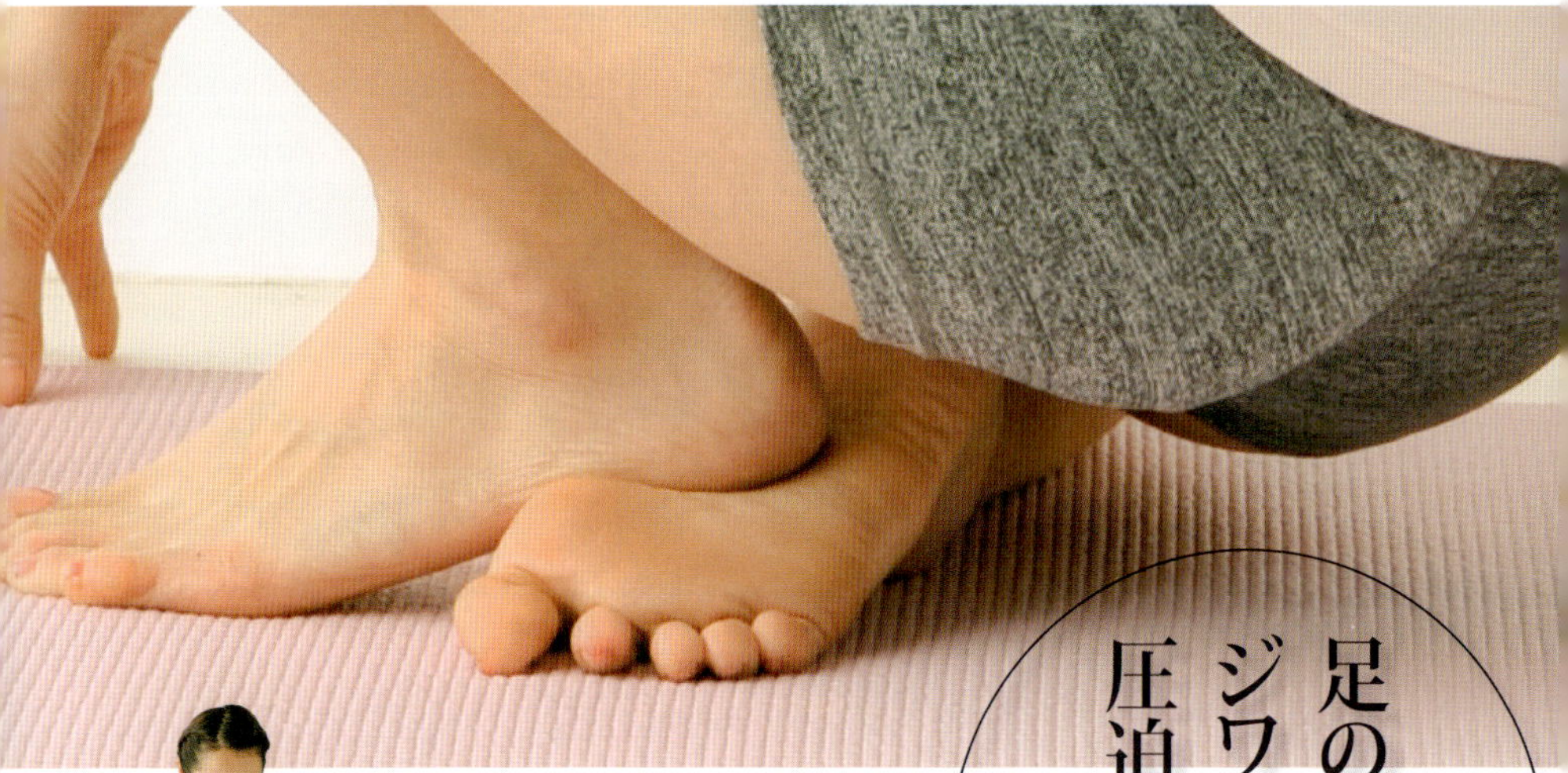

足の裏全体をジワッと圧迫

癒着ほぐし 1

足の裏

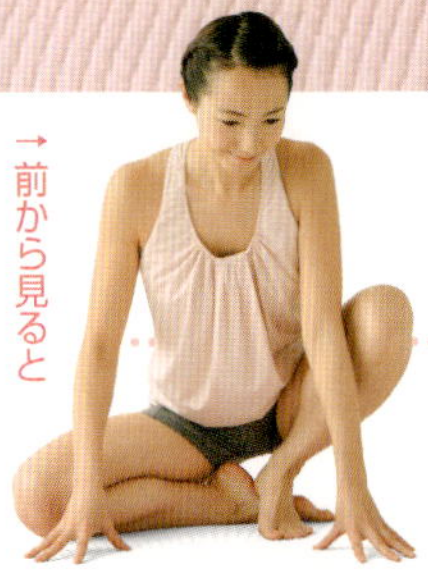

→前から見ると

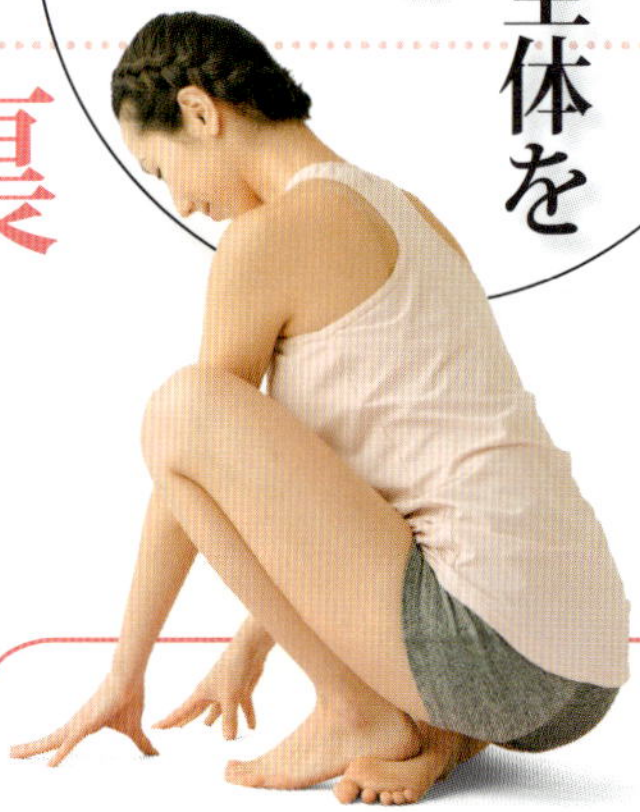

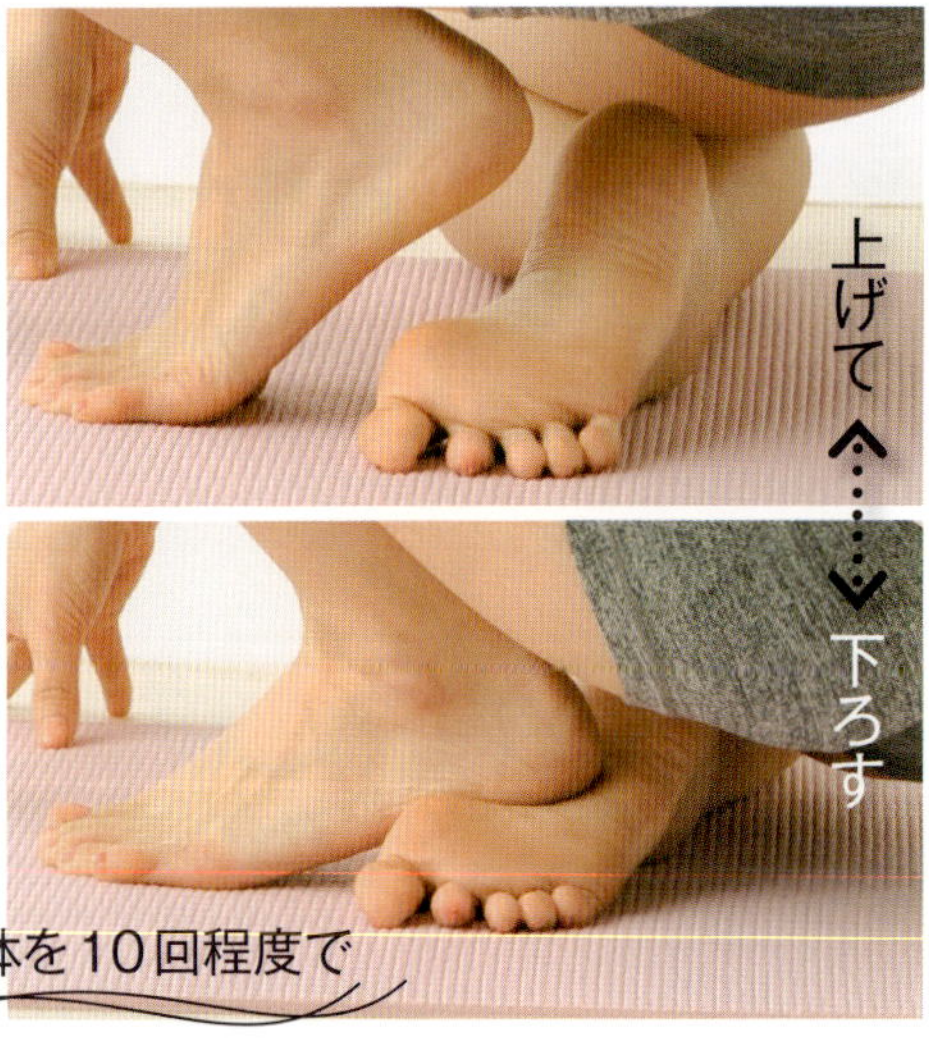

全体を10回程度で

床にしゃがんだら、右足の裏を天井に向けて左足のかかとで踏む。かかとの位置を移動させながら繰り返し、右足の裏全体を踏みほぐす。踏むときはかかとに体重をしっかり乗せる。かかとのまわりを踏みきれない場合は、手でもみほぐす

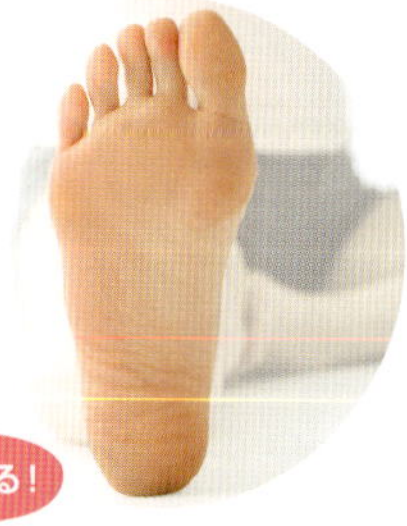

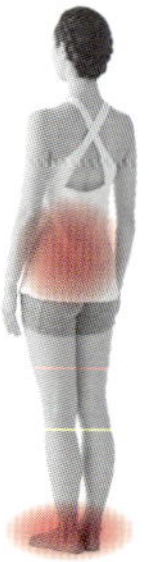

こうほぐれる!

ツボが集まる足の裏は体の縮図。内臓のはたらきを整えて全身を活性化し、疲労や冷えを解消する。疲れの溜《た》まりやすい足の裏、子宮まわり、腰、かかとの癒着に効く

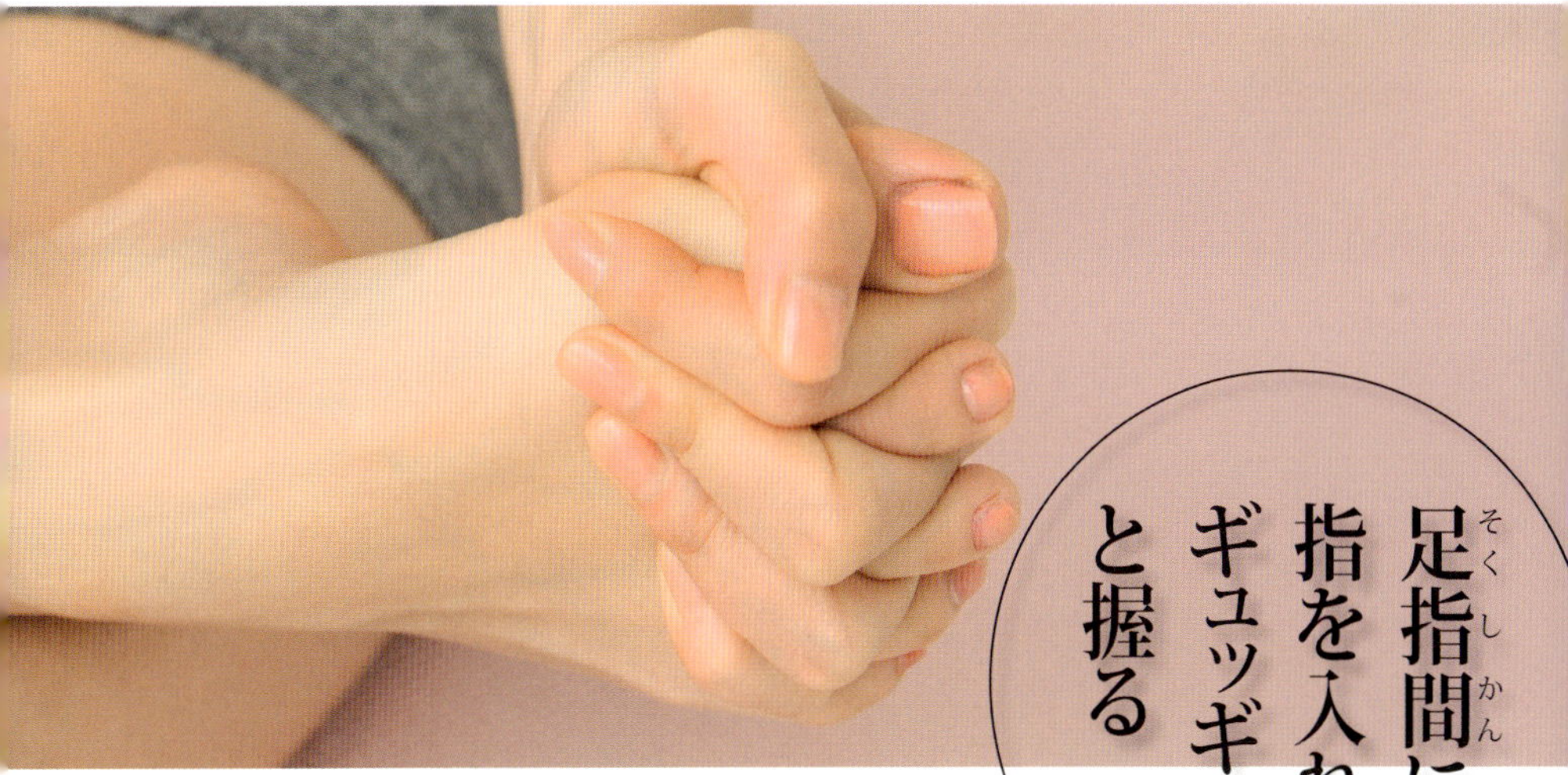

足指間《そくしかん》に指を入れてギュッギュ、と握る

癒着ほぐし 2

足指のあいだ

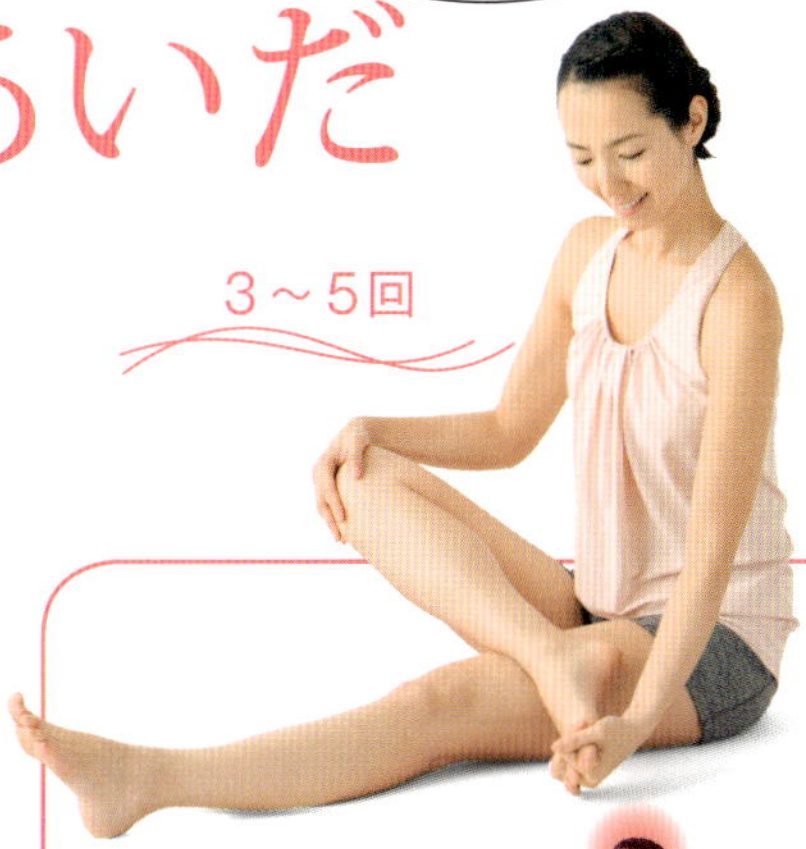

3〜5回

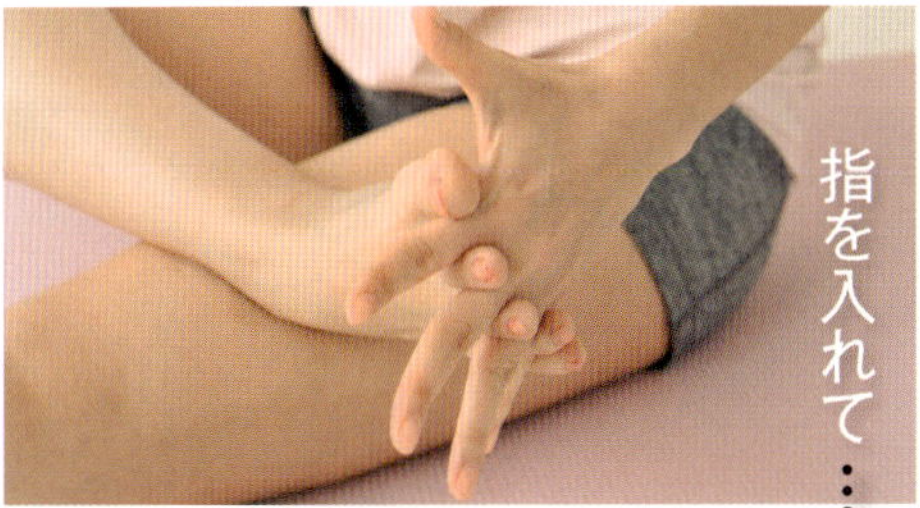

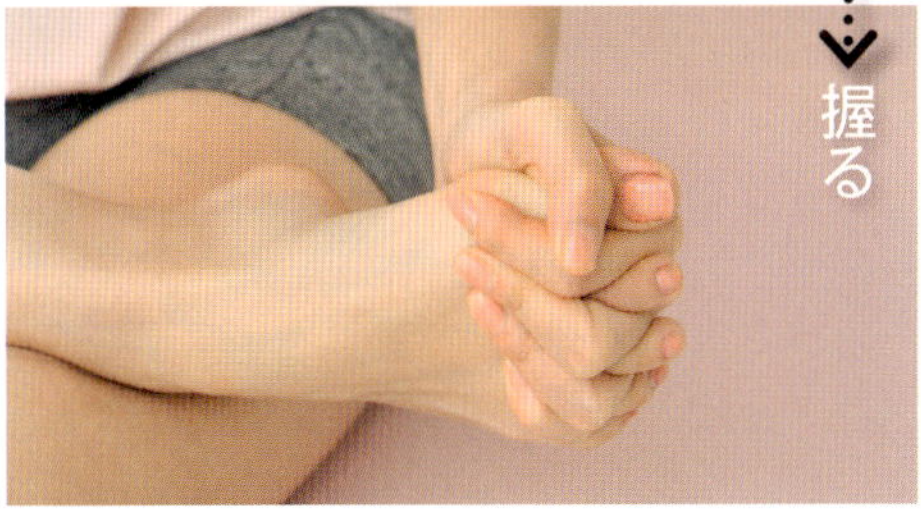

指を入れて……握る

ひざを伸ばして床に座る。伸ばした左脚太ももの上に、右足首を乗せる。右手は右ひざを軽く押さえ、左手の指を右足の指のあいだに差し入れる。左手で右足を強く握ったら、指を開いてパッとはなす、を繰り返す。これで詰まりがちな足指のあいだを刺激する

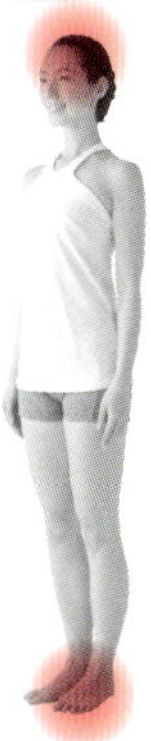

こうほぐれる！

足指は神経、足指の側面は感覚器のツボが集中しているため、ホルモンバランスに好影響が。一日中、靴に締めつけられた足部をほぐし、ストレスによる頭や自律神経系の緊張をゆるめる。外反母趾《がいはんぼし》にもよい

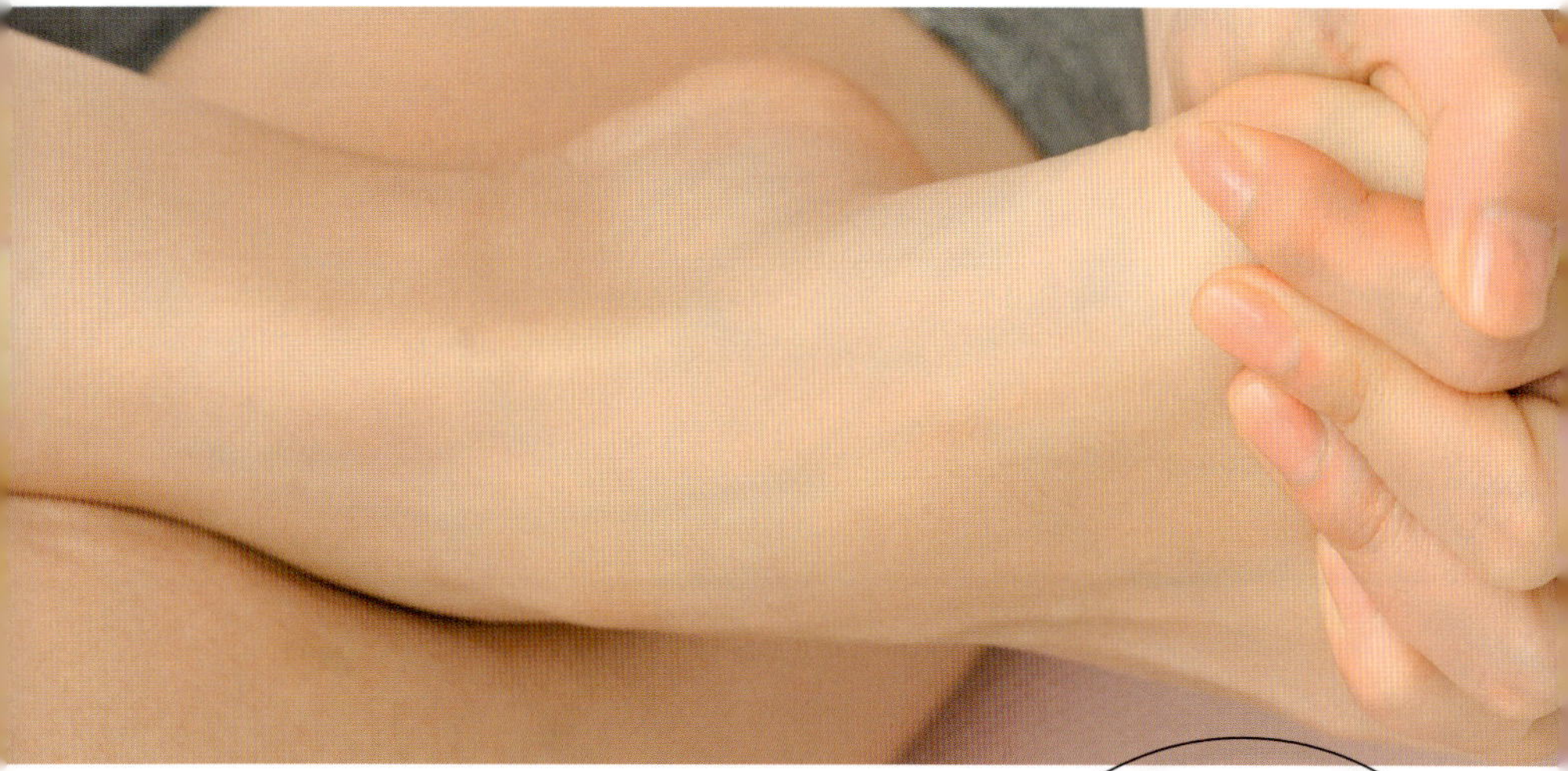

癒着ほぐし **3**

足首

足首をゆっくり内・外に回す

2の体勢のまま足首を内回し、外回し、と交互に行う。このとき、ゆっくりでよいので、足首を5～10回、最大限大きく回す。足指を開いた状態で回すことで、足部の緊張をゆるめる

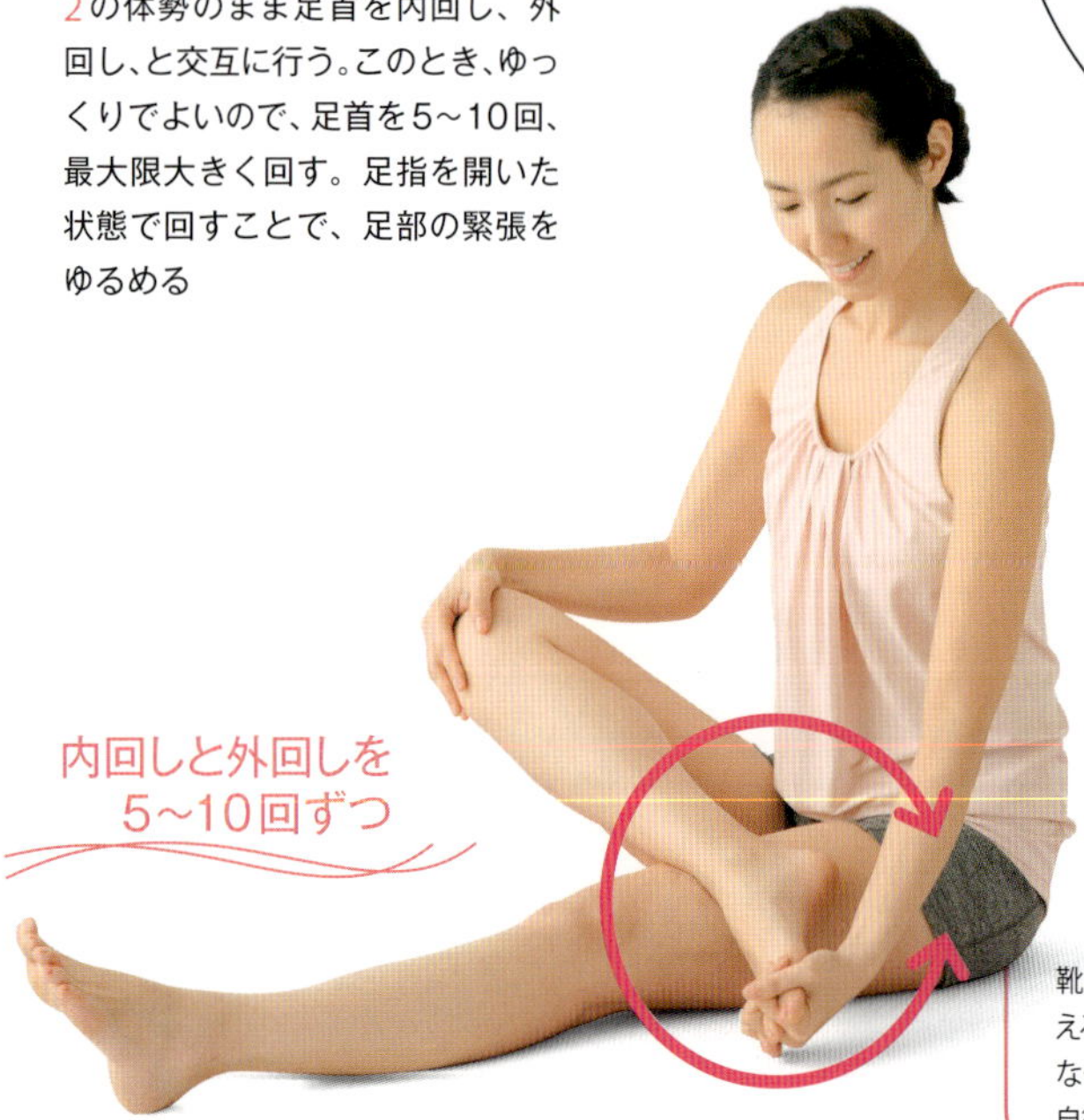

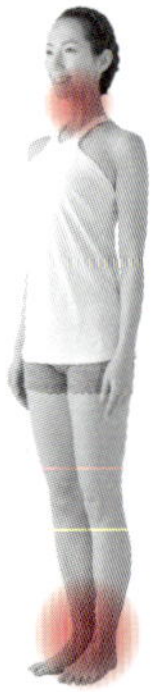

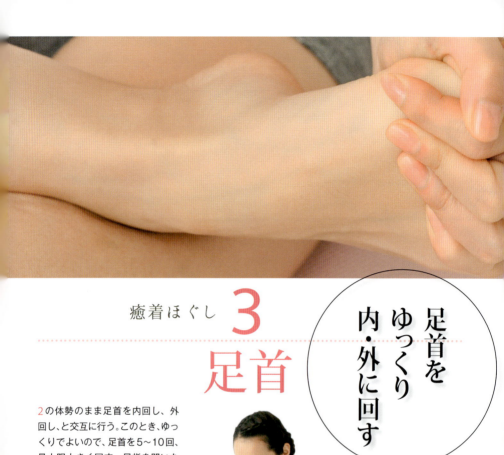

こうほぐれる！

靴の拘束や立ち方・歩き方のクセ、体を支えるストレスで癒着した足首に。重心を適正な位置に整え立ち方を変える。冷えの予防、自律神経やホルモンバランスの改善にも

甲とかかとをしっかり交互に伸ばす

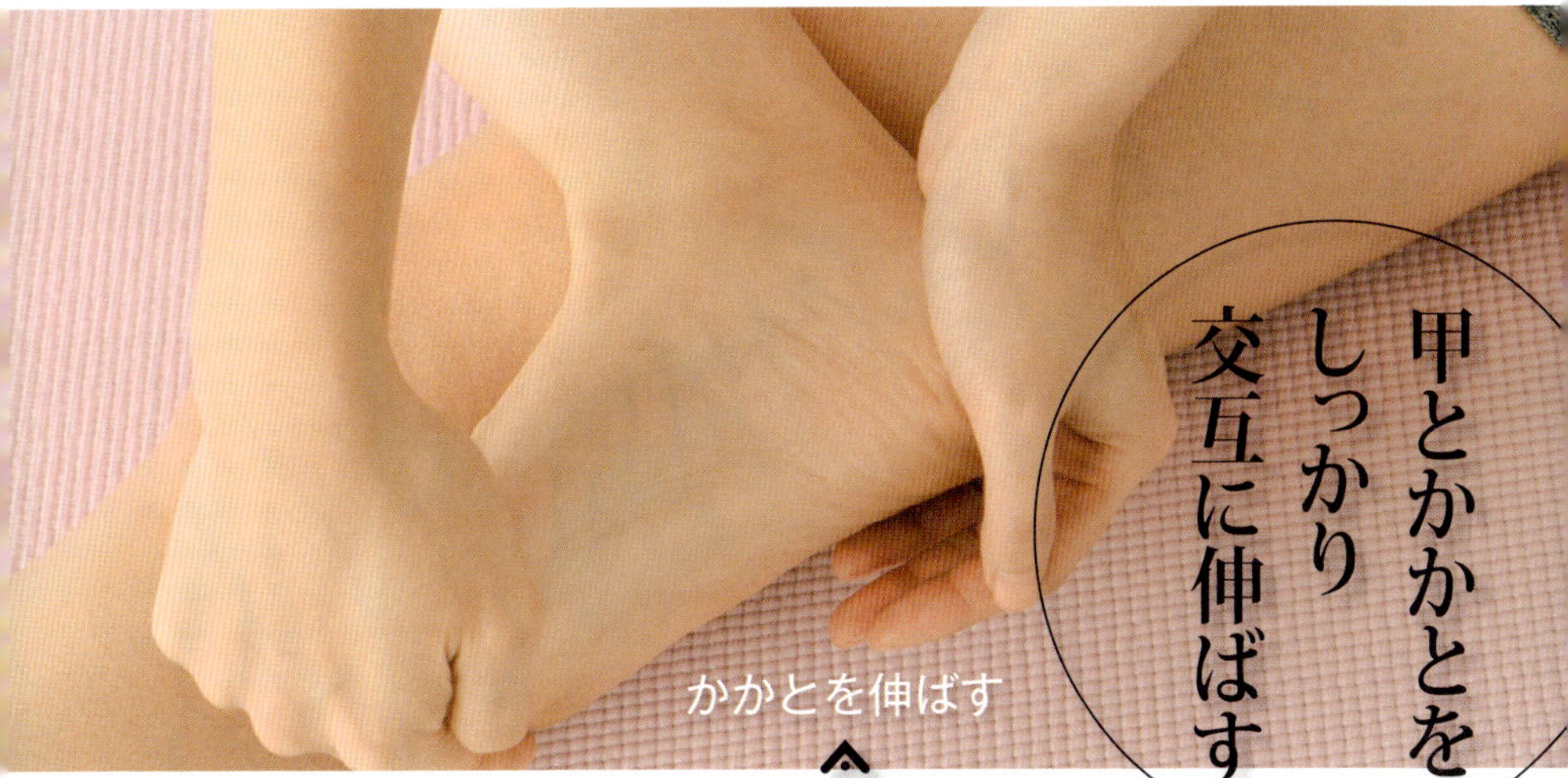

癒着ほぐし 4

甲とかかと

3の体勢から、左右の手で右足の足先とかかとをそれぞれ持つ。息を吐きながら、甲を足首に引き寄せてかかとを伸ばす。かかとから手を離し、いったん息を吸い、吐きながら甲を伸ばす。このとき、伸ばした甲をすねと一直線にすることが重要

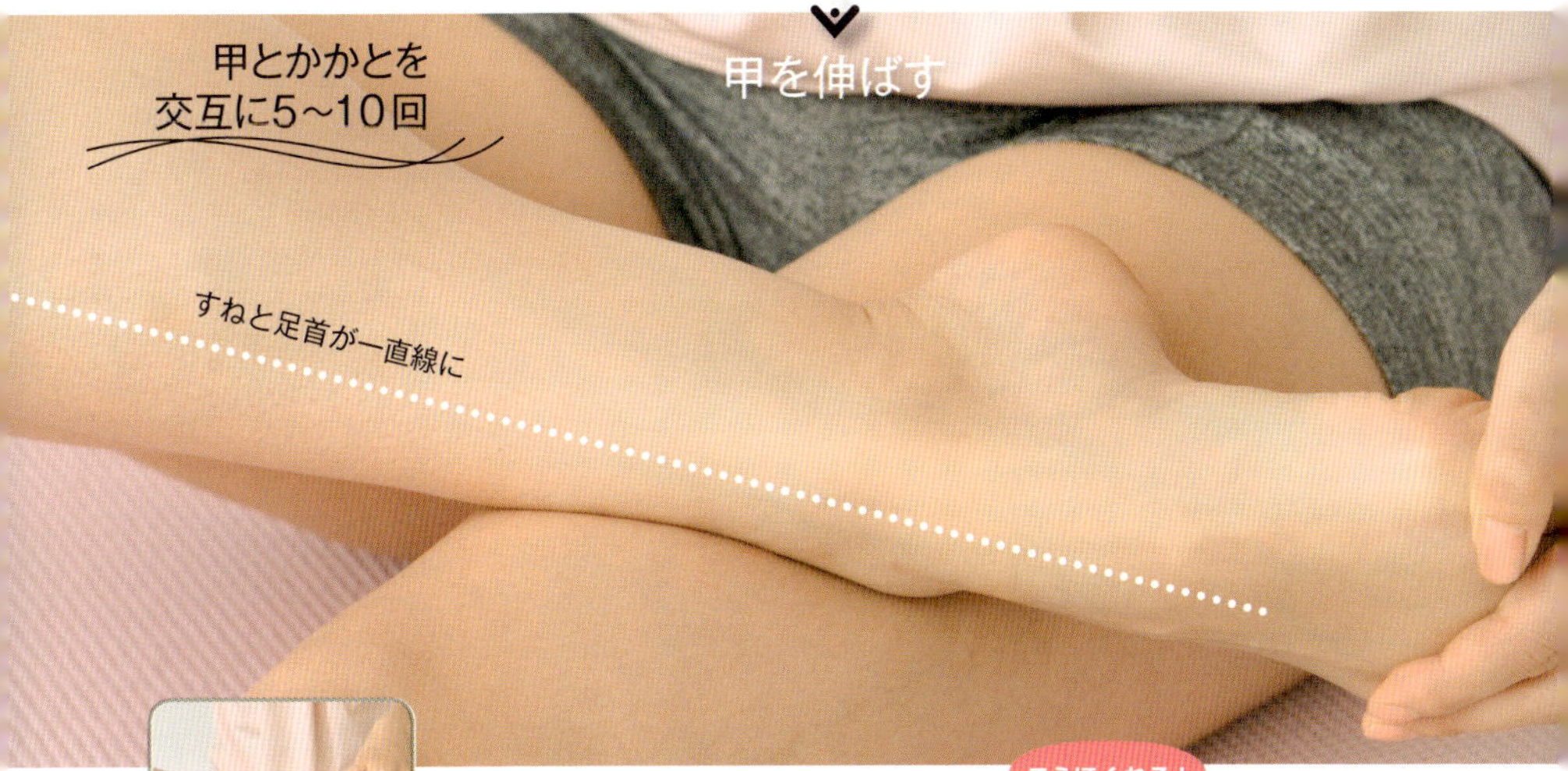

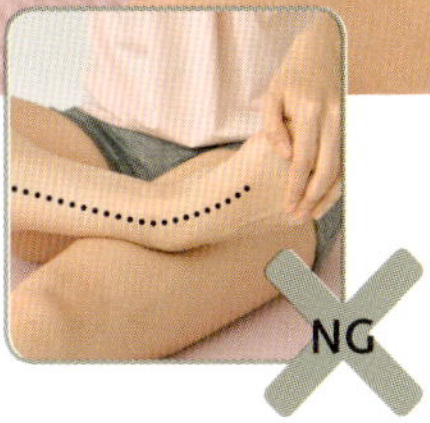

足首を曲げない

こうほぐれる!

足首の癒着をほぐす。外反、内反した足首のゆがみを整え、立ったときに正しくバランスがとれるような力を養う

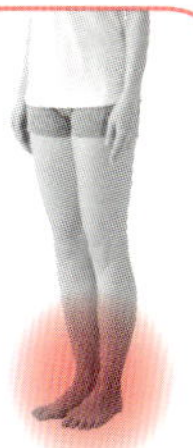

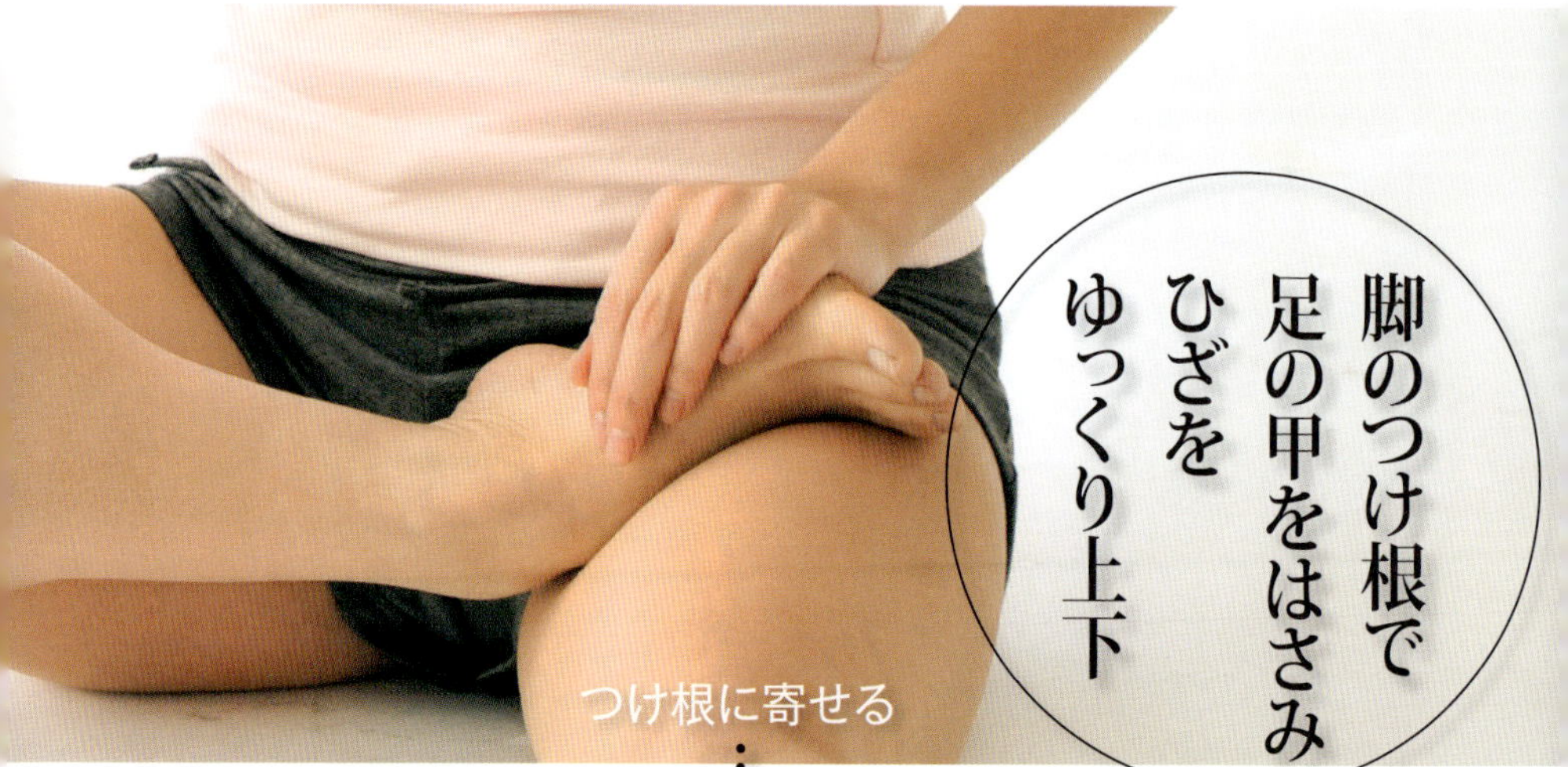
脚のつけ根で
足の甲をはさみ
ひざを
ゆっくり上下
つけ根に寄せる

癒着ほぐし 5

股関節

4の体勢から、右脚を外側にずらして右足の甲を左脚のつけ根に乗せる。左手で右足の土踏まずを押さえる。右手を右ひざに乗せ、そのまま押したり離したりをリズミカルに繰り返して、ひざをバウンドさせる。このとき、股関節の伸びやゆるみを感じて

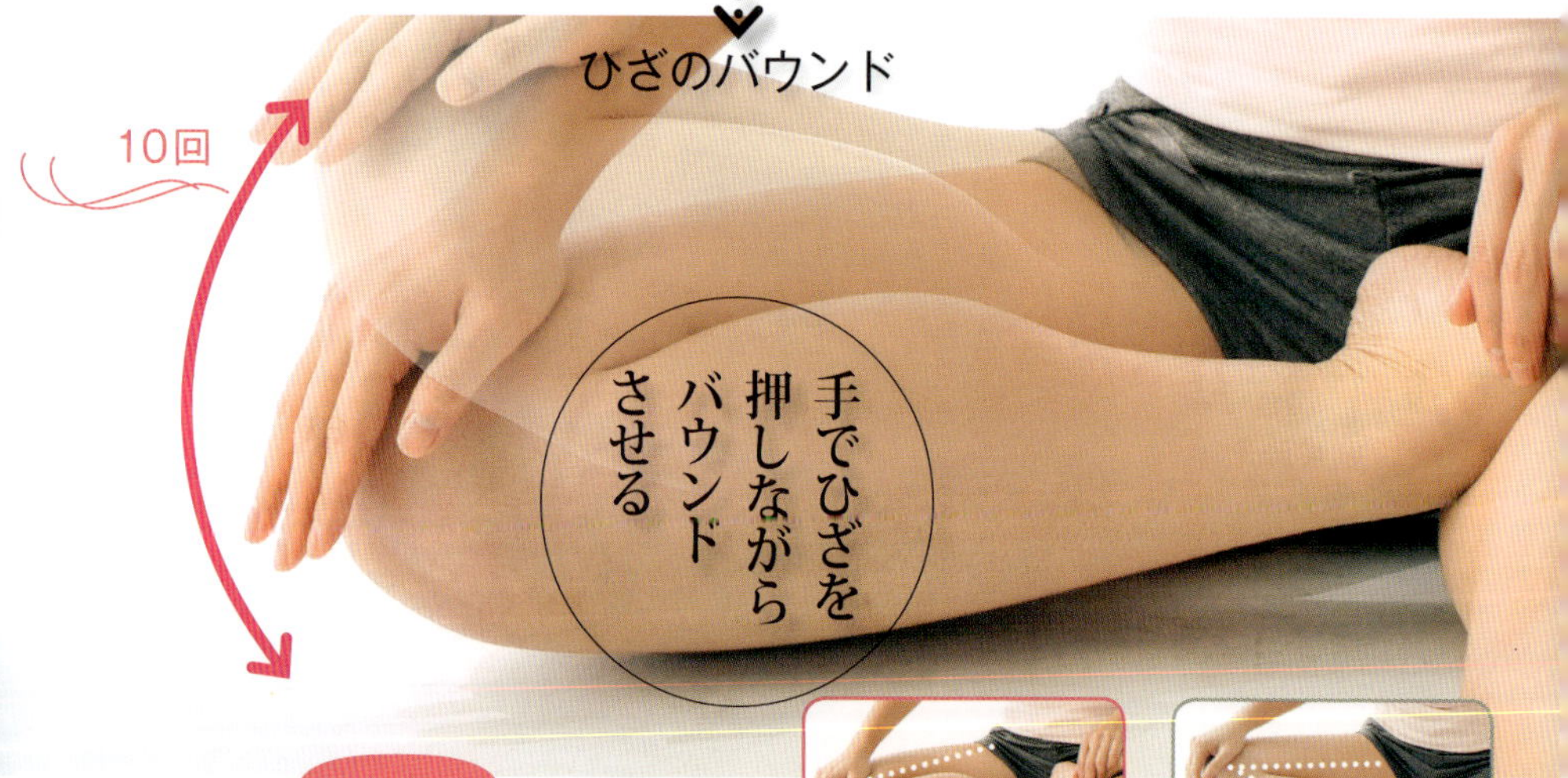
ひざのバウンド
10回
手でひざを
押しながら
バウンド
させる

こうほぐれる！

足首、ひざ、そけい部、太もも内側、坐骨《ざこつ》の周囲と骨盤底筋群の癒着にアプローチ。下半身の血流を促し、全身のエネルギーのめぐりをよくする。体幹の調整やむくみにも

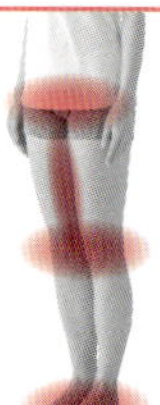

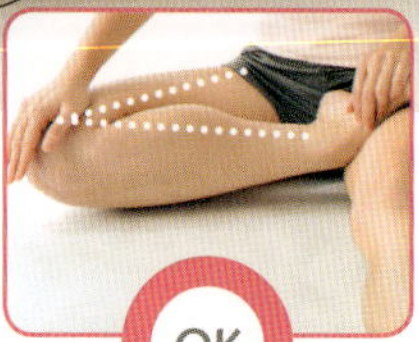

OK

ひざがしっかり曲がっていると、股関節がよく動く

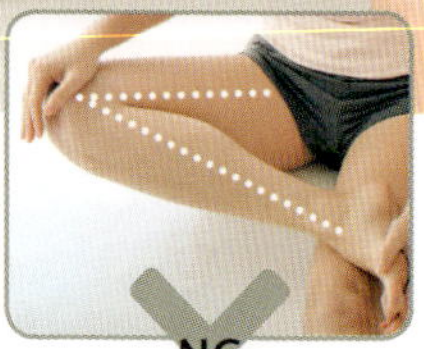

NG

ひざの曲がりが浅いと、股関節以外が動く

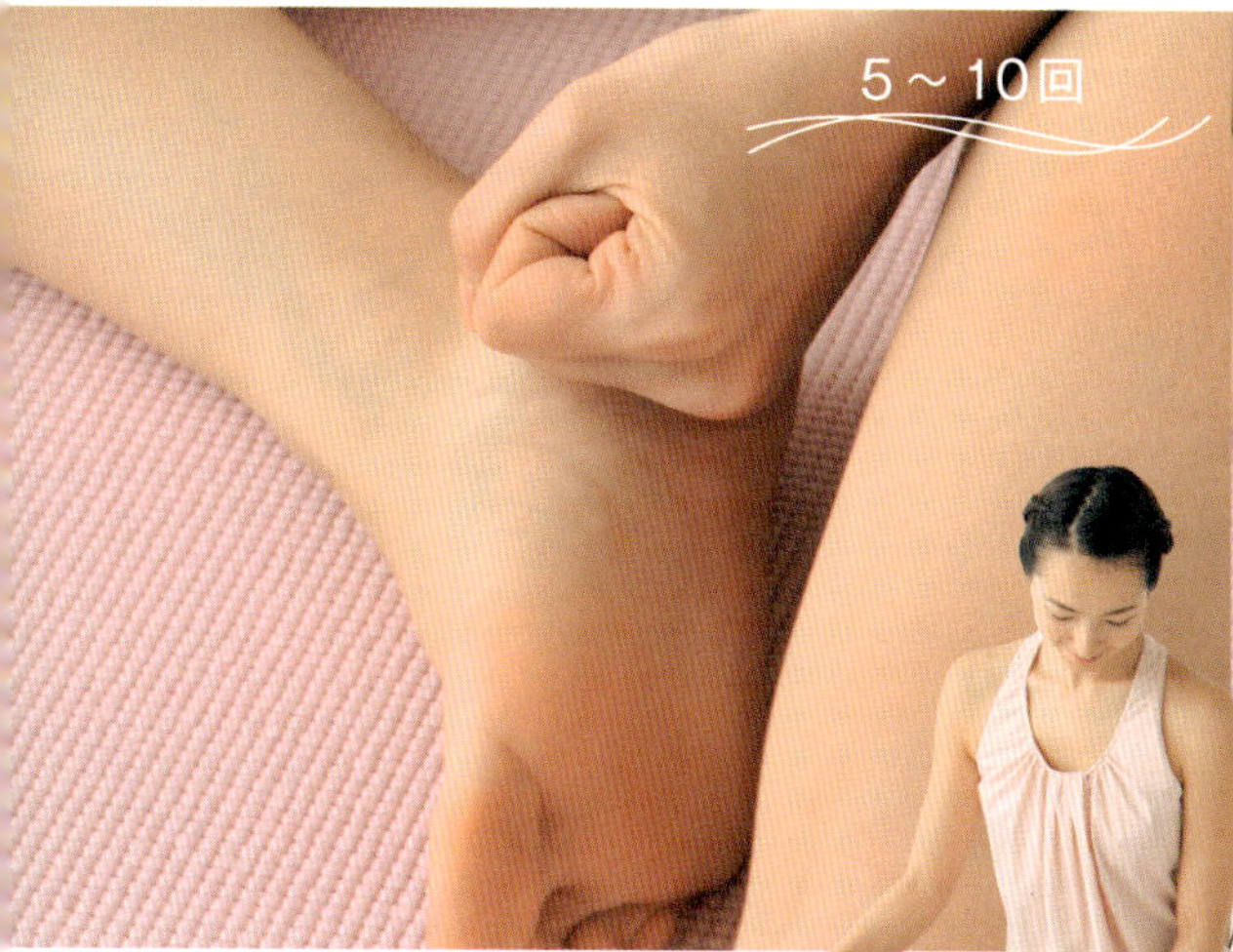

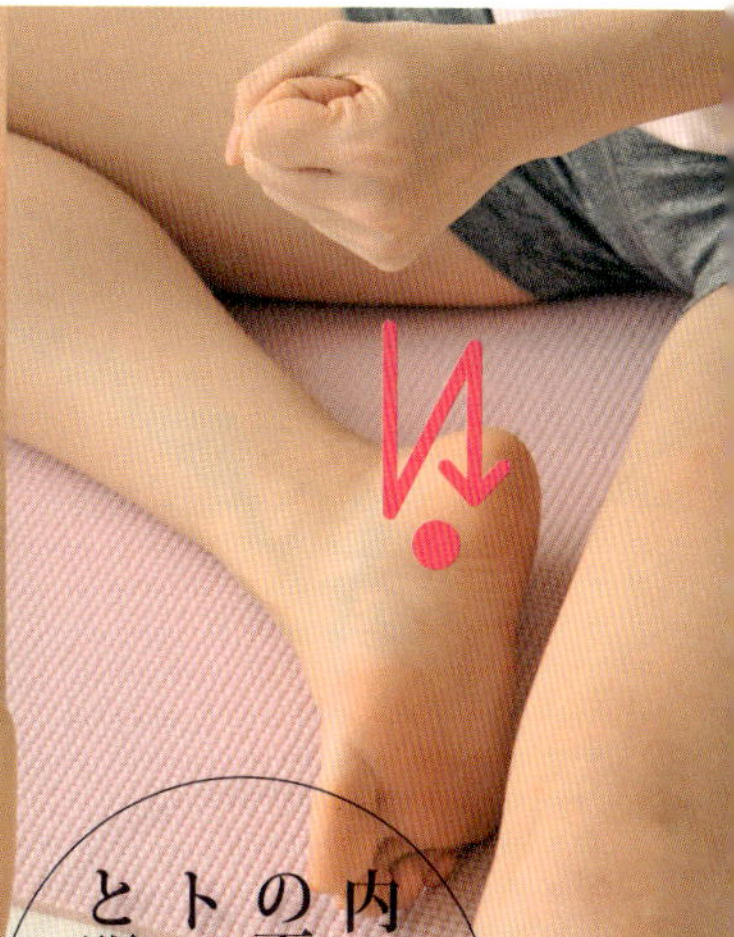

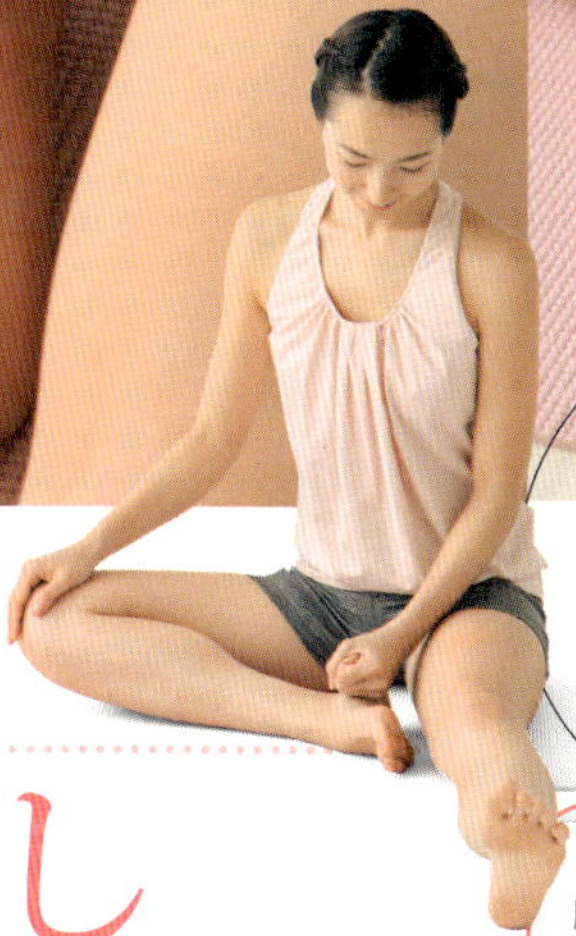

癒着ほぐし 6

くるぶし

内くるぶしの下をトン、トンと叩く

5の体勢から右足を床に下ろす。左手で軽くこぶしを握り、小指側で内くるぶしの下をトン、トンと叩く。手の重みが足に響くよう、左手の重みをしっかり乗せる

こうほぐれる!

脚の内側全体の癒着をほぐす。癒着し硬くなった内転筋を刺激し、適正な重心の位置をインプット。体の軸を整える。下半身の冷え、ひざや腰の痛み、O脚対策にも

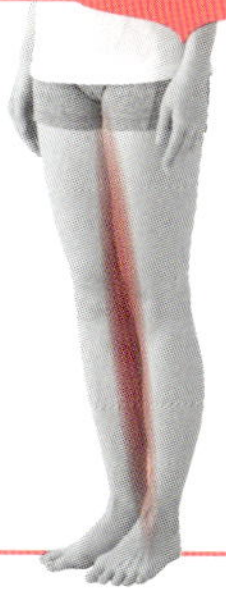

癒着ほぐし 7

ひざ下

すねの骨の内側に沿って親指で押す

6の体勢から右ひざを少し外に開き、両手の親指の腹を内くるぶし上、すねの骨の内側に当てる。息を吐きながら親指でジワジワと骨の内側のキワを押し、吸いながら指をはなす。これを、指をずらしながらひざまで3～4か所で行う

こうほぐれる!

脚の内側の癒着をほぐす。下肢の動脈・静脈が通る位置を刺激し、血液のよどみを解消。心肺機能を助けることで疲労を回復する。脚の内側への意識を高め、外側重心を修正する

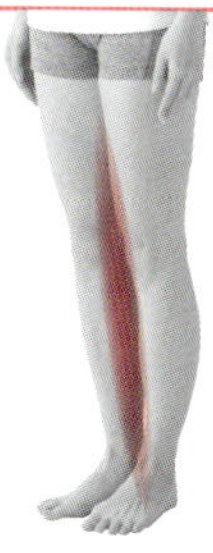

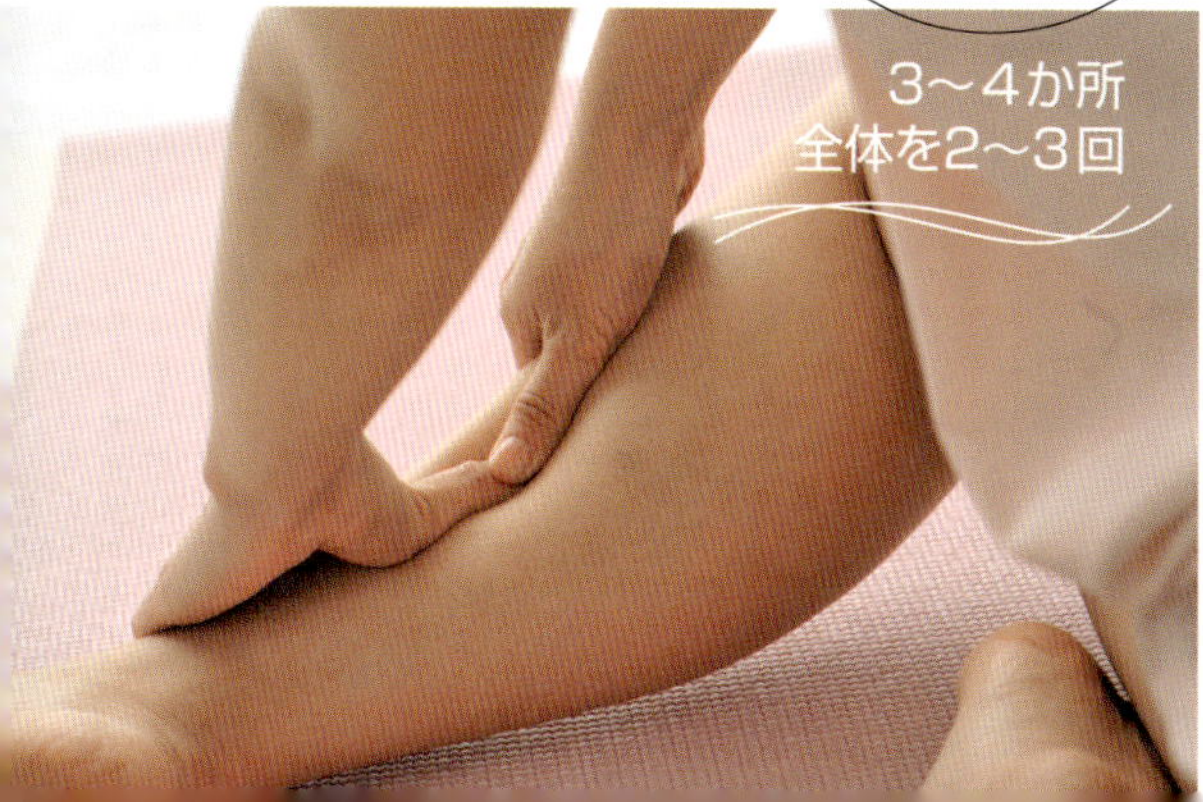

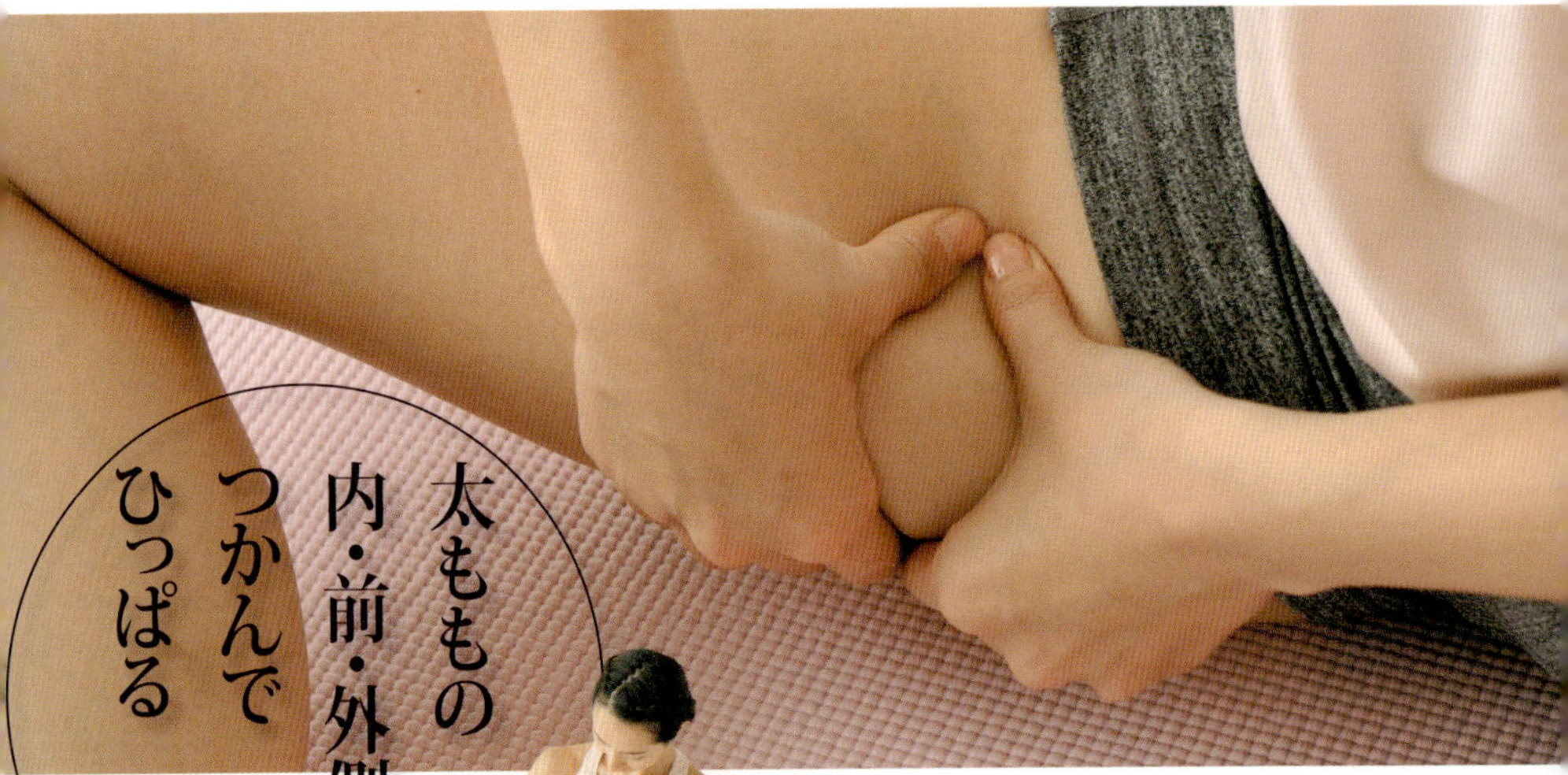

太ももの内・前・外側をつかんでひっぱる

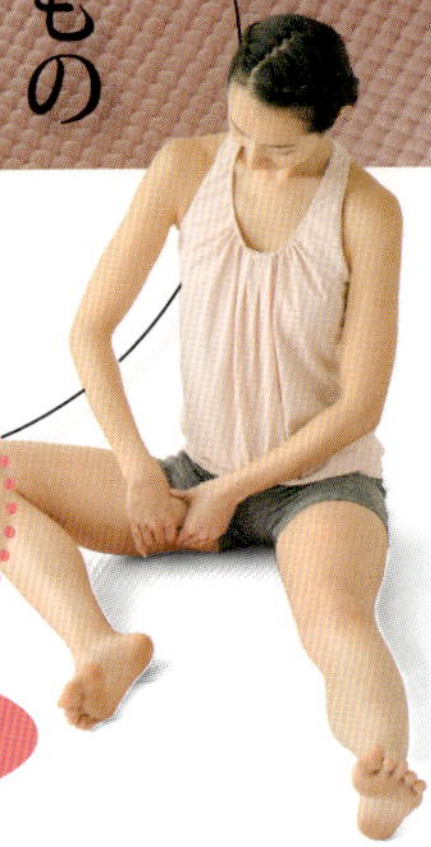

内前外を全体的に!
3回ずつ

癒着ほぐし 8

太もも

7の体勢で、太ももの内側の肉を両手でがっちりつかむ。つかんだ肉を骨から引きはがすイメージでひっぱったら、パッと手をはなす。3回続けて行ったあと、太ももの前面、外側も同様に行う。骨まで刺激を届ける感覚で力強く行おう

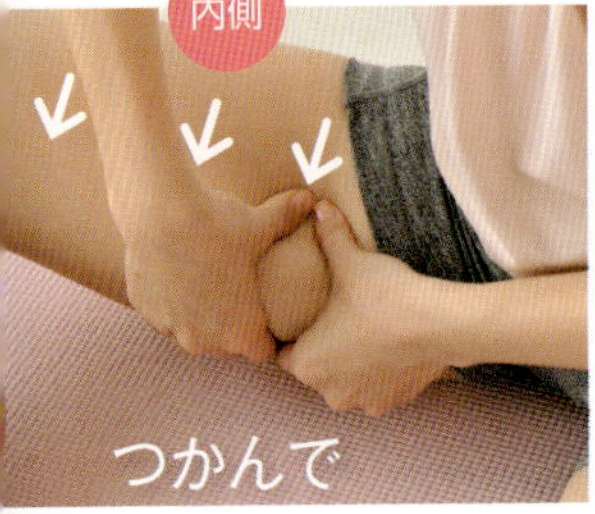
内側
つかんで

はなす!

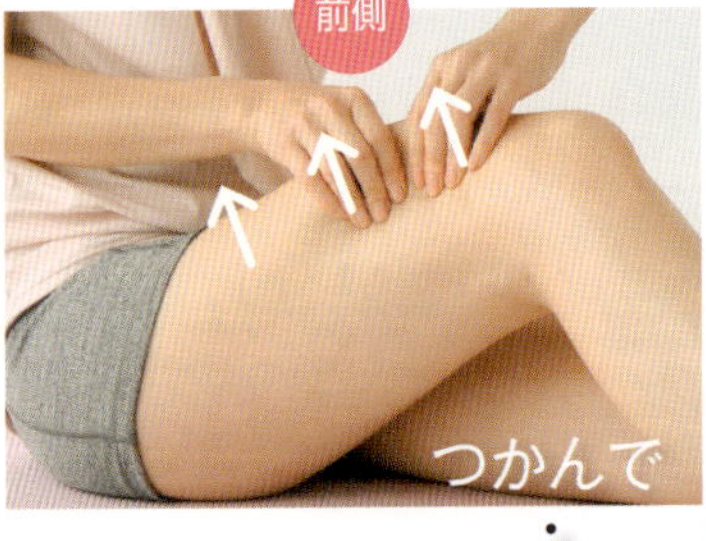
前側
つかんで

はなす!

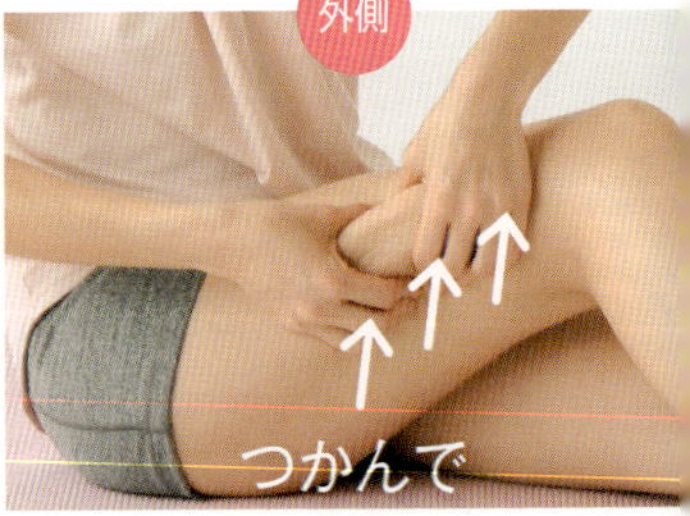
外側
つかんで

はなす!

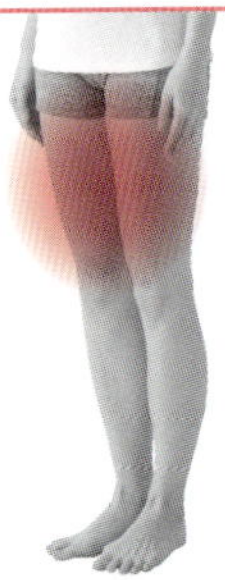

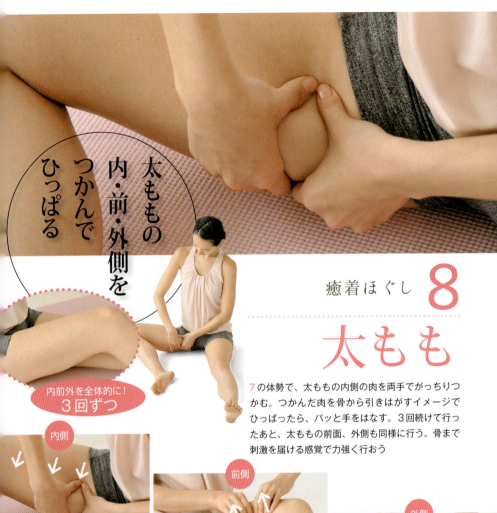

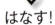

こうほぐれる!

太ももの癒着をほぐす。大きな筋肉の血行がよくなれば内臓のはたらきに影響するので、冷えや肌の乾燥に効果が。肩こり、ひざや腰の痛み、むくみ、セルライトなどへの対策や精神的イライラの解消にもよい

癒着ほぐし 9 仕上げ ほぐれた癒着を流す

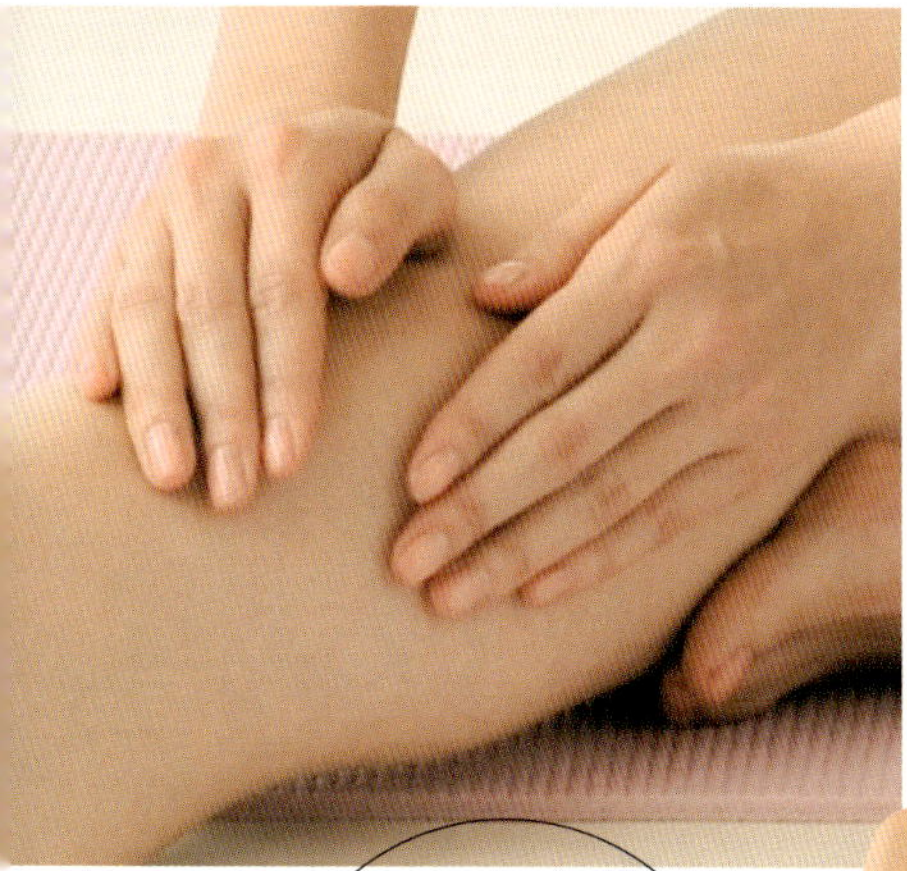

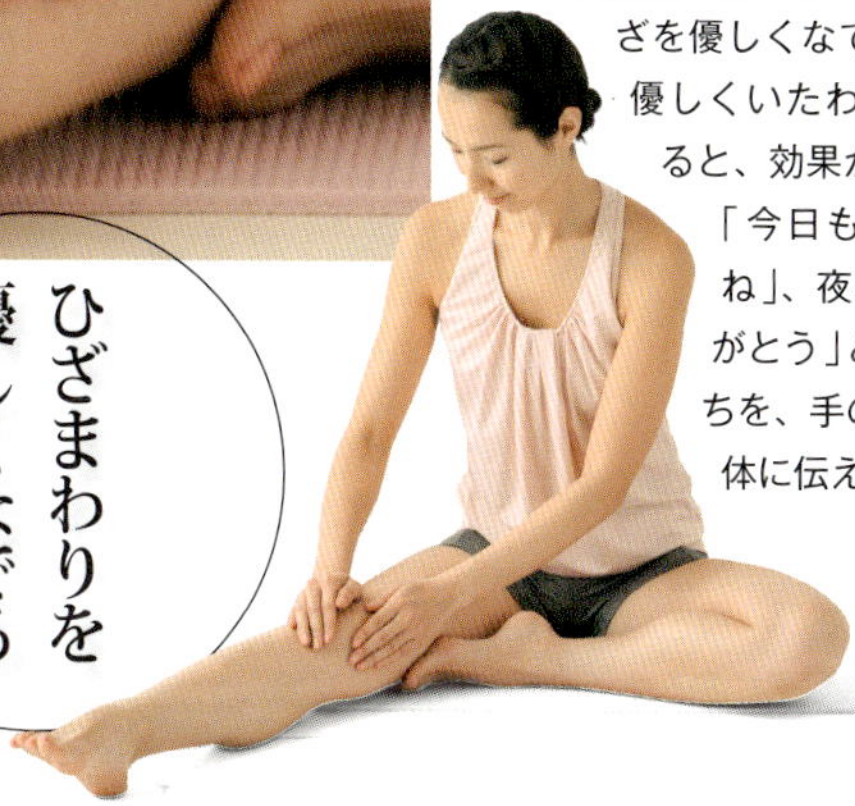

ひざまわり

8の体勢から右ひざを伸ばし、左かかとを股間に引き寄せる。両手で右ひざを優しくなでる。自分の体を優しくいたわる気持ちでなでると、効果が倍増する。朝は「今日も一日、よろしくね」、夜なら「今日もありがとう」という感謝の気持ちを、手の温かさとともに体に伝えよう

ひざまわりと
脚全体で30秒

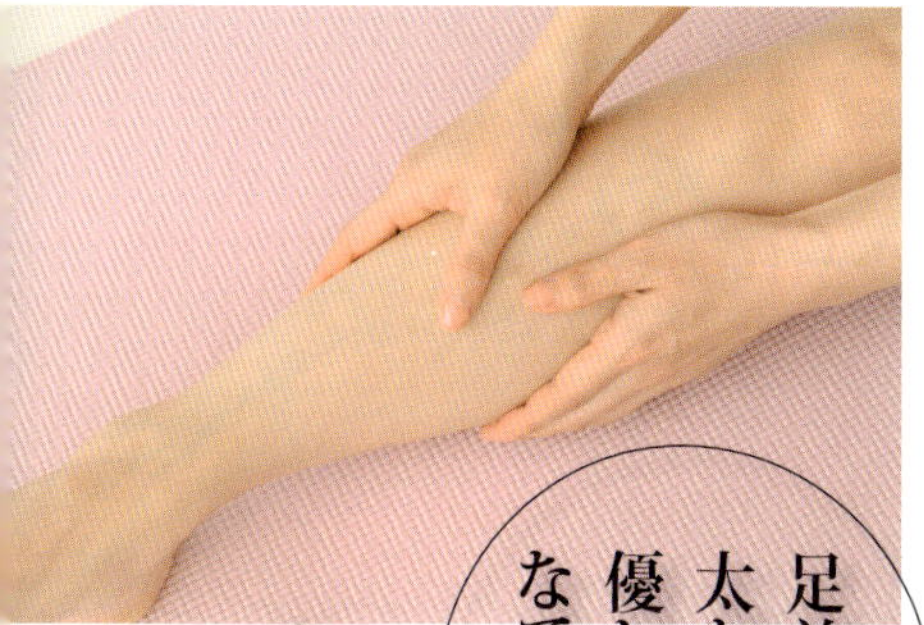

脚全体

足首から太ももまでを一気に繰り返しなで上げる。体と向き合うほぐしの締めくくり。「なんでこんなに脚が太いの？」などと体を否定する気持ちではなく、優しさといたわりの気持ちを込めて行おう

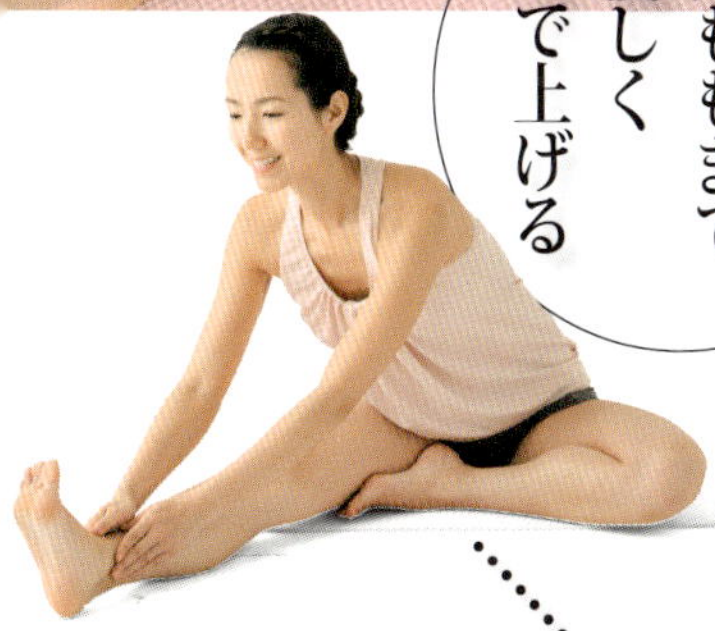

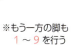

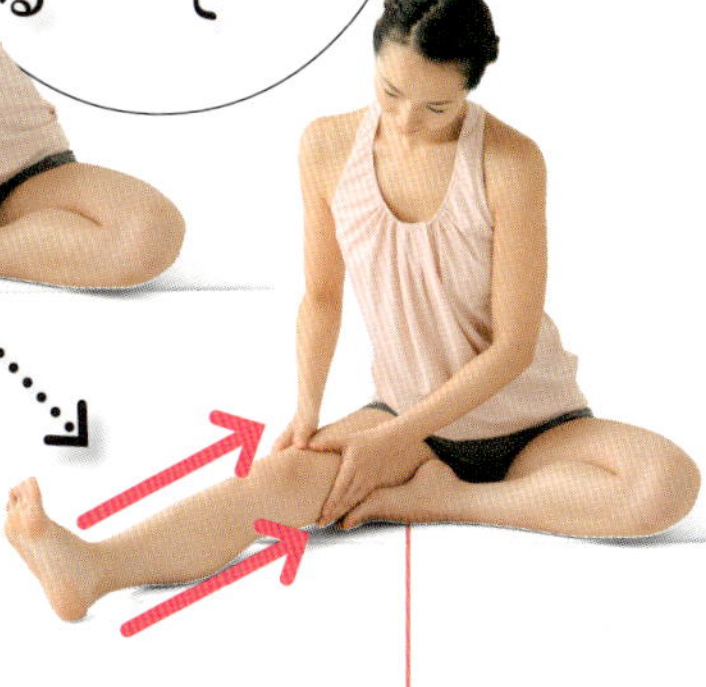

※もう一方の脚も
1～9を行う

こうほぐれる！

ひざの裏側にはリンパ節もあるので、癒着により溜《た》まった老廃物を流す。毎日、触り続けることで、肌の硬さや脚の太さの変化も感じられるようになる

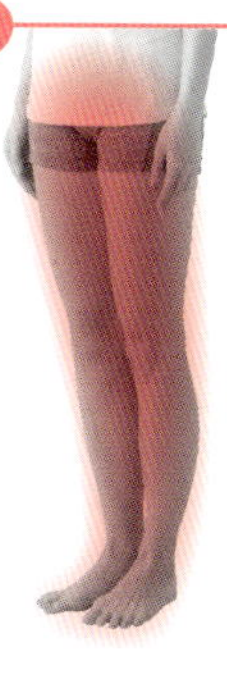

骨盤内癒着を、さらにほぐす秘策……❶

骨盤底筋群を躍動させる

骨盤調整ヨガでは、体の中心にあり、体を動かすときの要《かなめ》でもある骨盤まわりのケアを重視しています。なかでも骨盤をハンモックのように下から支える骨盤底筋群は、骨盤まわりをしなやかな状態に保つうえで非常に重要です。「支える」という役割があるため、よく伸び縮みする状態を保ちたいのですが、不調を抱える方ほど日々の生活で使うどころか、ガチガチだったりゆるゆるだったりして力を入れることすらできない方が大勢います。

この骨盤底筋群を上手に使えるようになる絶好のタイミングが、癒着ほぐしをしたあとです。理由は、癒着によって固まっていた骨盤まわりがゆるんで、骨盤底筋群を動かしやすくなっているから。ぜひ、骨盤底筋群のケアで代表的な「ケーゲル体操」をお試しください。骨盤内癒着の解消を一気に加速します。

ただ、ケーゲル体操で引き締めようと頑張りすぎて、骨盤底筋群が硬くなる人もいます。じつは「引き締めたあと、しっかり脱力する」ことが大事なのです。

ケーゲル体操ってなに?

骨盤底筋群の体操。膣《ちつ》の機能改善や尿漏れなどの排泄《はいせつ》トラブルの解消によいとされ、セルフケアの一つとして用いられます。妊娠中や産後、婦人科系のトラブルを抱えた人には、よく知られるようになりました。

もしもギュッギュと引き締めるばかりで「ゆるめる」ことをしなければ、骨盤底筋群は緊張しっぱなしです。続ければ続けるほど筋肉は硬く収縮して動かなくなり、骨盤まわりは知らず知らず癒着まみれに。これでは一所懸命に続けても、体の不調も、痛みや不快感のある部位も、状態はよくなりません。

ケーゲル体操を正しく行えば、骨盤底筋群をしなやかにする訓練としてもとても効果的です。上手に力を抜けるようになると、体はどんどん変わります。「ゆるめる」「締める」の感覚をマスターして、自在に伸び縮みする状態を取り戻しましょう。

HOW TO ケーゲル体操

1 床に座り、両ひざを立ててひざの前で手を組む。背すじを伸ばして腰は丸めない。動作の最中、つねにこの姿勢をキープ

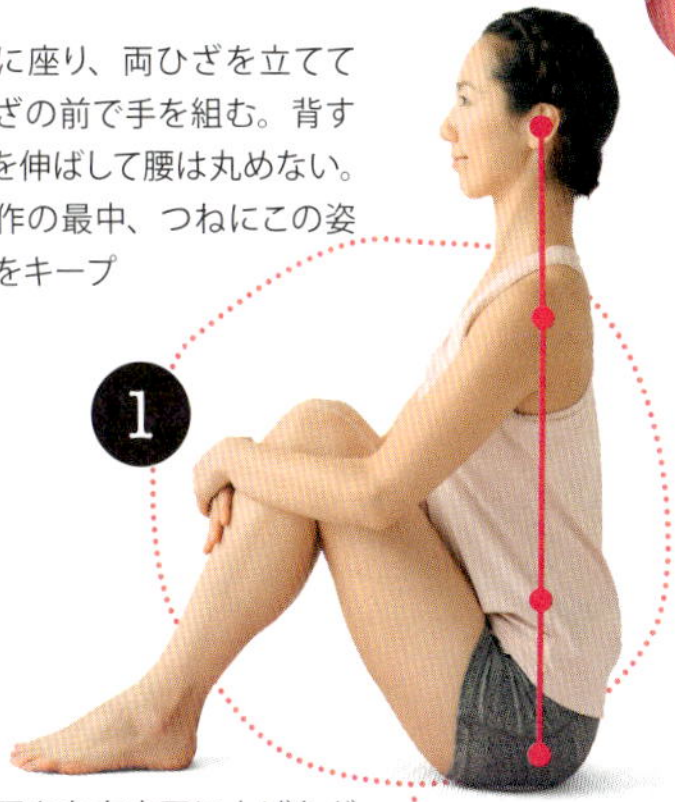

2 お尻を左右交互に上げながら、上げた側の坐骨を内側に着地させるようにする

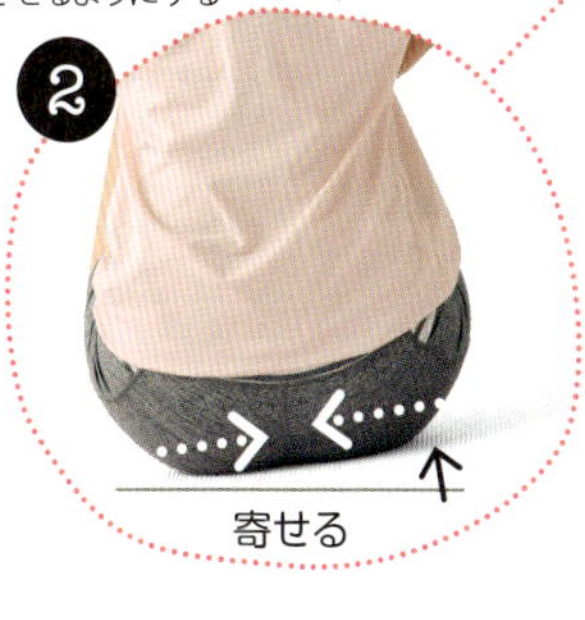

坐《ざ》骨《こつ》を床に突き刺すイメージ

床とお尻のあいだに左右の手を入れると触れる硬い骨が坐骨。これを床に垂直に立てる

3 下腹部を引き締めながら、左右の坐骨をキュッと寄せる。このとき、背骨も上に伸びていく感覚で行う。膣から水を吸い上げるようなイメージをもち、膣も軽く引き締めて

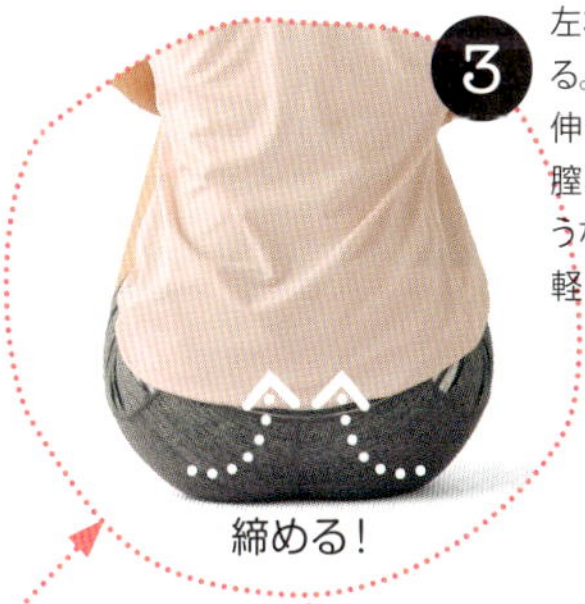

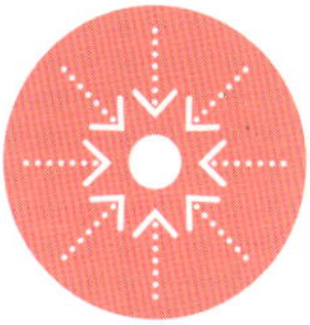

骨盤底筋群（概念図）

4 一気に体の力をゆるめる。❸〜❹をゆっくり10回

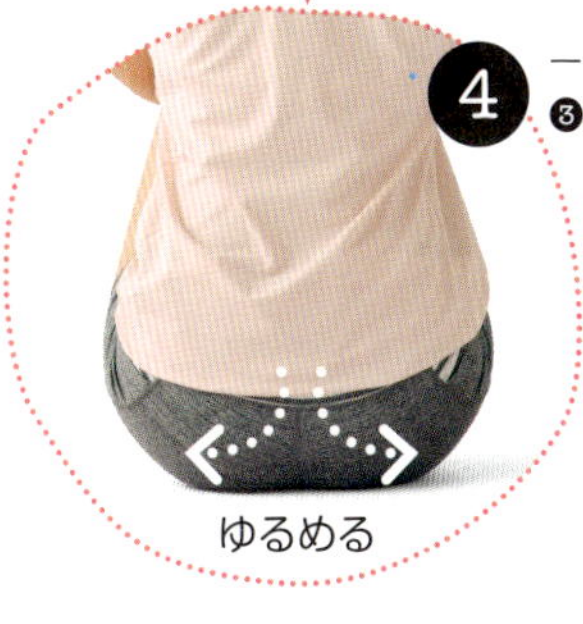

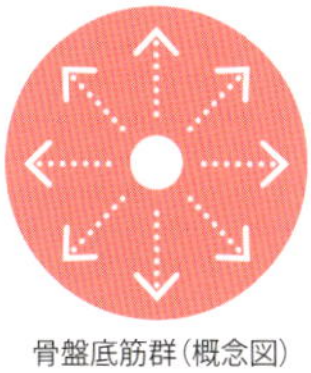

骨盤底筋群（概念図）

骨盤内癒着を、さらにほぐす秘策……2

呼吸で癒着に揺さぶりをかける

「ほぐし」には第三の方法があります。それは「呼吸」。正しい呼吸法を覚えて実践するだけでも、みるみる体の状態が好転するでしょう。

胃や腸、子宮などの内臓は、呼吸時にはたらく横隔膜と骨盤の底に広がる骨盤底筋群のあいだにあります。横隔膜は息を吸うと下がり、吐くと上がる。このとき内臓の下で横隔膜の動きをしっかり支えるのが、さきほど躍動させた骨盤底筋群です。この連動によって内臓は上から押され、左右から絞り上げられ、と交互にマッサージされる状態になります。

質のよい呼吸、つまり深い呼吸が身につくと、さらに横隔膜と骨盤底筋群の動きはよくなり、マッサージ効果はアップします。これによって内臓の癒着がほぐれて再発を防ぐと同時に、横隔膜や骨盤底筋群それぞれもしなやかさを保てるのです。

一日に繰り返される呼吸はなんと、2万回以上。1回の呼吸の質が上がれば、

ヨガの呼吸法いろいろ

ヨガには多くの呼吸法があり、なかには特殊な技法を要する難易度が高いものも。たとえばヴァンダというチャクラの締めつけを行う「ウジャイ呼吸」や1分間に120回の呼吸を規則的に繰り返す「カパーラバティ」などは、しっかりとした体づくりを行い、信頼できる指導者のもとで実践する必要があります。本書では比較的かんたんなもののみ紹介します。

2万回分のマッサージ効果がアップするということです。いまよりも深い呼吸を意識するだけで内臓から健康になれるのだから、やらない手はありません。

深い呼吸で内臓をマッサージする

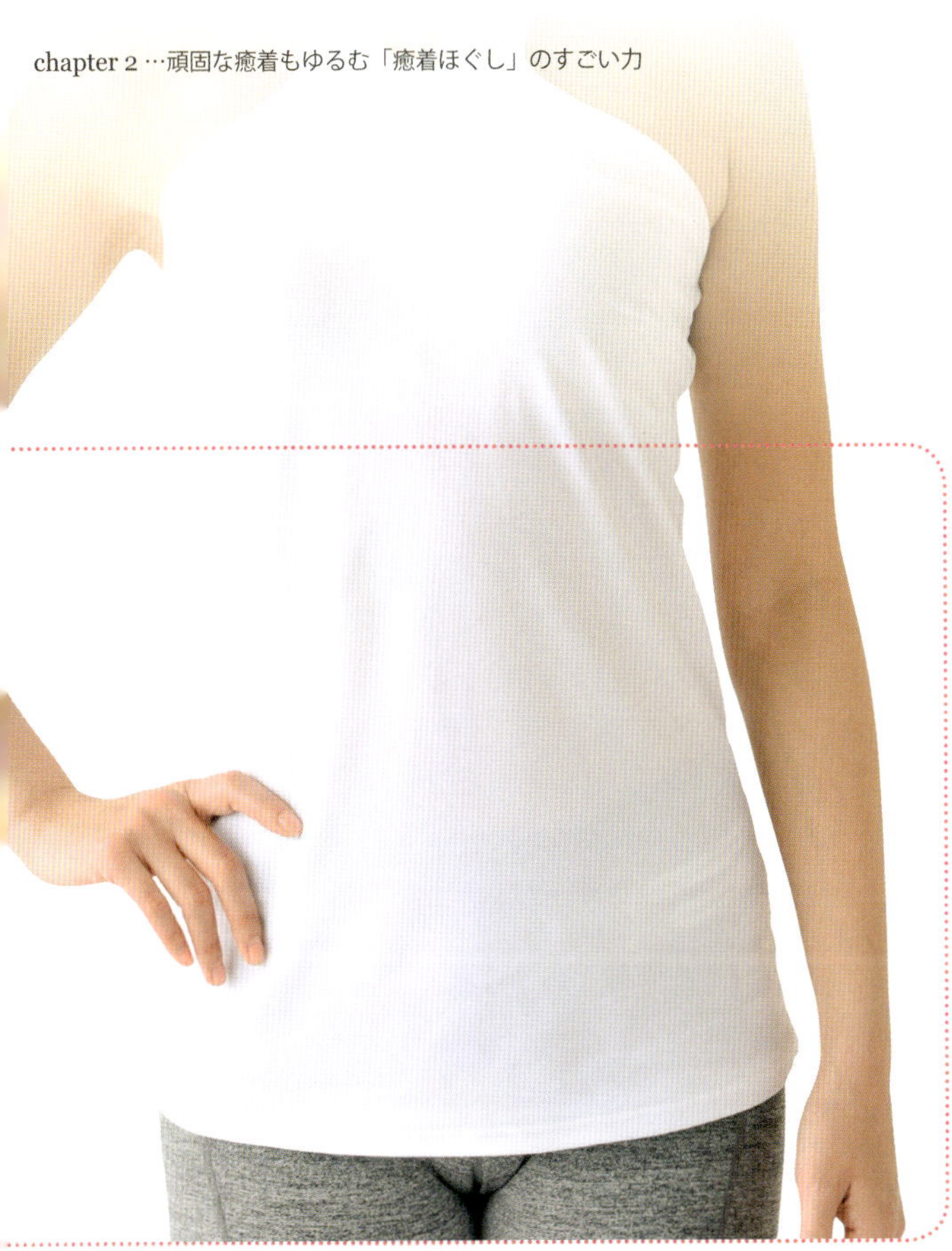

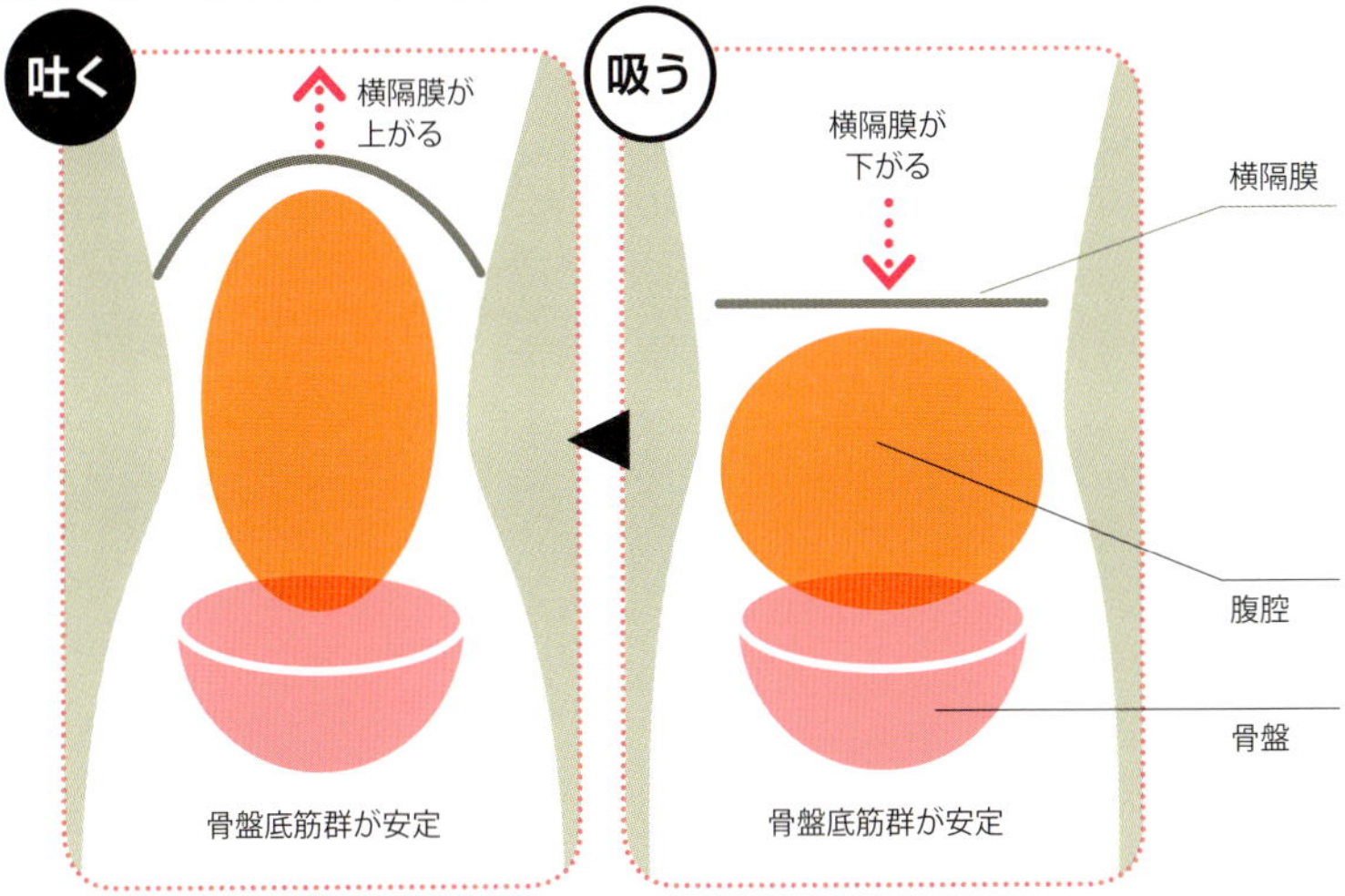

横隔膜と骨盤で腹腔にある内臓をサンド。骨盤の底に張った骨盤底筋群がしっかりしていると呼吸とともに横隔膜が上下し、胸腔にある肺、腹腔にある消化器や婦人科系器官、腎臓、肝臓などのたくさんの臓器がマッサージされる

チャクラってなに?

ヨガに興味をもたれる方の多くは「チャクラ」という言葉を耳にしたことがあると思います。チャクラは、かんたんに言うと「体のエネルギーが集まるところ」です。

ヨガでは、体内に生命のエネルギー「プラーナ」が巡回し、体内にはプラーナの通り道が線路のように張りめぐらされていると考えます。その線路上にありエネルギーが交差するポイントが「チャクラ」です。一般に人体には7つのチャクラがあるとされ、すべて背骨の脈管に位置します。そして、チャクラとチャクラのあいだをエネルギーや感情、意志が滞りなく自由に流れるほど生命のエネルギーにあふれた状態になると考えられています。

なかでも重要なのは背骨の底部、骨盤底にある“第1チャクラ”のムーラーダーラ・チャクラ。ここは心身の根本を支えるエネルギーの泉とされ、エネルギーが停滞してよどんだり、骨盤底からエネルギーが漏れてしまったりすると、体や心のすべての機能が低下。さまざまな不調を招く原因になると考えられています。

対して、骨盤底筋群がしっかり機能している人、柔軟性を保っている人は、エネルギーが漏れることがないため充実します。“エネルギー”と聞くと難しく感じるかもしれませんが、血流や自律神経のはたらきが活発になり体力や気力が充実する、と考えると理解しやすくなるのではないでしょうか。

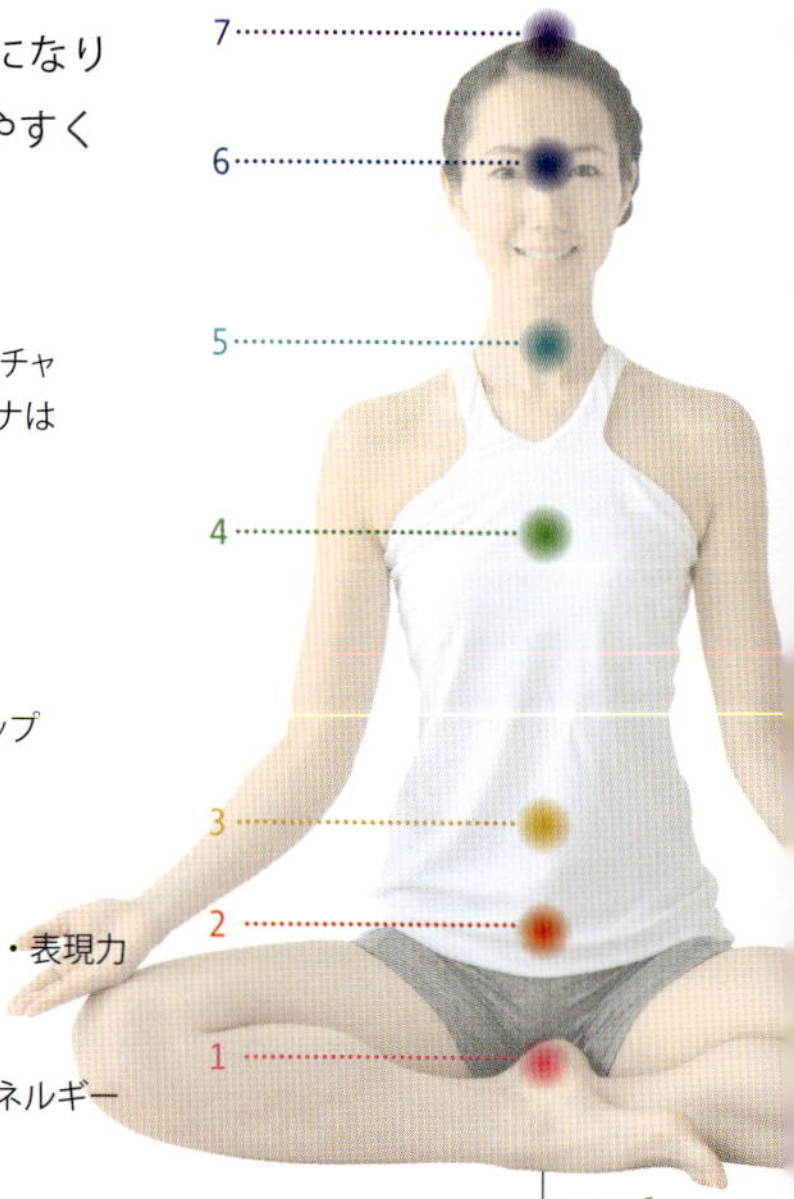

プラーナ（生命エネルギー）の通り道を線路に例えると、チャクラは線路上にあるターミナル駅のようなもの。プラーナは駅に集まり、再び駅を中心に広がっていく。

主要な7つのチャクラの位置とそこにあるエネルギー

- 第１のチャクラ・骨盤底……生きる根源の力
- 第２のチャクラ・丹田………生殖能力・リーダーシップ
- 第３のチャクラ・へそ………消化能力・我欲
- 第４のチャクラ・心臓部……愛や慈悲の心・感情
- 第５のチャクラ・咽頭部……コミュニケーション能力・表現力
- 第６のチャクラ・眉間………直感力・洞察力・知性
- 第７のチャクラ・頭頂部……精神世界・高次へのエネルギー

chapter

3

さあ骨盤調整ヨガを始めよう！
-基本のメソッド-

「癒着《ゆちゃく》ほぐし」→「ポーズ」でどんな体も変える。それが、骨盤調整ヨガ

骨盤調整ヨガの基本メソッドは、２つのステップで構成されています。最初に行うのは、癒着ほぐし（Ｐ64～71参照）です。下半身の癒着をほぐすことで「マイナスの体」を「ゼロの体」に戻していきます。それからポーズで全身をしっかりと整えていく、という流れです。ポーズの目的は、マイナス要因をリセットしてゼロに戻った体を「プラスの体」へと高めること。続けるうちに、癒着しにくい元気な体になっていきます。

癒着をほぐしてからのほうが体はよく動くためポーズがしやすいし、効果も浸透しやすいので、ぜひこの順番で行ってください。

これから紹介するポーズは、骨盤底筋群《こつばんていきんぐん》と密接に関係する深層部の筋肉や筋膜《きんまく》の癒着をしっかりほぐせるものを厳選しました。骨盤内にできる癒着はポーズをしつこく邪魔し続ける元凶でもあるので、続けるほどポーズはきれいになり気持ちいい体に変わっていくのです。

ヨガのクラスでは70〜90分かけてじっくり取り組みますが、本書では忙しい方でも続けやすいように朝と夜の短時間でできるプログラムをご用意しました。続けるうちに、これまで感じていた痛みや不調が消えていきます。まず、いつのまにか硬くなったりゆるゆるになったりしがちな骨盤底筋群が、しなやかな状態を保てるように。そうすると下から骨盤をしっかりと支えてくれるため、正しい姿勢を維持しやすくなり体も楽に動くようになるのです。また、全身のめぐりがよくなると脳や自律神経、内臓機能の向上が見込め、女性なら婦人科系トラブルも緩和されていきます。

ステップ
1
ガチガチ骨盤をゆるめる
癒着ほぐし
（P64〜71参照）

自分の手や体の一部を使って行う、セルフマッサージ。筋膜の癒着や骨盤底筋群の癒着に関わるところをピンポイントでほぐします。

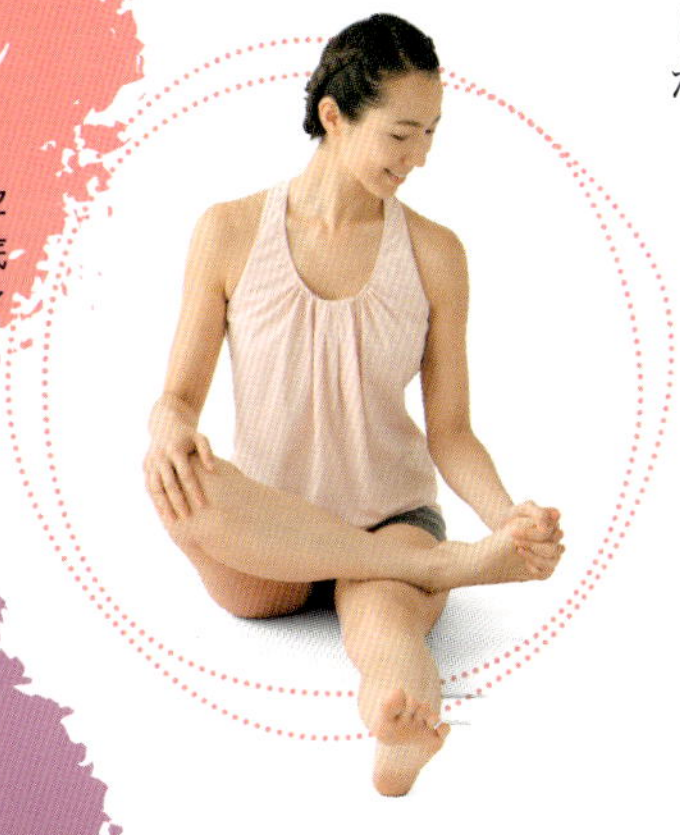

ステップ
2
ガチガチ骨盤の
リバウンドを防ぐ
ポーズ

骨盤まわりや背骨、下半身を整え、鍛えていくポーズを中心に構成。骨盤まわりの硬さをさらにほぐしつつ、癒着やゆがみが起きにくい、すこやかかつ強い体に変えていきます。

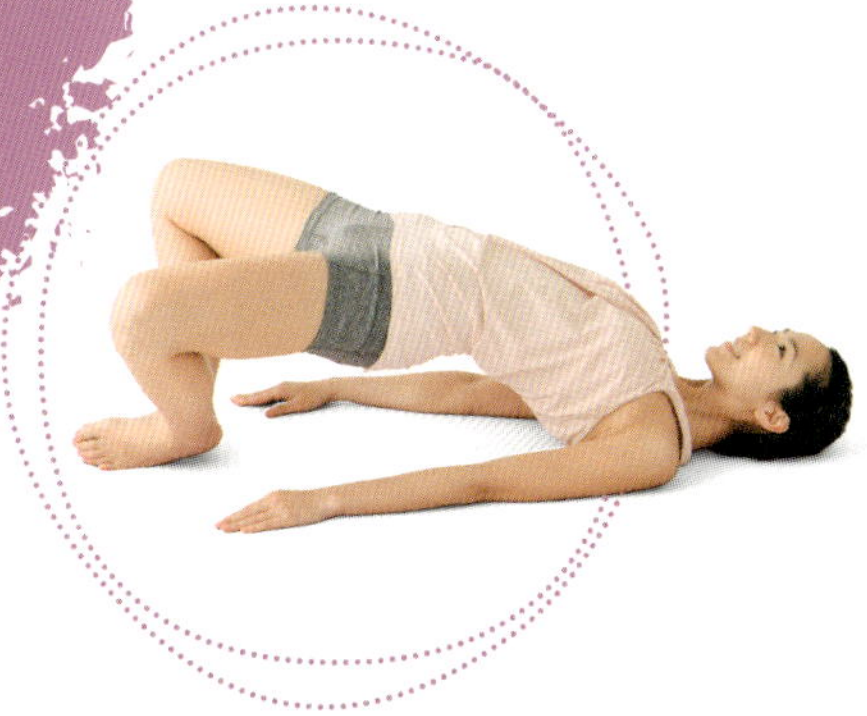

ポーズの成果を左右する「坐《ざ》骨《こつ》で座る」とは

坐骨で座れていない

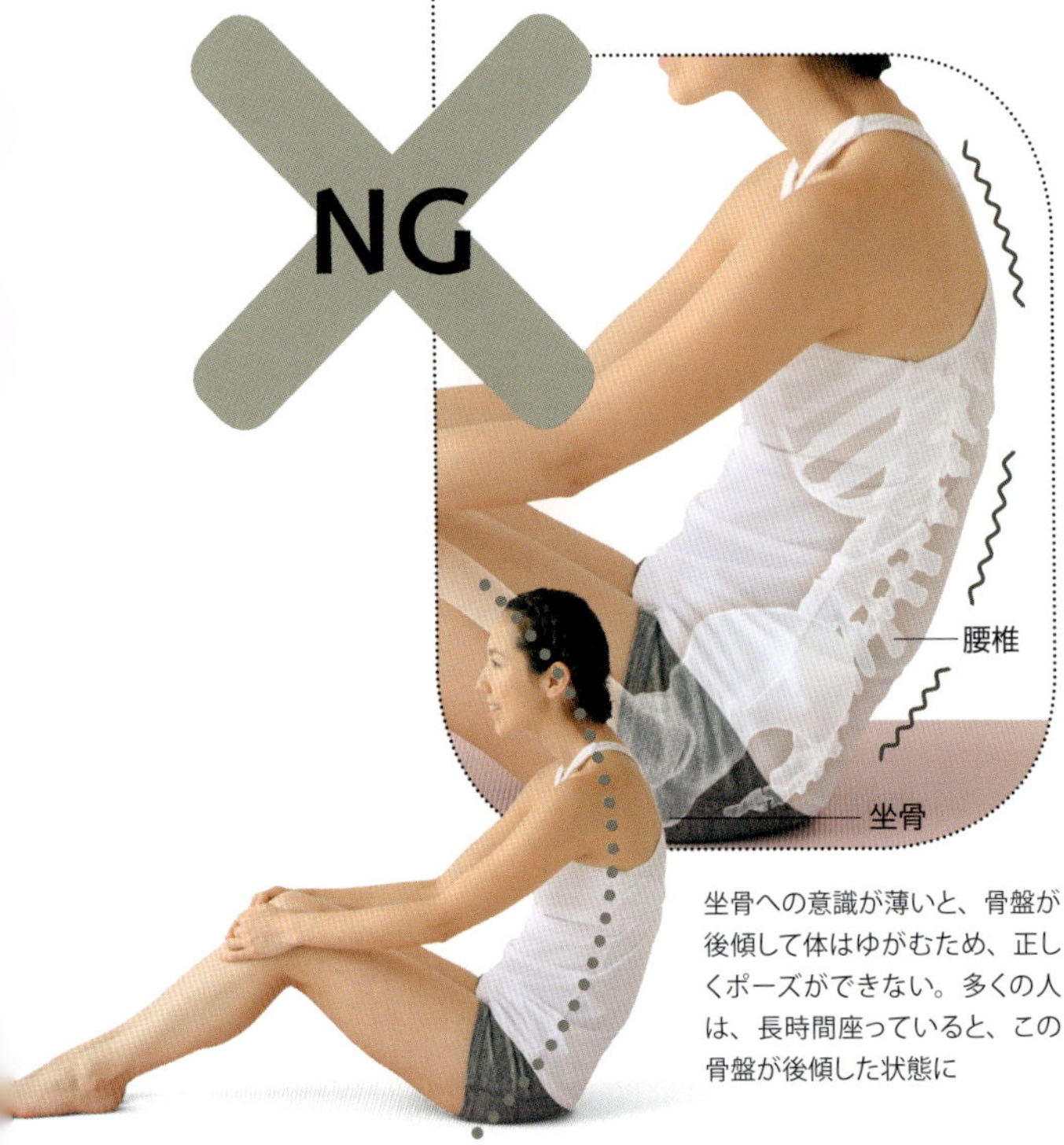

坐骨への意識が薄いと、骨盤が後傾して体はゆがむため、正しくポーズができない。多くの人は、長時間座っていると、この骨盤が後傾した状態に

ヨガでは、座るときに「坐骨で座る」のがお約束です。「坐骨を立てる」とも言いますが、メリットは骨盤がまっすぐ立つこと。その安定した土台に背骨や頭が乗るのが体に負担のかからない理想の姿勢で、自然にゆがみや緊張のない状態になります。

ですが現代人の多くは姿勢を正す機会が激減し、椅子やソファにもたれることも多いため、骨盤を垂直に保つ筋肉が衰えがちです。そうすると坐骨で座ることに負担を感じ、骨盤が前後に傾いたままに。このくずれた姿勢が腰や肩、首や頭などにかかる負荷を増し、のちのち不調の原因となるのです。

坐骨で座ったままポーズを行うと、動かしたい筋

坐骨とは

骨盤を構成する骨の一つ「坐骨」。文字通り、この二つの骨で体を支えるように座ると、姿勢も安定する

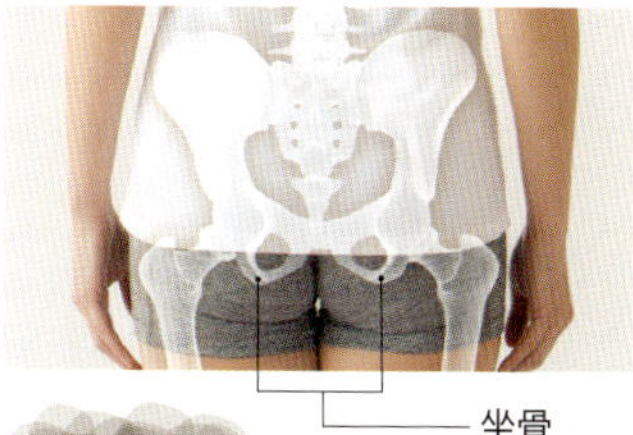

難しい人は

どうしても腰が丸くなる人は、お尻の下にたたんだタオルやクッション、ヨガブロックを敷くと、坐骨を立てた姿勢を体に覚え込ませやすい

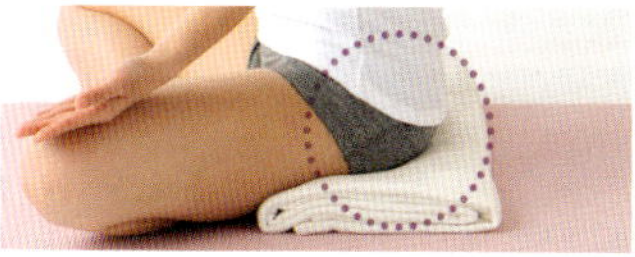

坐骨で座れている

OK

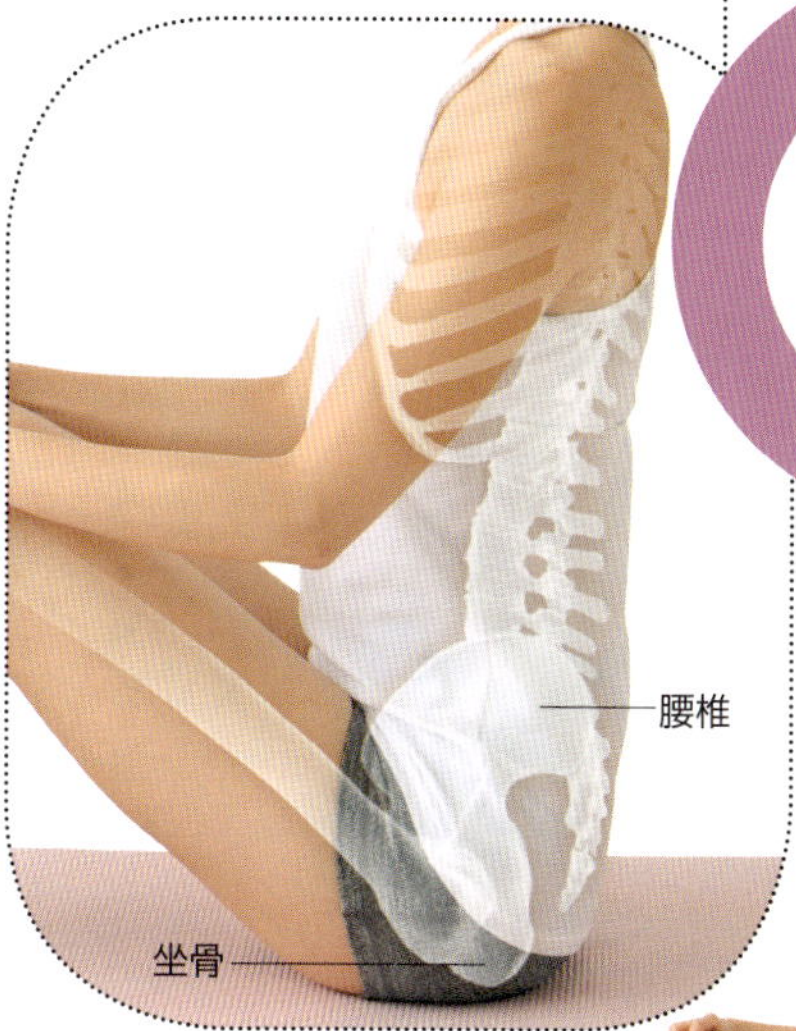

「坐骨」がお尻の底で床に接地するのが正しいポジション。骨盤まわりの硬い人は、これができない。できても、気を抜くと後傾する人がほとんど

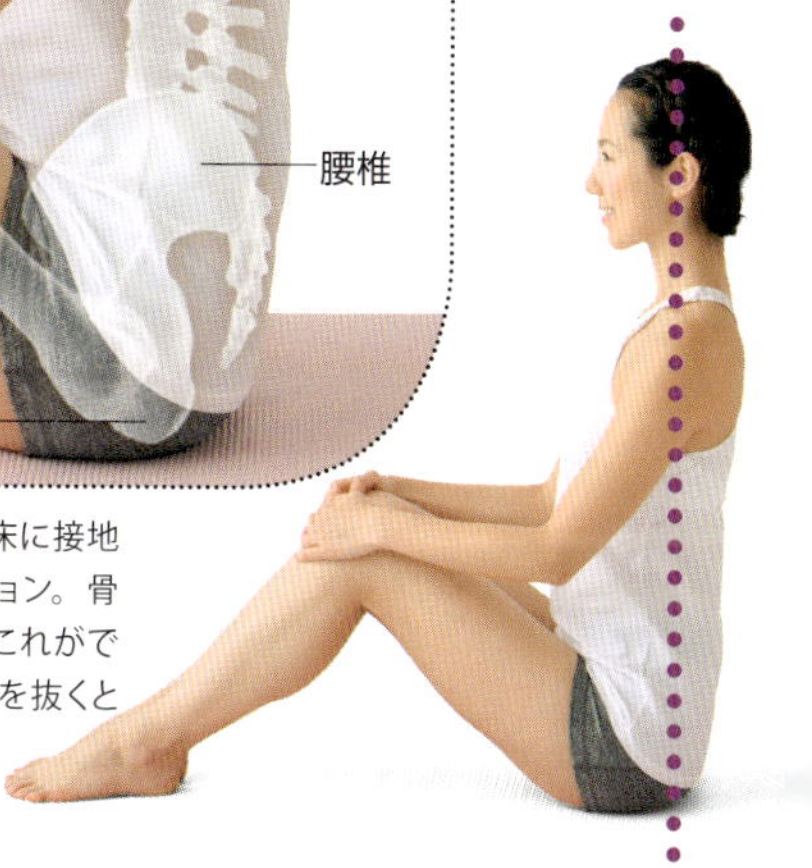

肉や刺激したい部位が正しくはたらくため、ポーズの効果もはっきりあらわれます。これまで効果を実感できなかった方は、もしかしたらこの基本がうまくできていなかったのかもしれません。

床に座り、お尻の下に手を入れたら、体を左右に揺らしたり指を動かしたりして坐骨を探ってください。正座をすると見つけやすい方もいます。

坐骨を見つけたら、お尻の肉全体をベタッと床につけるのではなく、坐骨の2点を床に突き刺すイメージで座りましょう。そして、左右の坐骨に均等に体重を乗せ、腰やお腹から頭の先まで天井に向かって引き上げます。

骨盤調整ヨガでポーズを行うときはもちろん、日常生活でも「腰が丸まった」「猫背」「お腹の力が抜けている」と思ったら「坐骨を立てる」を意識して座り直すことをおすすめします。

骨盤調整ヨガ
プランニング

いよいよ実践編のスタートです。
基本のメソッドは、夜と朝の２コース。
いずれも、ヨガ未経験者や運動が苦手な方でも
すぐ始められるシンプルな内容です。
守るべきルールは「癒着ほぐし」を終えてから
「ポーズ」を行うこと。
なぜなら癒着やゆがみを抱えたまま
いくらポーズを行っても効果は期待しにくいし、
ゆがみや癒着が深まるおそれさえあるからです。
このプランニングを続けると、
自分で自分の体を調整する力が身につきます。
まずは２週間を目標にお試しください。
その場で体が変化する方もいます。

ベッドの上では行わない

床がやわらかいと正しいポーズがとれません。床または畳にヨガマットやバスタオルを敷いて行いましょう。ベッドは体が沈むので NG。体が沈むような厚みのあるふとんも、やはり NG です。

基本コース

こんな人、こんな日に！

- □姿勢や体のくせを矯正したい
- □体幹を鍛えたい
- □不調を緩和したい
- □ヨガが上達したい
- □スポーツのパフォーマンスを上げたい
- □ダイエットを成功させたい
- □赤ちゃんを授かりたい

クイックコース

こんな人、こんな日に！

- □毎日、ほとんど体を動かしていない
- □疲労困憊《こんぱい》でストレッチをするのもおっくう
- □朝、時間があまりとれない

朝晩ともに「癒着ほぐし」と「ポーズ」をセットで行いましょう。朝、あるいは夜に時間がとれない日は「癒着ほぐし」だけでもOKです。

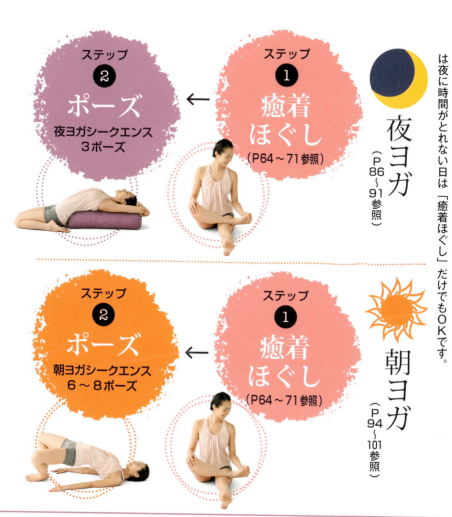

夜ヨガ

（P86～91参照）

ステップ 1

癒着ほぐし

（P64～71参照）

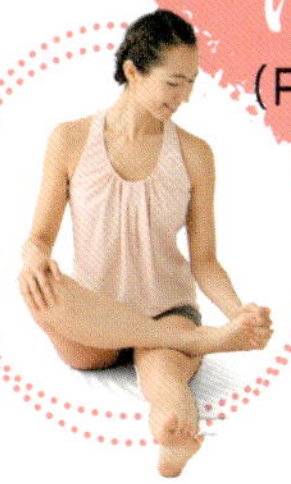

←

ステップ 2

ポーズ

夜ヨガシークエンス
3ポーズ

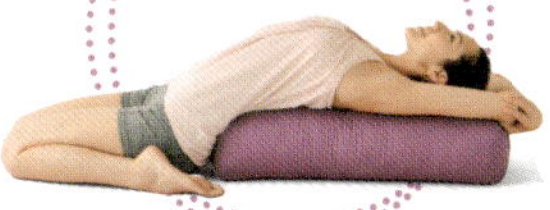

朝ヨガ

（P94～101参照）

ステップ 1

癒着ほぐし

（P64～71参照）

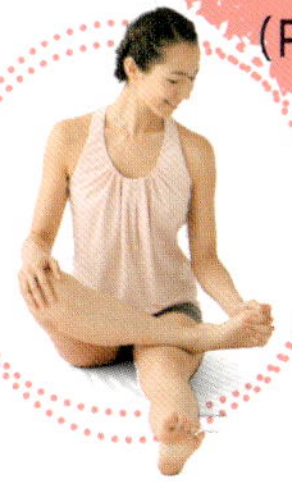

←

ステップ 2

ポーズ

朝ヨガシークエンス
6～8ポーズ

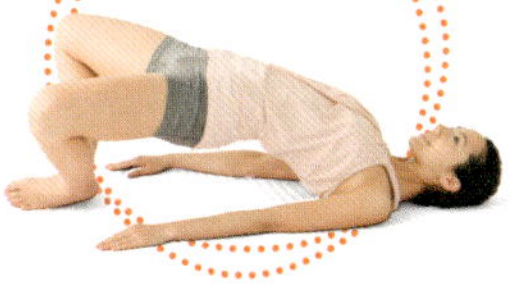

□ヨガクラスの前のウオーミングアップに

朝晩の癒着ほぐしは毎日行う習慣がつくと体の変化が早まります。「朝晩は難しい」という日は、就寝前に行うのがベターです。

朝晩ともに

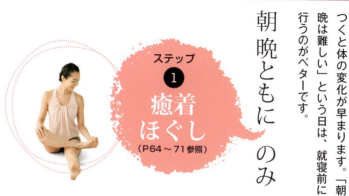

ステップ 1

癒着ほぐし

（P64～71参照）

のみ

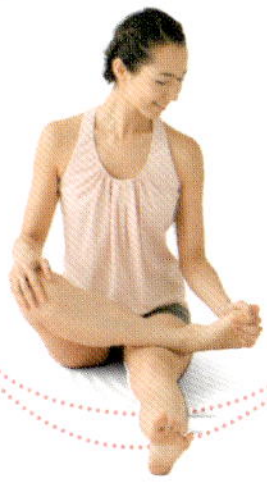

3分でぐっすり

夜ヨガ シークエンス

夜ヨガシークエンスは、体を完全に解きほぐすプログラム。
日中、積もりに積もったゆがみや緊張を取り除きます。
力みが抜けるまでポーズに体をゆだねましょう

癒着ほぐしの効果をさらに高める、リラックス系のプログラムです。一日活動した体は、疲労や緊張で硬くなったりゆがんだりしています。そのまま寝ると体は休まらず、癒着を進行させてしまうことも。夜ヨガシークエンスで筋肉や臓器、血管や神経をニュートラルな状態に導きましょう。

とはいえクタクタになった体で無理にたくさんのポーズを行おうとしても、なかなかできません。夜ヨガは多忙な現代女性も続けやすいよう、３つのポーズで構成しました。寝たまま行うので自然と力みも消え、体が芯からリラックスします。

まずは骨盤まわりをしっかりゆるめ、最後は呼吸法で心身を完全にスイッチオフ。ひたすら緊張をほぐして深い睡眠へと誘《いざな》います。ポーズのキープ時間は各1〜5分お好みで。光と騒音の刺激が少ない環境で、ゆったりポーズを深めていきましょう。

癒着ほぐし後の夜ヨガで、内臓や骨盤底筋群をゆるめ完全なリラックスへ

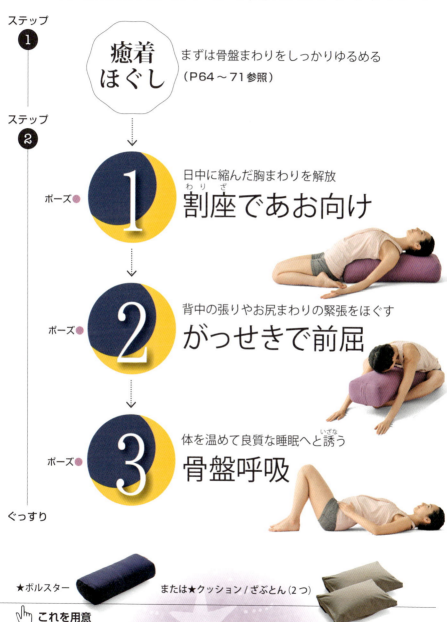

ステップ 1

癒着ほぐし

まずは骨盤まわりをしっかりゆるめる
（P64～71参照）

ステップ 2

ポーズ 1

日中に縮んだ胸まわりを解放

割座《わりざ》であお向け

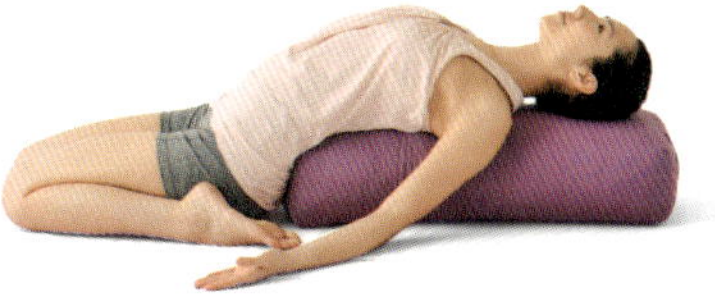

ポーズ 2

背中の張りやお尻まわりの緊張をほぐす

がっせきで前屈

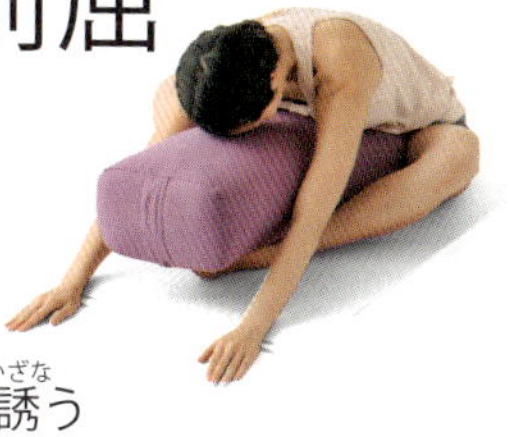

ポーズ 3

体を温めて良質な睡眠へと誘《いざな》う

骨盤呼吸

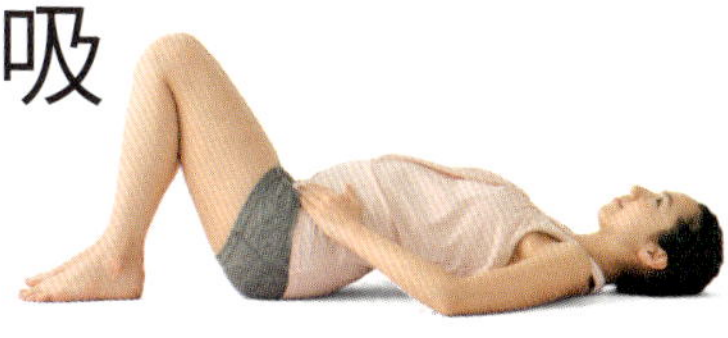

ぐっすり

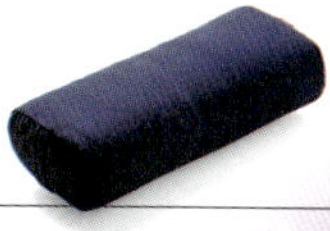

★ボルスター

または★クッション / ざぶとん（2つ）

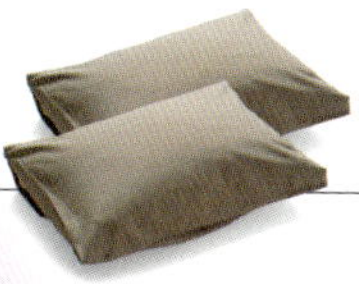

これを用意

夜ヨガ 1

割《わり》座《ざ》であお向け

長時間、同じ姿勢で座ったり前かがみになり続けたりすると、体はガチガチに固まっていきます。体の前面をしっかり伸ばしつつ、背中や肩のコリをじんわりゆるめましょう

ここを調整

- 胸椎、腰椎
- 大腰筋
- 腸骨筋
- 大腿四頭筋

Stand by

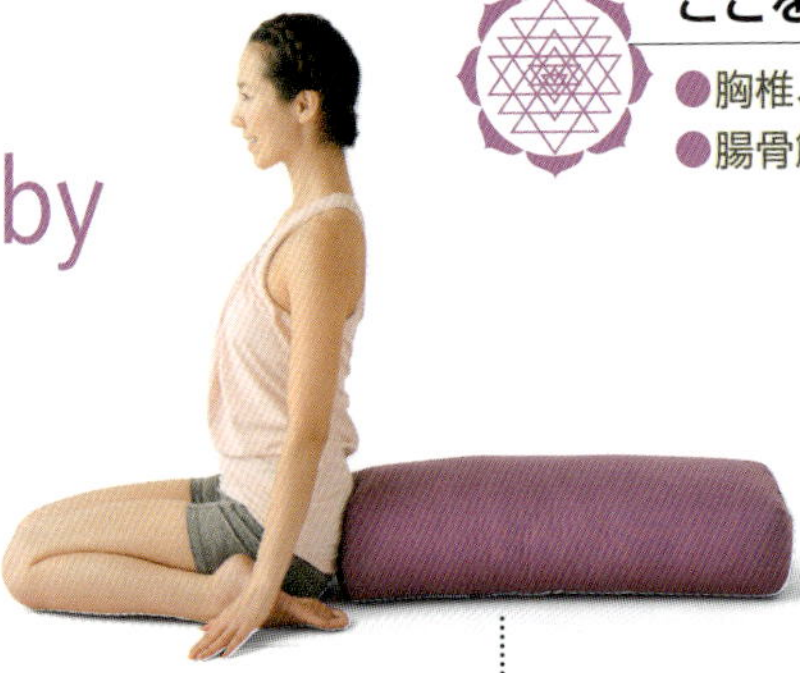

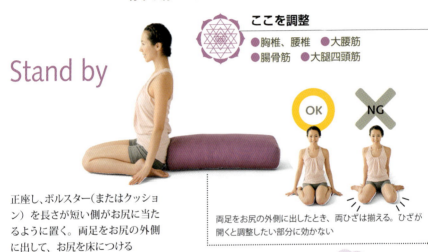

正座し、ボルスター（またはクッション）を長さが短い側がお尻に当たるように置く。両足をお尻の外側に出して、お尻を床につける

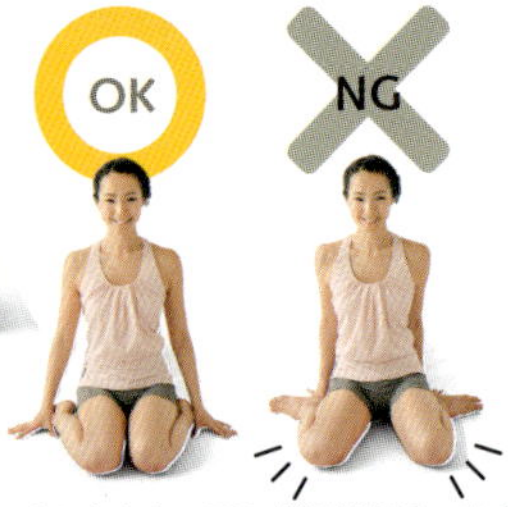

両足をお尻の外側に出したとき、両ひざは揃える。ひざが開くと調整したい部分に効かない

1 両手を後ろにつきながら上体を後ろに倒していく

両手を体の後ろのボルスターにつきながら、ゆっくりと上体を後ろに倒し、あお向けになる。どうしてもつらい人は、さらにクッションを重ねるなどして楽に倒れられるようにする

point

難しい人は、一方の脚を伸ばして行う。終わったらもう一方を伸ばして行おう

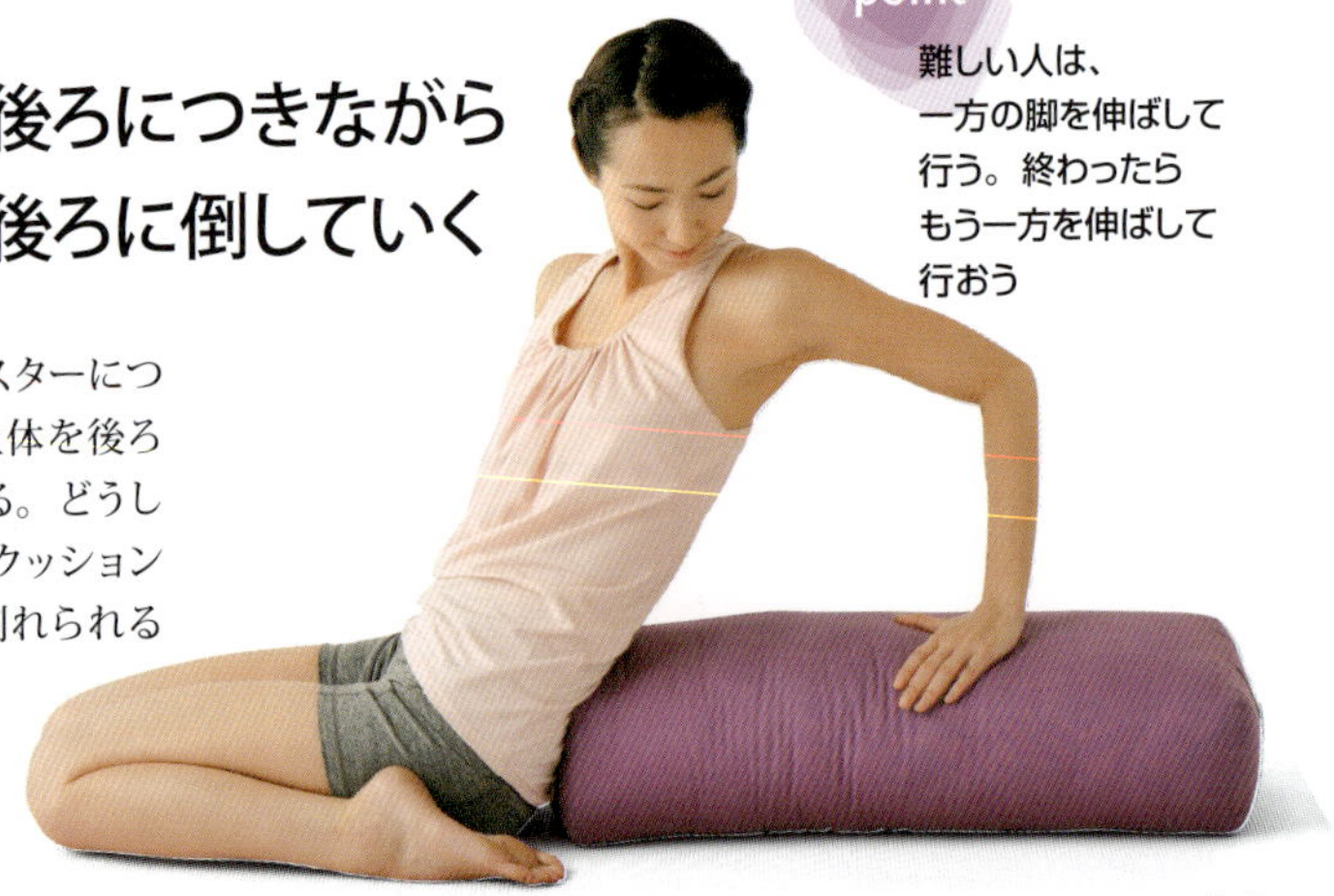

2 あお向けになりキープ。胸を開き全身の力を抜く

両腕を体の左右で床に下ろし、両手のひらを上に向ける。胸を開き、全身の力を抜いてリラックス。上体、太ももの前面、おへそから下腹部に伸びを感じながら1～5分キープ

point 左右の肩を沈めて胸を開く

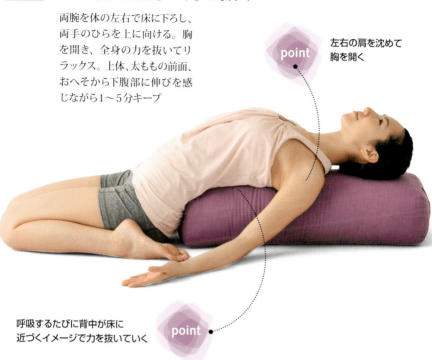

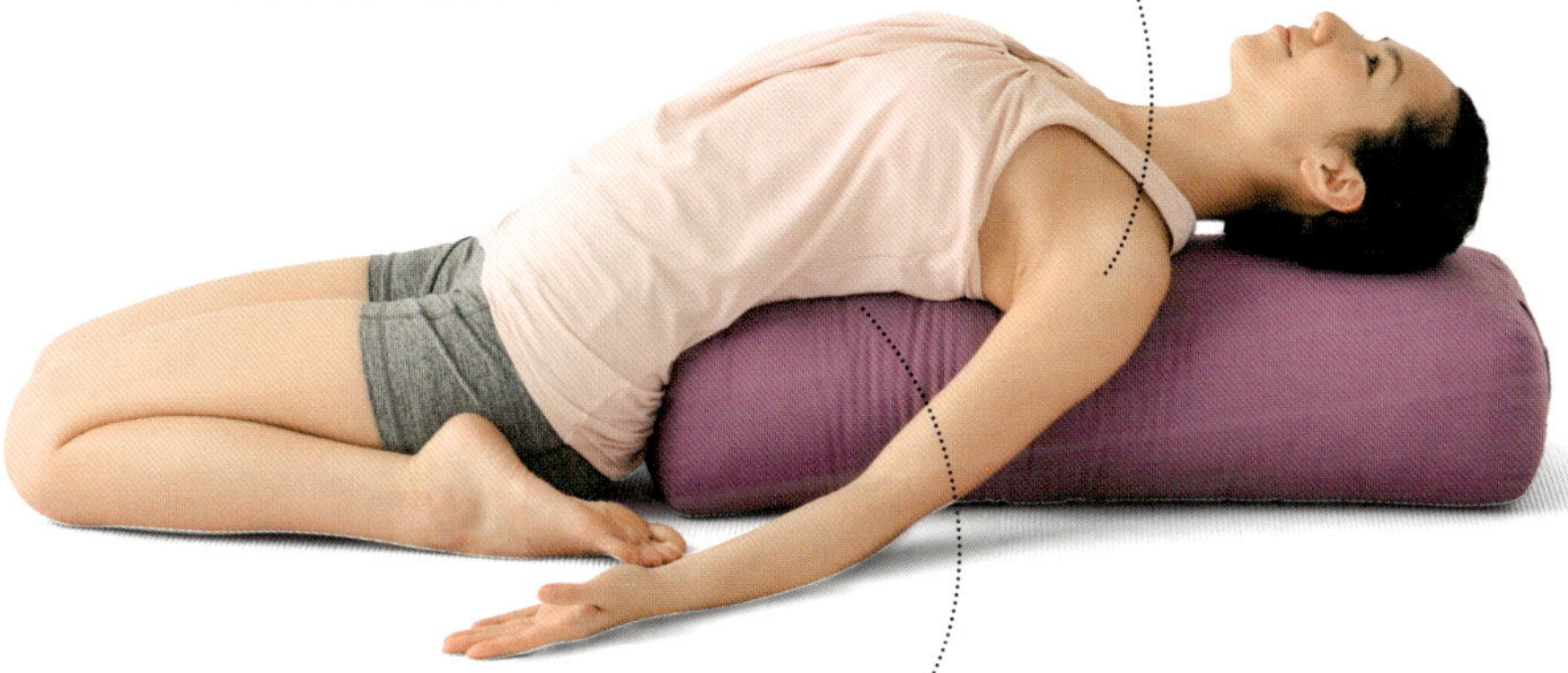

呼吸するたびに背中が床に近づくイメージで力を抜いていく point

もっとできる人は

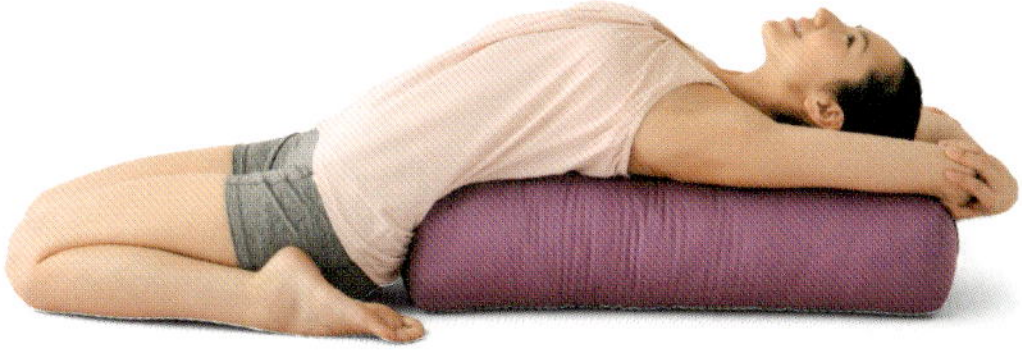

両腕を頭上に伸ばし、両手でそれぞれ逆側のひじを持つ

これもOK!

余裕のある人はクッションを低くして行う。腰が痛い場合は、腰と床のあいだにすき間ができないように置こう

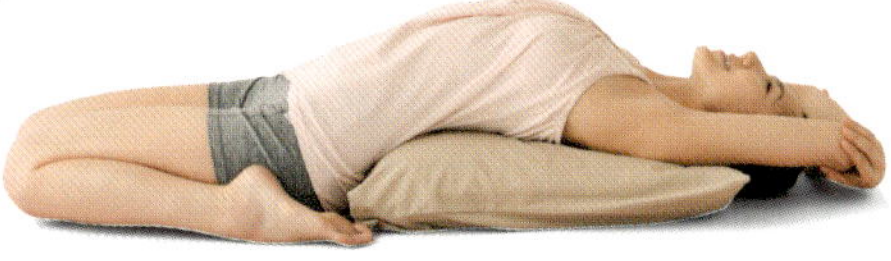

夜ヨガ 2

がっせきで前屈

続いて、体の裏側を伸ばしていきましょう。背中の張り、腰から脚の緊張をゆるめることで、体を睡眠モードへと導きます。骨盤底筋群もゆるむので、イライラしたり緊張したりして眠れない人にも効果的です

ここを調整

●梨状筋　●骨盤底筋群

Stand by

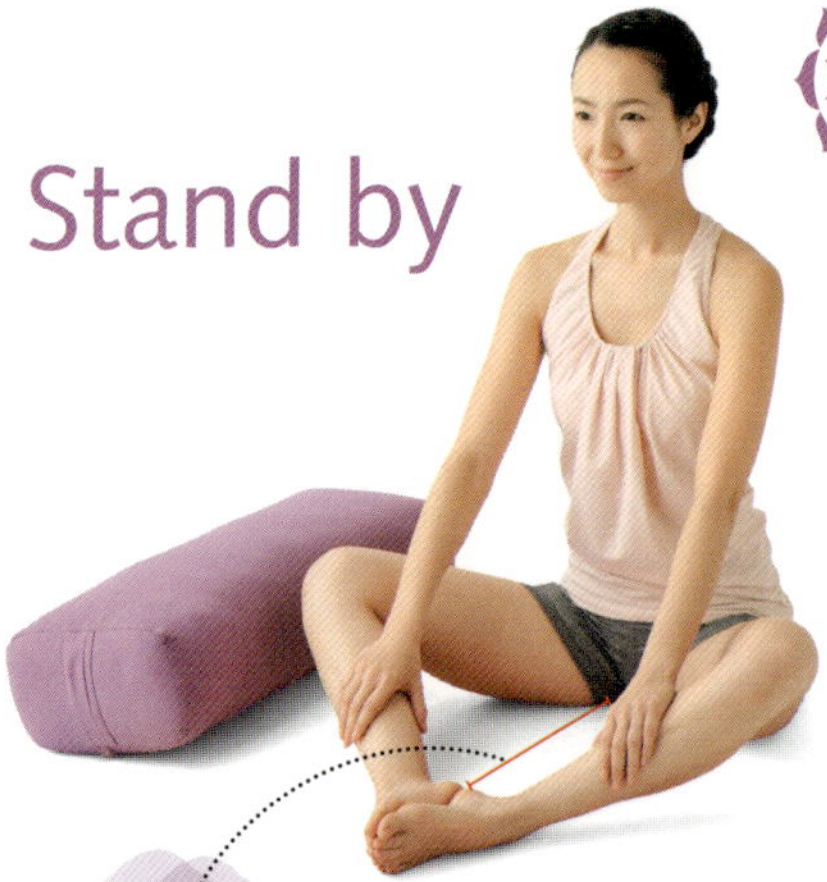

足の裏を合わせて座る。股間からかかとまでを40㎝程度離し、両脚でひし形を描くようにする

Point 股間からかかとまで40㎝程度離す

1

ボルスターを脚のあいだに置き息を吸って背すじを伸ばす

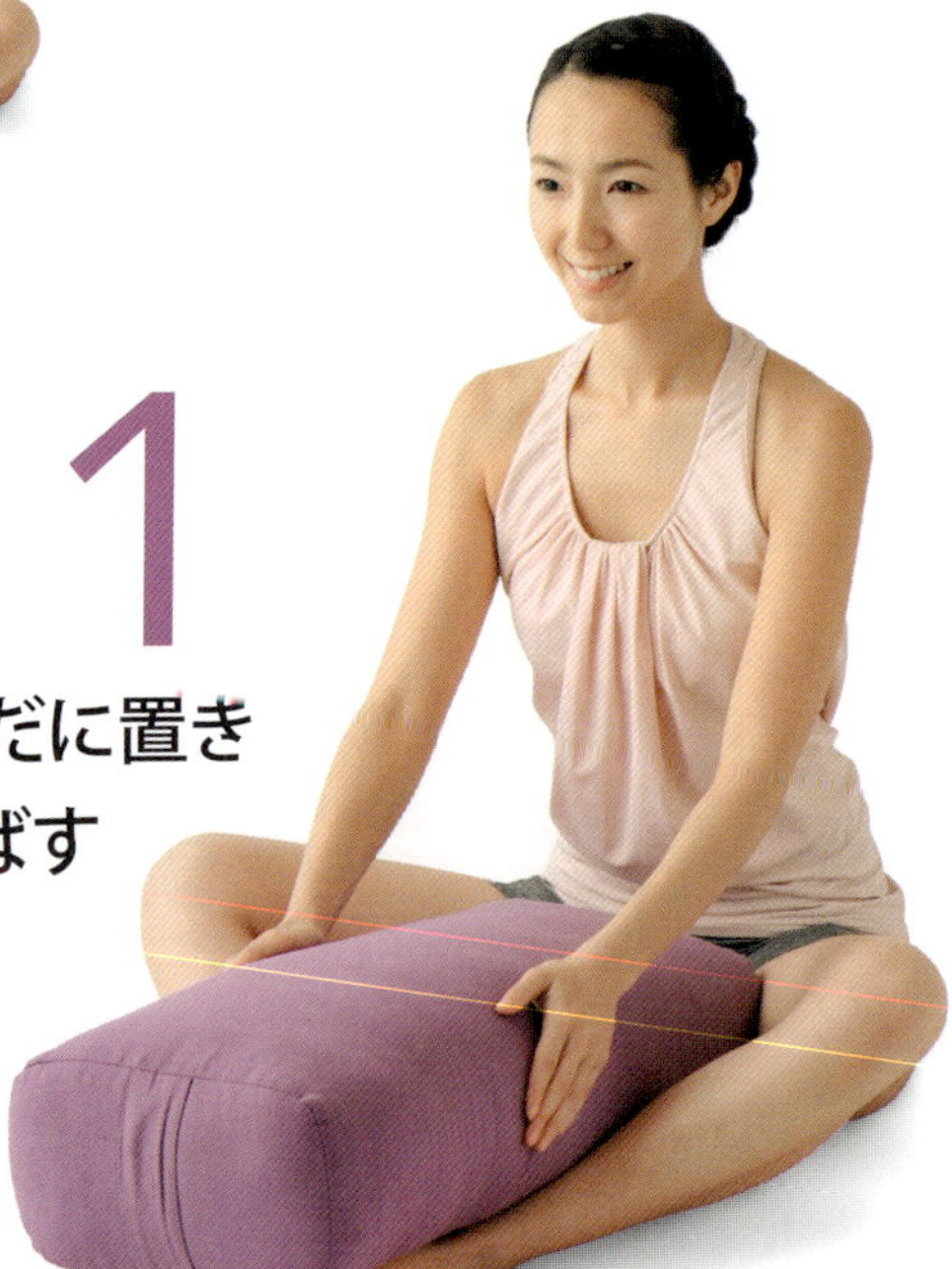

ボルスター（またはクッション）を脚のあいだに縦に置き、両手を左右に添える。息を吸って背すじを伸ばす

2 息を吐きながら股関節から上体を倒す

息を吐きながら、股関節から上体を前に倒して、おでこをボルスターにつける。両腕は手のひらを床につけて、楽に前に伸ばす。首や肩、背中の力を抜いて1～5分キープ

Point
背すじを伸ばす

Point
肩や首、腕の力まで抜く

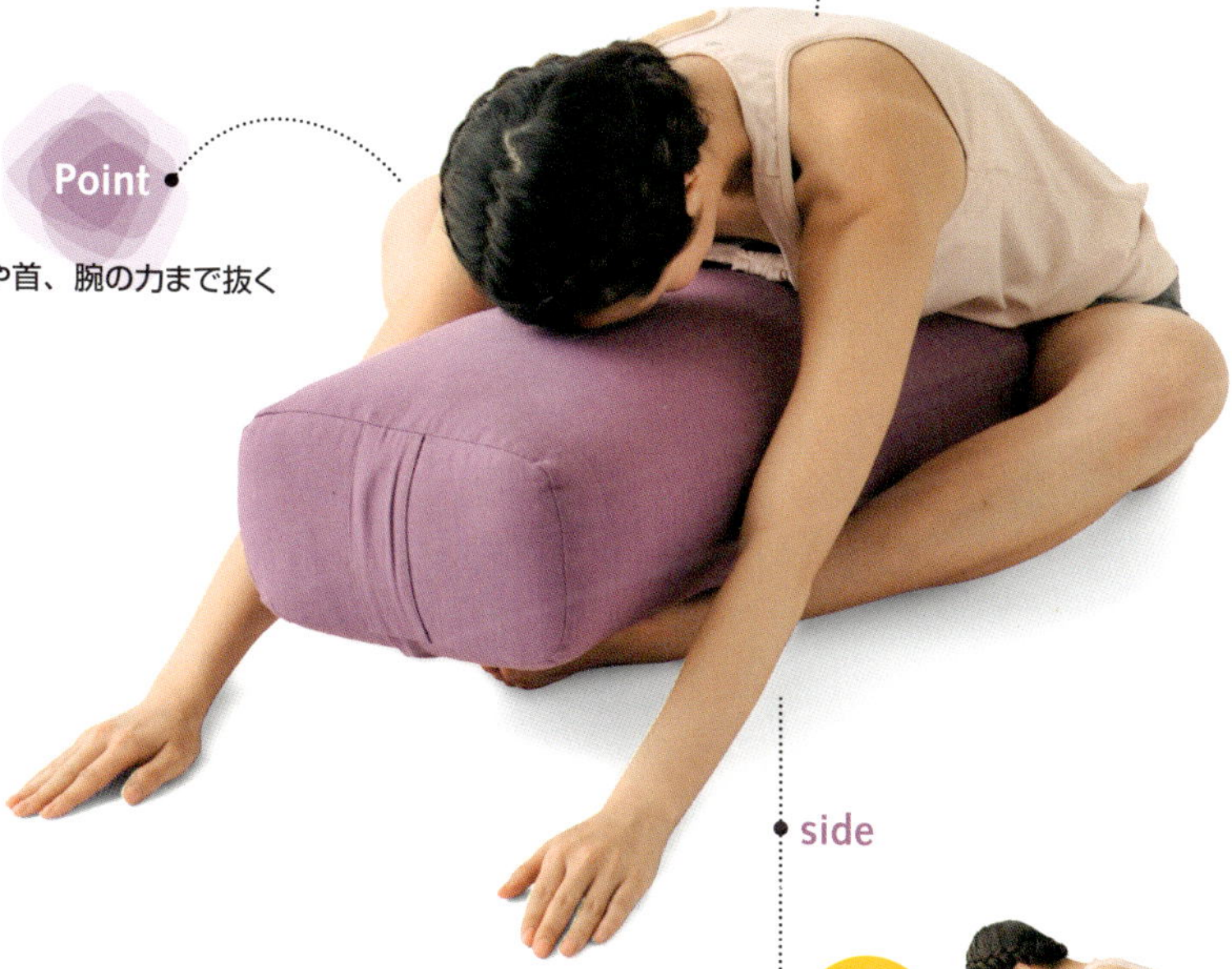

side

OK

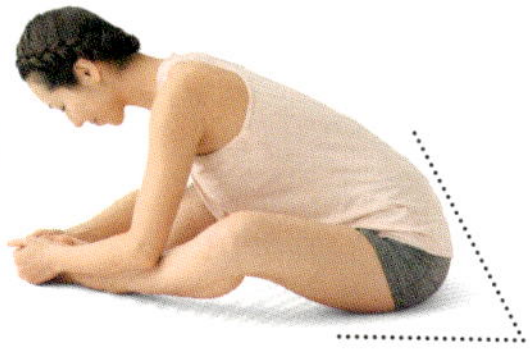

NG

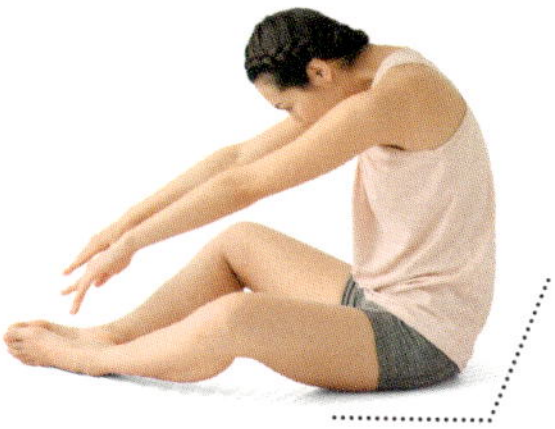

前屈するとき背中が丸まるのはNG。背すじを伸ばしたまま、股関節から上体を倒す

Easy

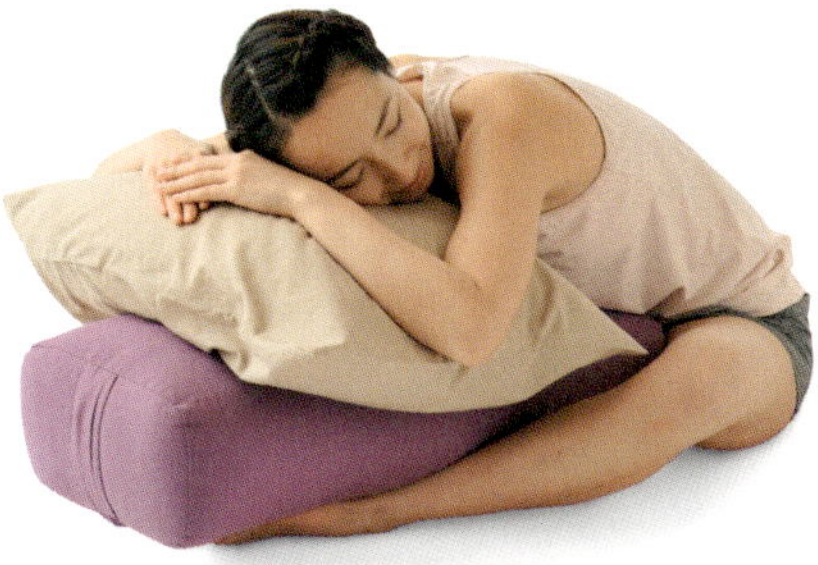

深く前屈できない人は、楽に上体を預けられる高さにボルスターやクッションを重ねて行おう

夜ヨガ 3

骨盤呼吸

骨盤底筋群を締めたりゆるめたりして、温かな血液を全身くまなく行き渡らせる呼吸法です。ゆ〜ったりと呼吸を繰り返しながら足が温まるようイメージし、今日という日を過ごせたことに感謝しつつ眠りにつきましょう

ここを調整

●胸椎、腰椎　●大腰筋
●腸骨筋　●骨盤底筋群

Stand by

床にあお向けになり、脚を揃えてひざを立てる。足は腰幅で平行に。両手のひらを下腹に当てる

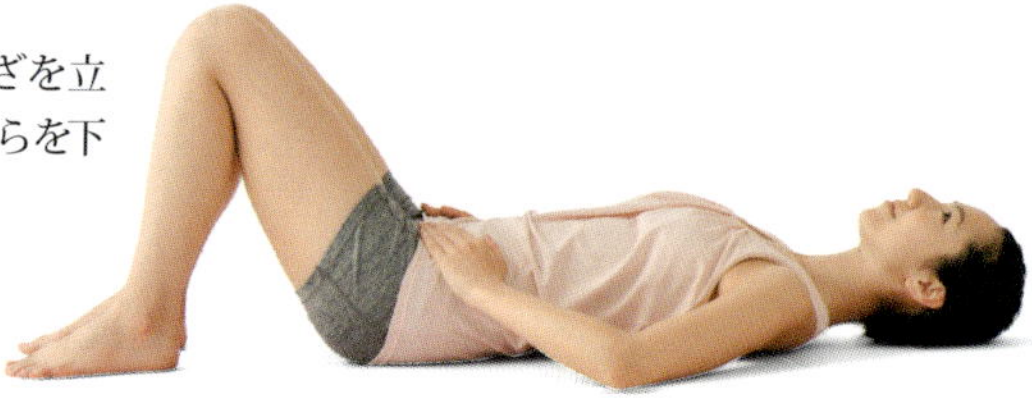

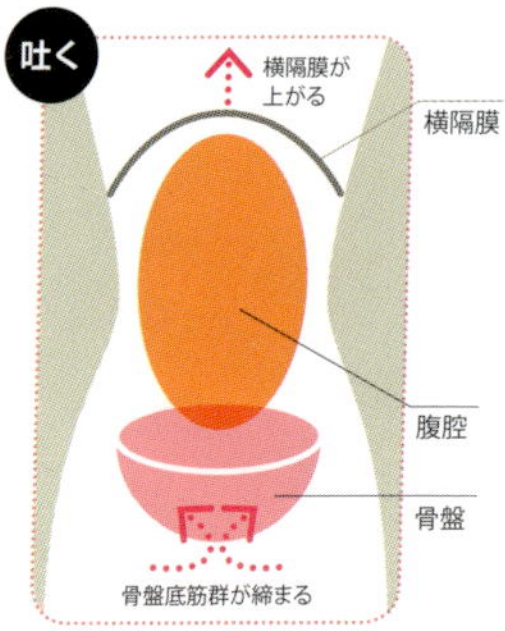

1 息を吐きながらお腹を凹ませていく

息を吐きながら、できるだけお腹が薄くなるよう凹ませていく。背中のアーチがフラットになり、腰が床に押しつけられるのを感じる

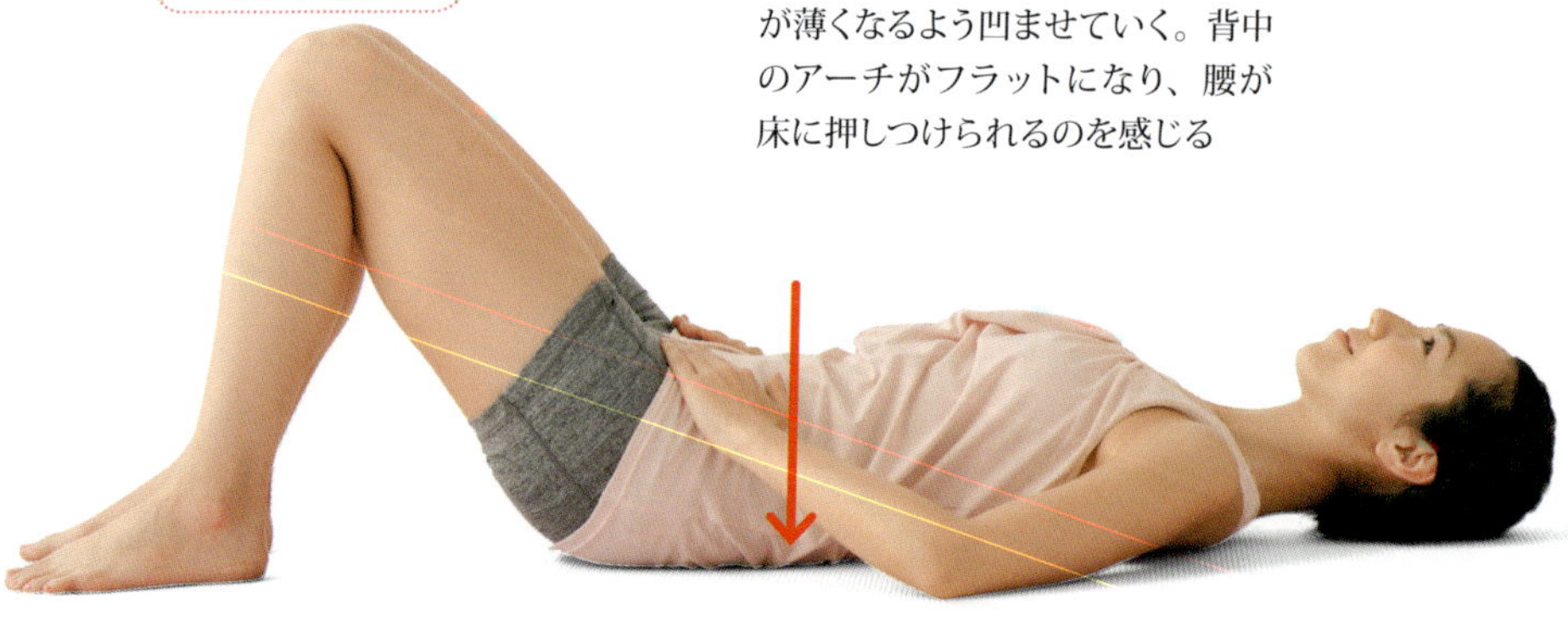

2 息を吸いながら お腹をふくらませていく

息を吸いながら、お腹をふくらませていく。このとき、背骨のアーチが強くなるのを感じる。1～5分繰り返す

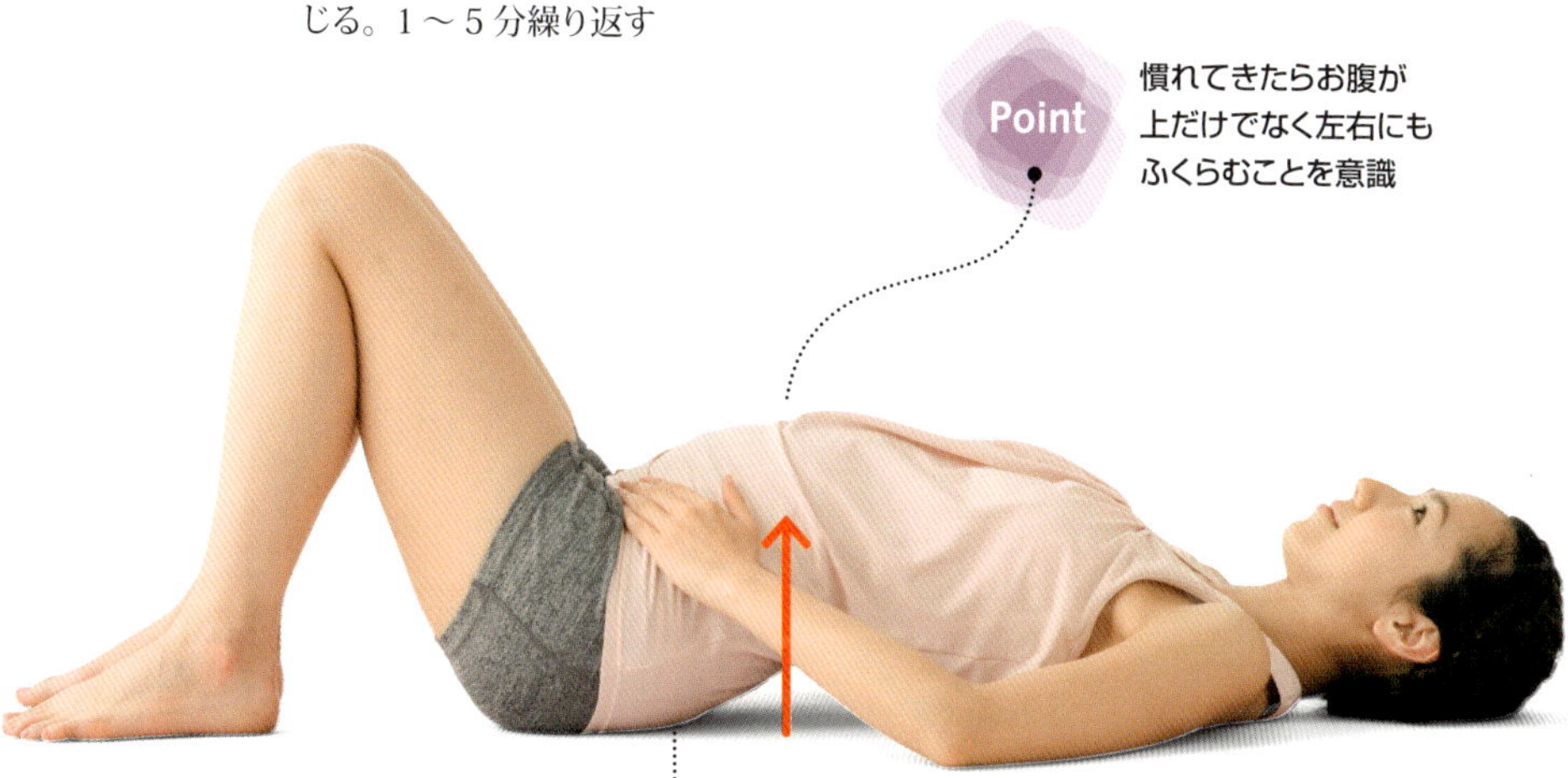
Point
慣れてきたらお腹が
上だけでなく左右にも
ふくらむことを意識

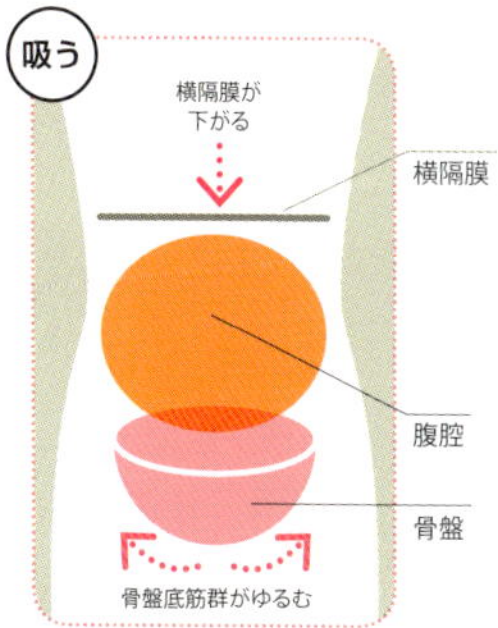
吸う
横隔膜が
下がる
横隔膜
腹腔
骨盤
骨盤底筋群がゆるむ

骨盤呼吸を行うと、息を吐くときは骨盤底筋群が締まり、吸うときはゆるむ。手では触れられない深層部の筋肉を意識し、ほぐしていく

OK
NG

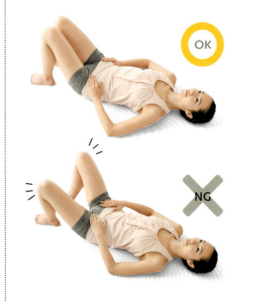

呼吸を行う際に内ももをゆるめず、ひざを揃えておくこと

7分ですっきり

朝ヨガ

シークエンス

正しい姿勢と活力をもたらす朝ヨガシークエンス。
朝、なかなかエンジンがかからないという人も、
すっきりと目覚め一日を元気に過ごせるようになります

睡眠中に縮みがちな、よい姿勢の要《かなめ》となる骨盤と背骨まわりの筋肉の動きを取り戻しつつ、エネルギーに満ちた体になるプログラムです。

メインは骨盤底筋群や背骨、腰まわりを使うポーズで、血流を促し心身を目覚めさせます。締めくくりは体を整えるポーズで構成。かがむ、立つ、座るなど日々繰り返される基本動作を、体の負担を減らしつつ美しく行うための基礎を体にインプットし、癒着の原因となる姿勢のくずれや動作の偏りを解消します。自然に呼吸しながら行いましょう。

このシークエンスを行うと、朝が弱いという方もさわやかに目覚め、一日を快活に過ごせます。私自身も慣れないベッドで寝る出張先などでは、ほぐしとともにかならず行っています。

最初の2週間は6まででOK。その後、7のローリングバックと8のイスのポーズも加えましょう。

癒着ほぐし後の朝ヨガで姿勢を整えつつ鍛えて疲れや癒着を背負わない体になる

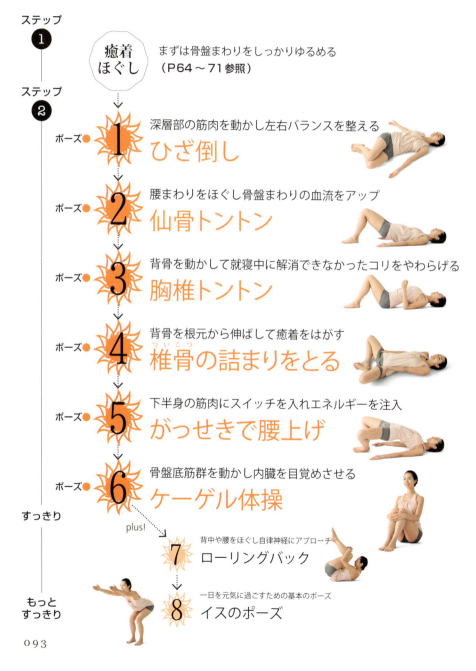

ステップ 1

癒着ほぐし

まずは骨盤まわりをしっかりゆるめる
（P64～71参照）

ステップ 2

ポーズ● 1
深層部の筋肉を動かし左右バランスを整える
ひざ倒し

ポーズ● 2
腰まわりをほぐし骨盤まわりの血流をアップ
仙骨トントン

ポーズ● 3
背骨を動かして就寝中に解消できなかったコリをやわらげる
胸椎トントン

ポーズ● 4
背骨を根元から伸ばして癒着をはがす
椎骨《ついこつ》の詰まりをとる

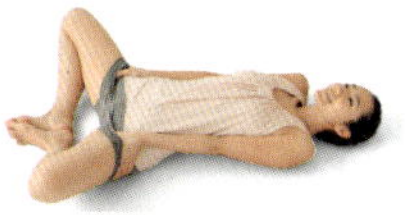

ポーズ● 5
下半身の筋肉にスイッチを入れエネルギーを注入
がっせきで腰上げ

ポーズ● 6
骨盤底筋群を動かし内臓を目覚めさせる
ケーゲル体操

すっきり

plus!

7
背中や腰をほぐし自律神経にアプローチ
ローリングバック

もっと
すっきり

8
一日を元気に過ごすための基本のポーズ
イスのポーズ

朝ヨガ 1

ひざ倒し

体幹の深層部などに生じた筋肉の強い緊張を取り除きつつ、骨盤を調整しながらゆがみをやわらげます。その結果、腰まわりがほぐれ体の左右バランスを調整。慢性的な腰の重みや痛みを軽くするのにも役立ちます

Stand by

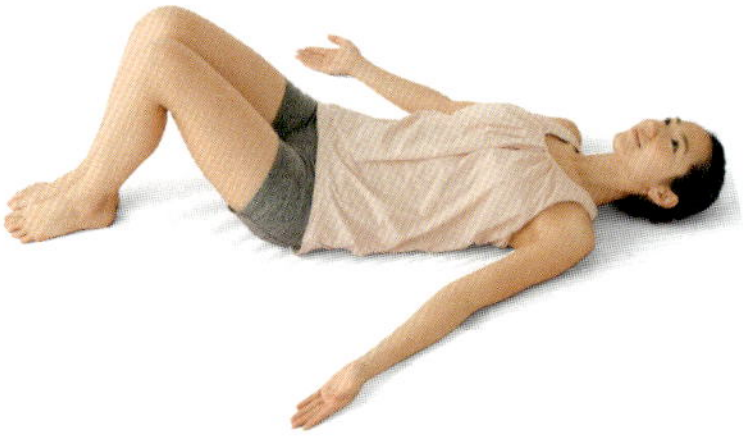

ここを調整

- 胸椎、腰椎
- 大腰筋
- 腸骨筋
- 梨状筋
- 仙腸関節

床にあお向けになり、両ひざを立てて足を揃える。腕は軽くわきを開いて体の左右で伸ばし、手のひらは天井に向ける

1 両脚を脱力させて左側にバタンと倒す

息を吐きながら、足を揃えたまま一気に脚の力を抜いて、合わせた両ひざを左側にバタンと倒す。息を吸いながら、ひざを戻す

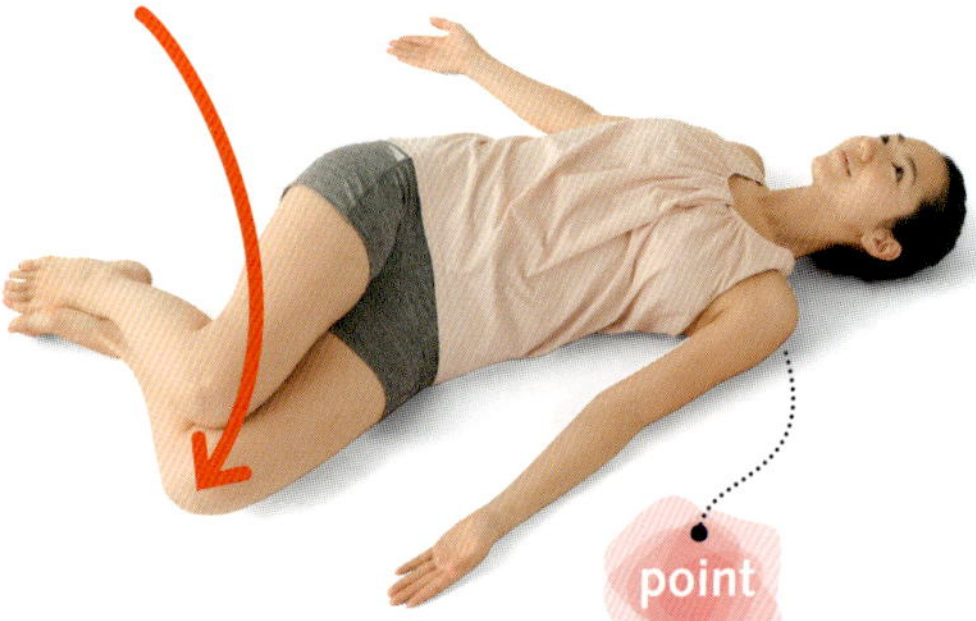

point

左右の肩は床につけたまま行う

2 同じ要領で右側にバタンと倒す

続けて息を吐きながら脚の力を抜いて、合わせた両ひざを右側にバタンと倒す。息を吸いながらひざを戻す。1、2を3〜5回繰り返す

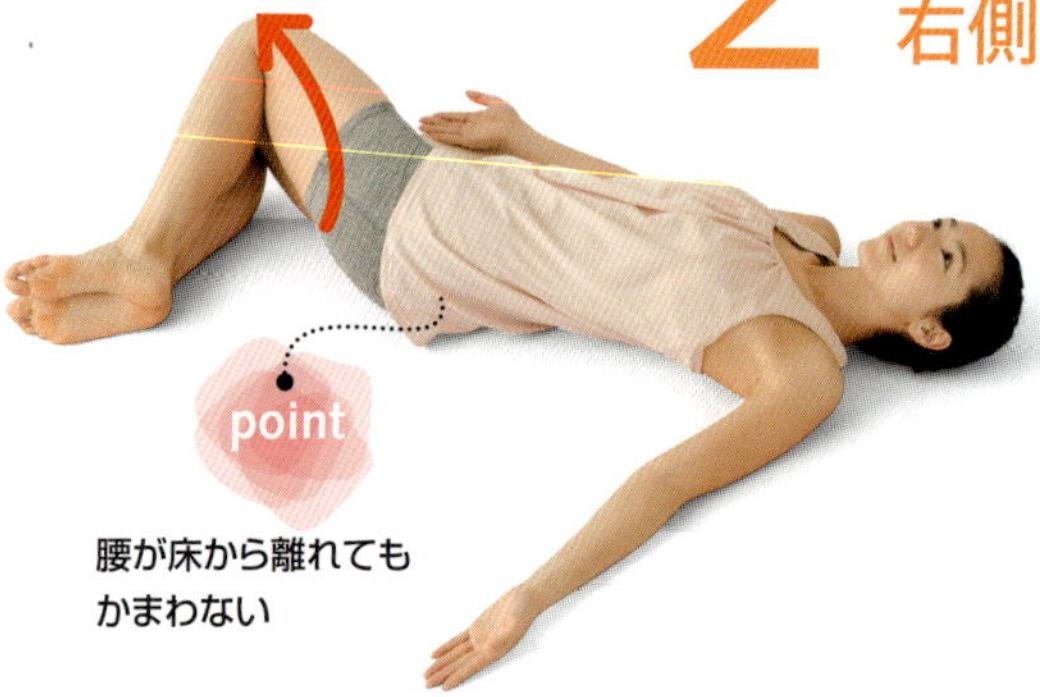

point

腰が床から離れてもかまわない

朝ヨガ 2

仙骨トントン

腰を上げてストンと落とすことで心地よい刺激を仙骨に与えながら骨盤を調整。腰まわりの緊張をほぐし体の左右バランスを整えます。骨盤まわりの血流を促すので、むくみ解消にも◎。心のバランスも整えてくれます

Stand by

ここを調整

- 胸椎、腰椎
- 仙骨
- 仙腸関節

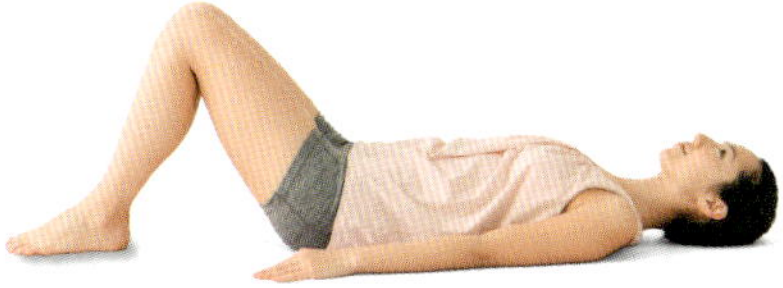

床にあお向けになり、両ひざを立てて足を坐骨《ざこつ》の幅に開く。腕は軽くわきを開いて体の左右で伸ばし、手のひらを床につける

1 手のひらで床を押しながら腰を少し浮かせる

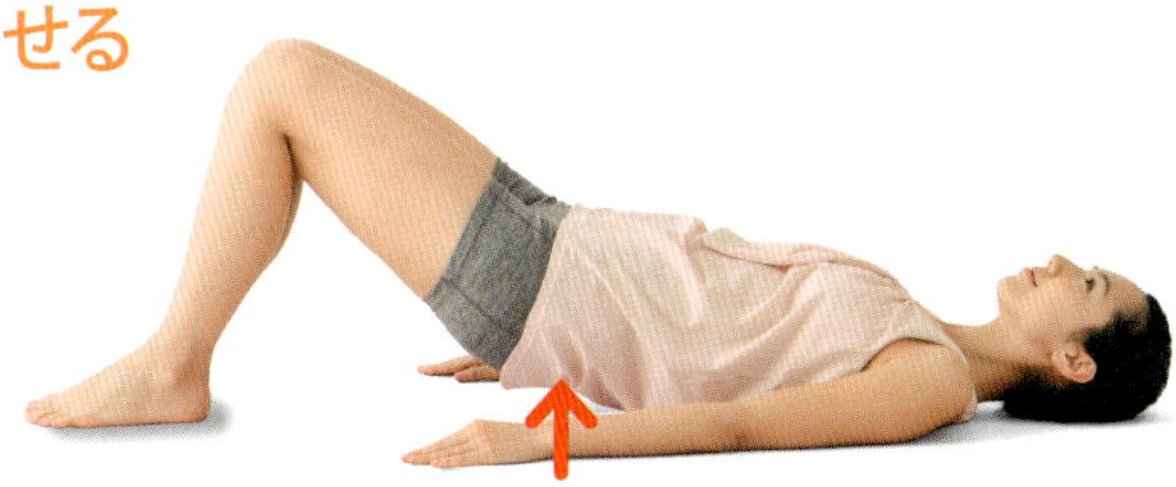

2 一気に脱力して腰をストンと床に落とす

一気に脱力して、腰をストンと床に落とす。1、2を3～5回繰り返す

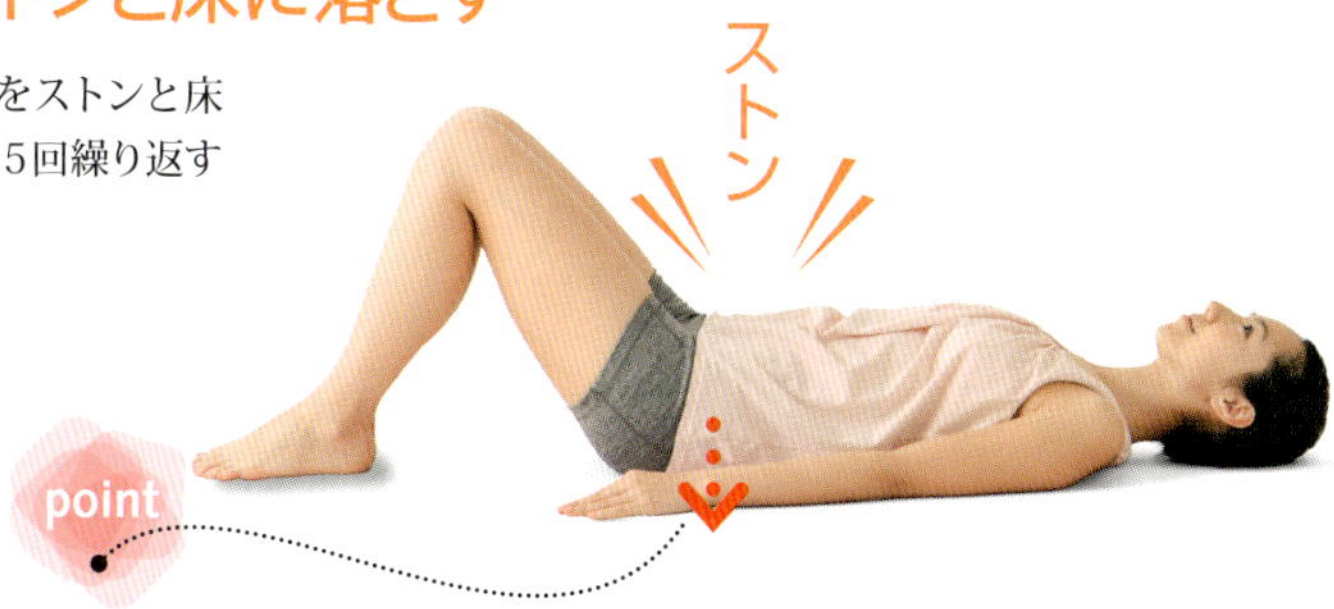

心地よい振動をお尻（仙骨）に感じながら行う

朝ヨガ3

胸椎トントン

背骨の緊張と弛緩を繰り返すことで、就寝中に固まった胸椎まわりをほぐします。上半身中心の動作ですが、振動が背骨を通って骨盤まわりにも効果が。ゆがみや緊張をゆるめるだけでなく、消化器系も元気になります

Stand by

ここを調整

- 頸椎、胸椎
- 肩甲骨周辺

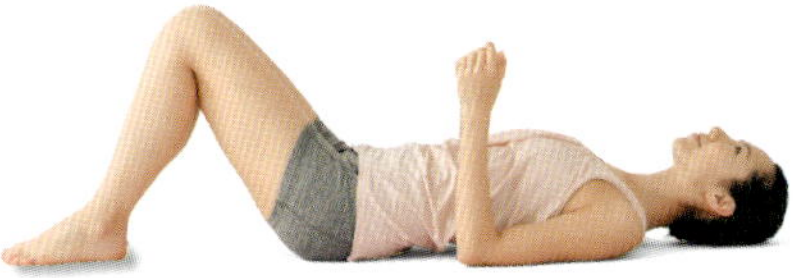

床にあお向けになり、両ひざを立てて足を坐骨《ざこつ》の幅に開く。ひじを体の左右で床につけて、軽く握ったこぶしを天井に向ける

1 上体を弓なりにして背中を床から浮かせる

あごは上げない point

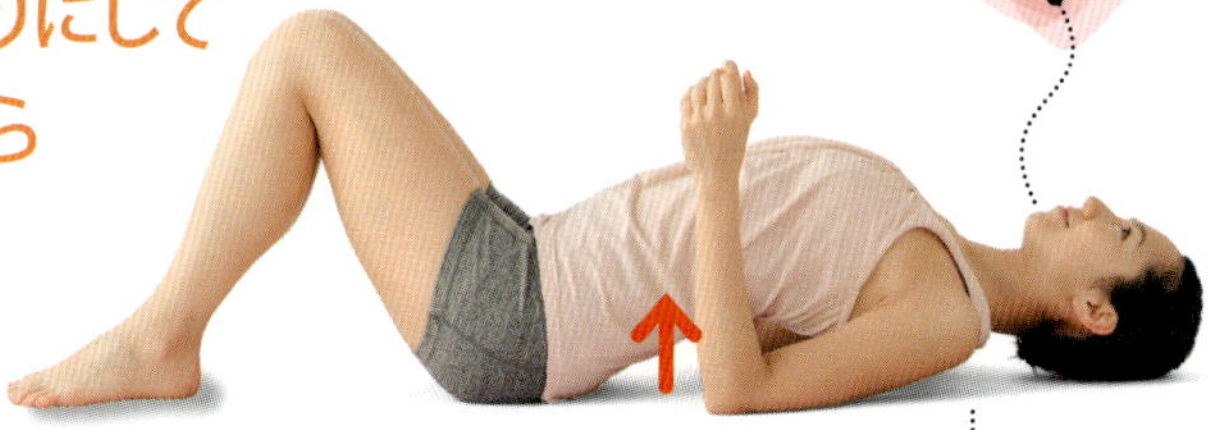

背中につられて腰や左右の肩まで上げないように注意

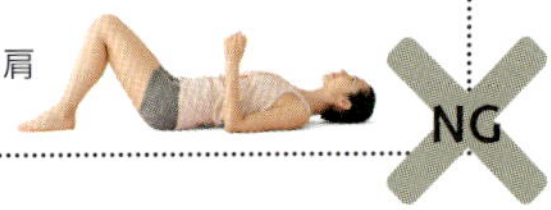

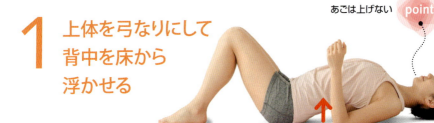

2 一気に脱力して背中をストンと床に落とす

ストン

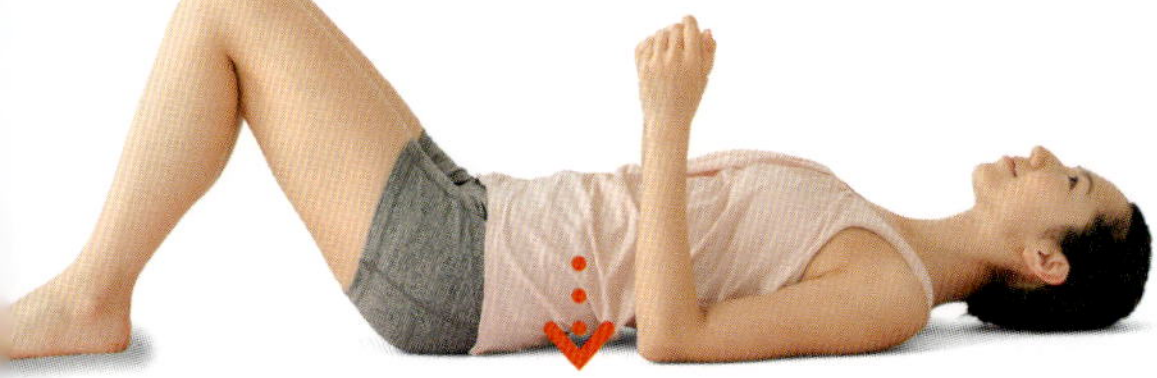

一気に脱力して、背中をストンと床に落とす。1、2を3～5回繰り返す

朝ヨガ 4

椎骨《ついこつ》の詰まりをとる

多数の椎骨で形成され神経の通り道でもある脊柱《せきちゅう》は、ケアを怠ると椎骨どうしが詰まり癒着を起こします。放置すると、さまざまな不調につながることに。腰の痛み、イライラ、眠りが浅いなどのほか、精力減退の悩みにも効果が期待できます

Stand by

ここを調整

- 頸椎、胸椎、腰椎
- 大腰筋
- 腸骨筋
- 股関節

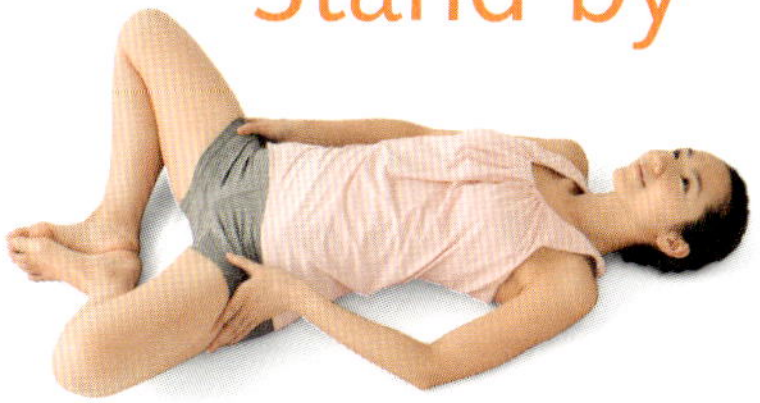

床にあお向けになり、足の裏を合わせて脚を左右に開く。かかとを股間に近づけ、左右の脚のつけ根を軽くつかむ

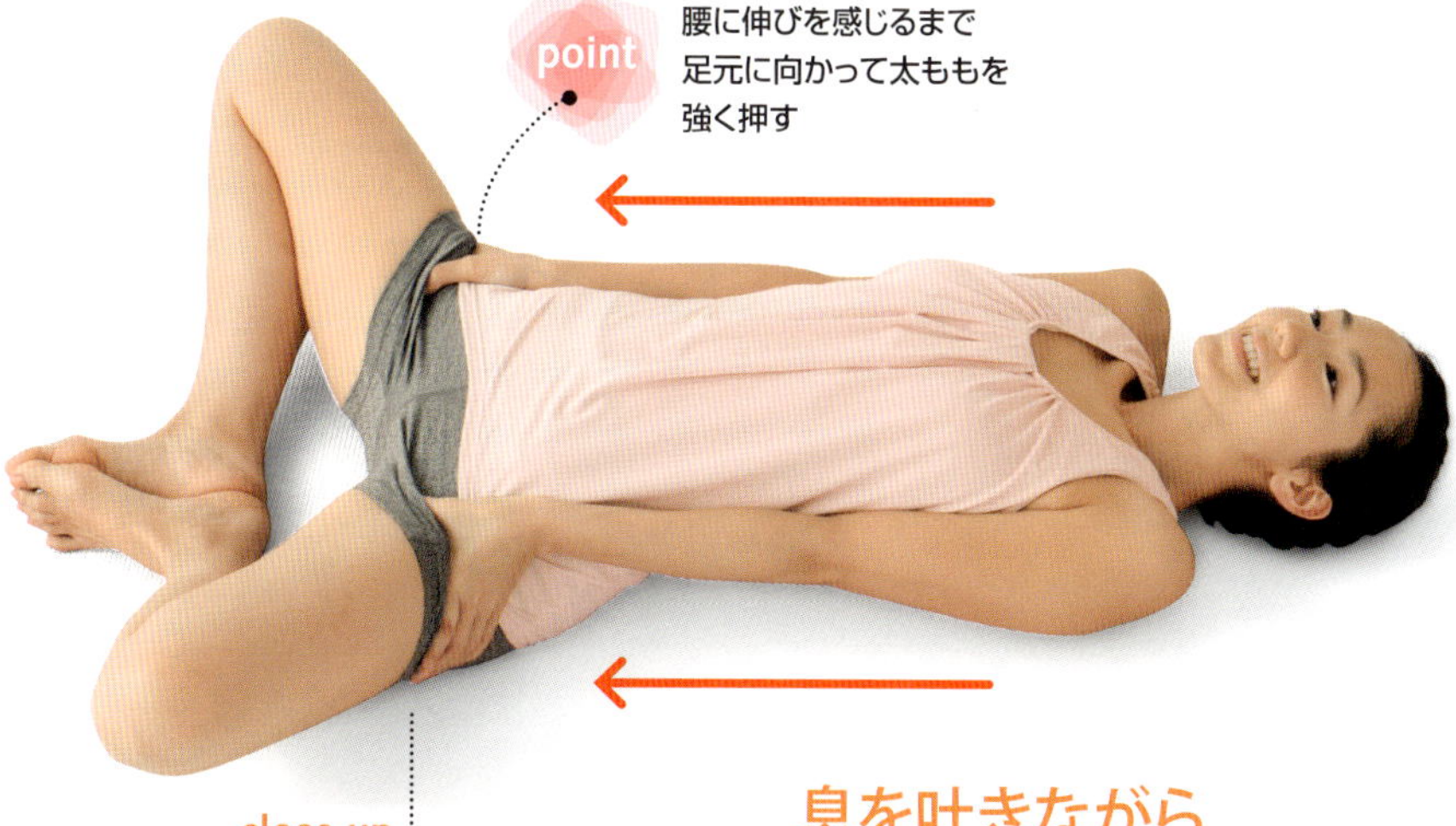
point
腰に伸びを感じるまで
足元に向かって太ももを
強く押す
close up

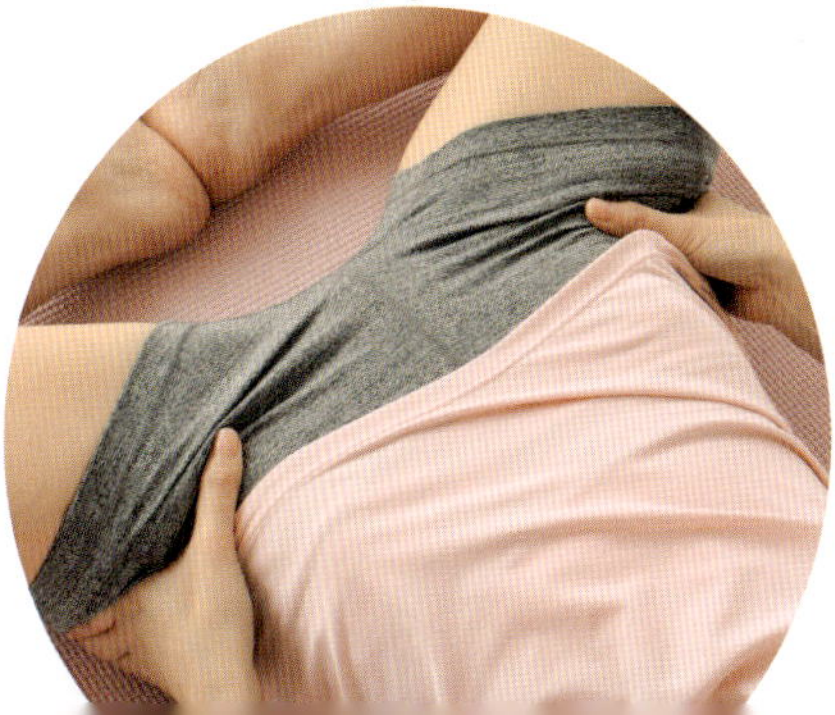

息を吐きながら 両手で太ももを強く押す

背骨から骨盤を引き離すイメージで、息を吐きながら、両手で太ものつけ根を強く押す。これを3〜5回繰り返す

朝ヨガ 5

がっせきで腰上げ

日常生活で縮んだお腹の深部や股関節を動かし、骨盤内のめぐりを促進します。お尻・太ももの大きな筋肉、そして内臓にもスイッチを入れ、一日を元気に過ごすためのエネルギーをチャージ。同時に腰まわりの緊張を解き、背骨の詰まりもやわらげます

Stand by

ここを調整

- 大腰筋
- 腸骨筋
- 梨状筋
- 骨盤底筋群
- 仙腸関節
- 内転筋

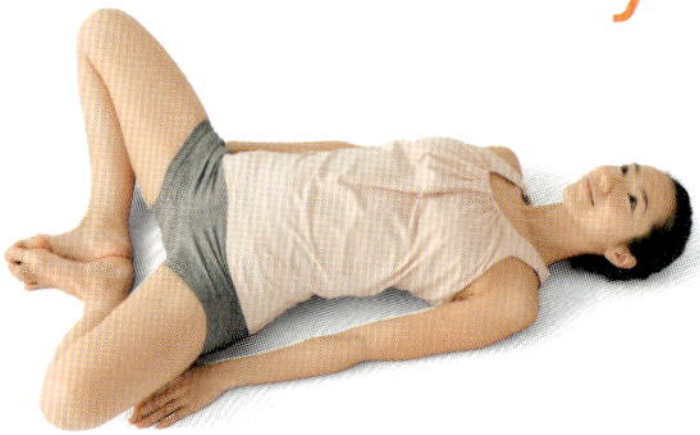

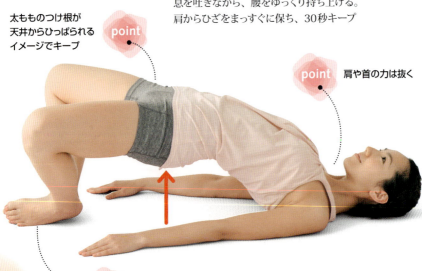

床にあお向けになり、足の裏を合わせて、かかとを股間に近づける。腕は軽くわきを開いて体の左右で伸ばし、手のひらを床につける

息を吐きながら腰をゆっくり持ち上げる

息を吐きながら、腰をゆっくり持ち上げる。肩からひざをまっすぐに保ち、30秒キープ

point 太もものつけ根が天井からひっぱられるイメージでキープ

point 肩や首の力は抜く

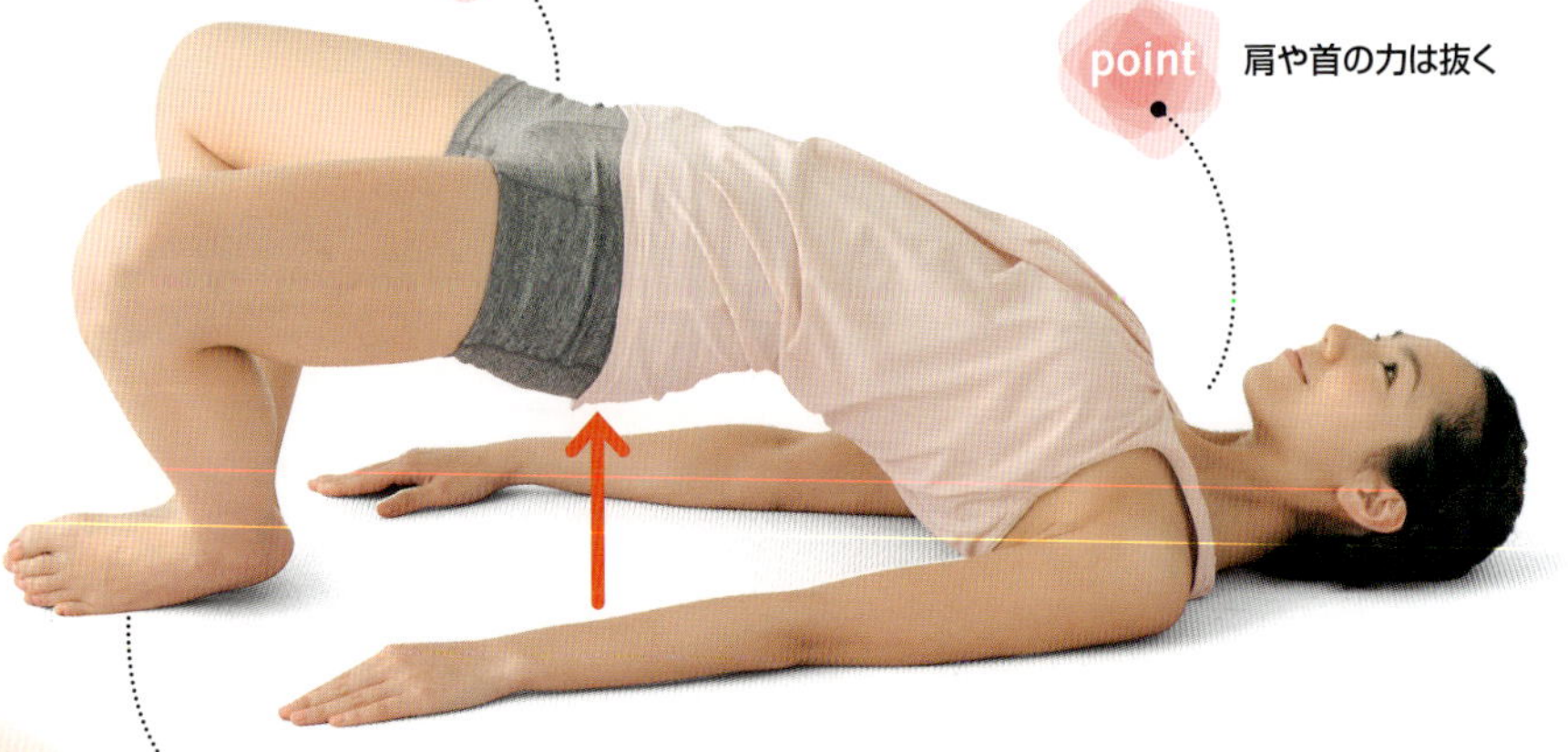

point 足の裏を強く押し当てておく

朝ヨガ 6

ケーゲル体操

骨盤底筋群を引き締めたりゆるめたり、よく動かして内臓を刺激。姿勢が安定し、元気が湧いてきます。呼吸を深くし、経血コントロールをする力も身につくほか、ヒップアップや尿漏れ対策にも。ゆるめるほうが難しいので、特に意識しましょう

Stand by

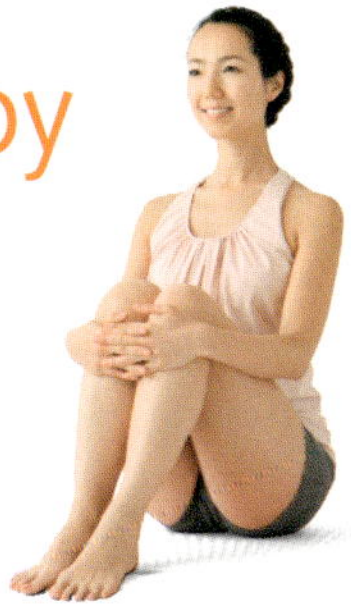

ここを調整

- 腰椎
- 大腰筋
- 腸骨筋
- 骨盤底筋群

両ひざを立てて床に座り、背すじを伸ばしてひざ下で指を組む。坐骨《ざこつ》を床に立てたら、お尻を左右に揺らしながら、お尻をどんどん小さくするイメージで、坐骨を内側に寄せていく

坐骨《ざこつ》を内側に寄せて膣《ちつ》を引き締める

息を吸いながら、さらに坐骨を内側に寄せると同時に、膣を引き締める。このとき下腹部が薄くなり背すじが伸びれば、うまくできている証拠。息を吐きながら一気に脱力し、膣をゆるめる。10回繰り返す

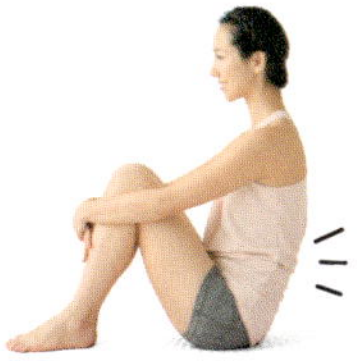

NG

腰が丸まらないように注意。どうしても腰が落ちる人は、ヨガブロックに座り坐骨を立てるとうまくいく

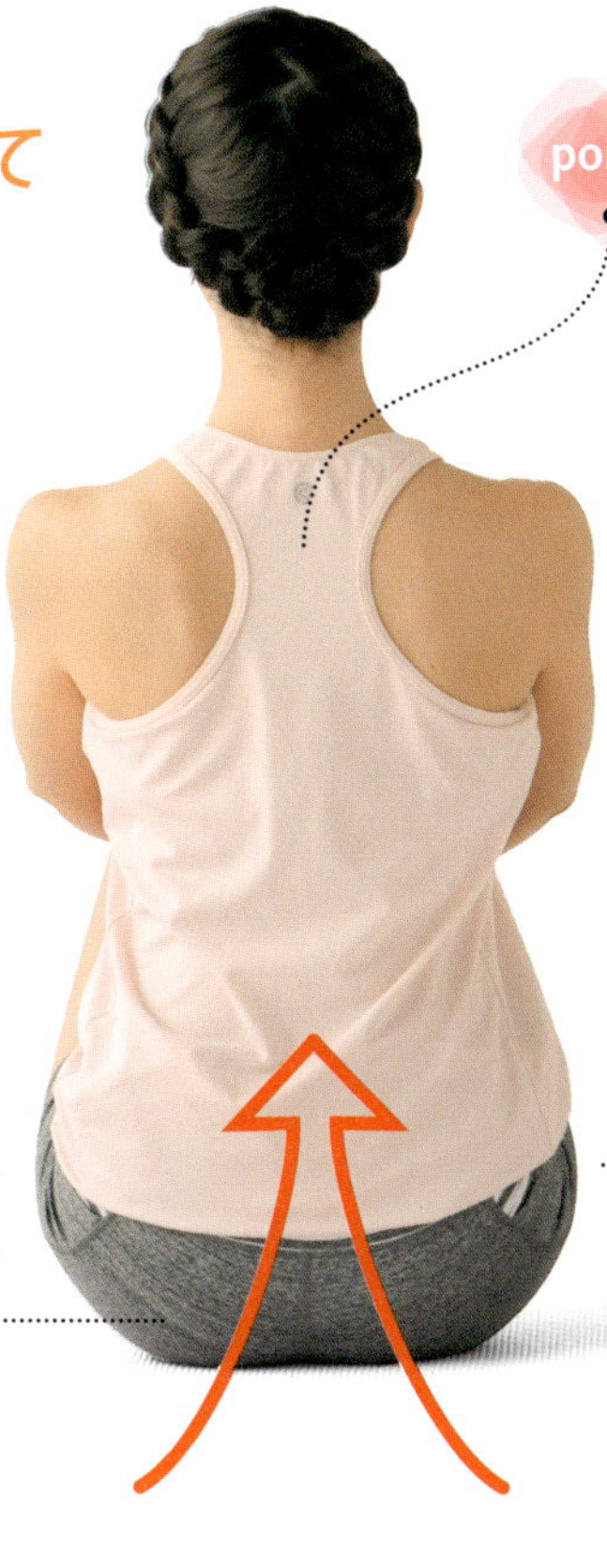

point 背すじを伸ばす

point 引き締めるときは膣から水を吸い上げるイメージで行う

※産後は悪露《おろ》が出きってから行う

＋朝ヨガ 7 ローリングバック

**背骨の一つひとつを意識しながら、ゴロンゴロンと前後に転がる動作です。
脊柱全体を刺激し、背骨どうしの詰まりをやわらげて自律神経にはたらきかけます。
また、背面のコリがほぐれるので血流がよくなり、体がポカポカに**

ここを調整

●頸椎、胸椎、腰椎 ●大腰筋
●腸骨筋 ●骨盤底筋群

Stand by

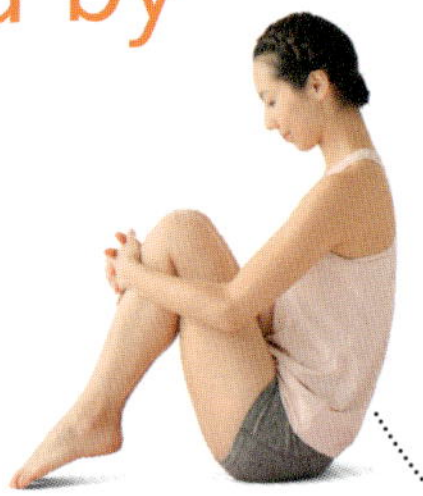

両ひざを立てて床に座り、ひざ下で指を組む

point 肩や首の力を抜く

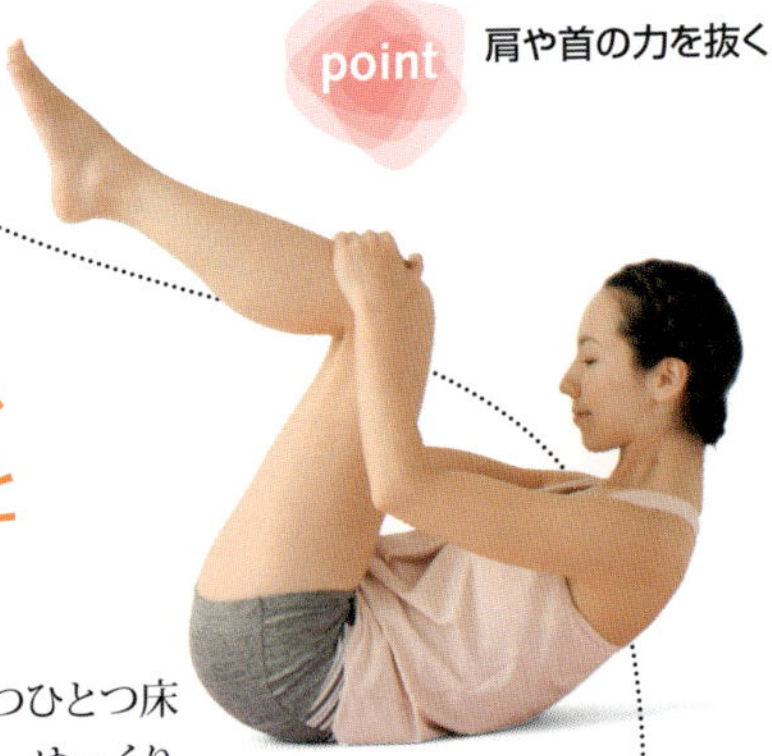

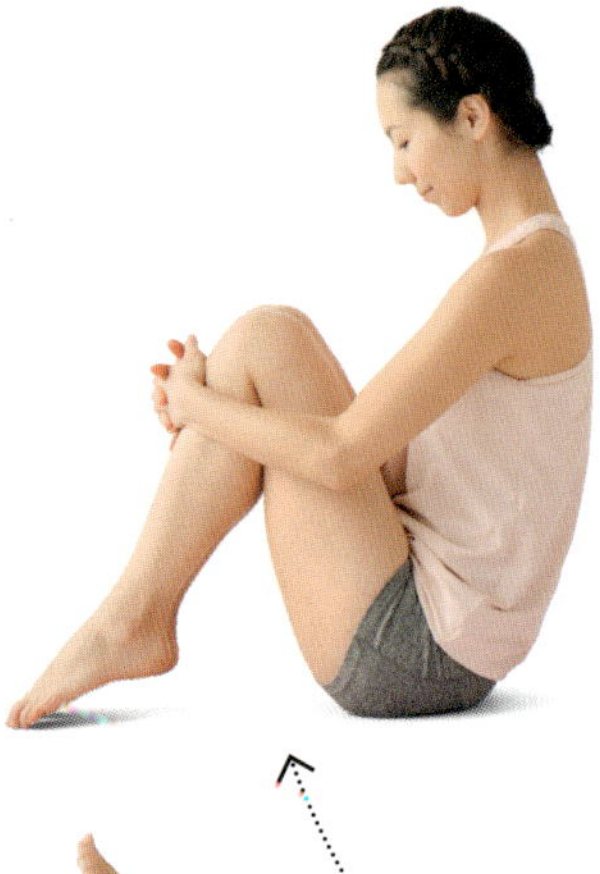

体の力を抜き、ゴロンゴロンと前後に転がる

体の力を抜き、背骨を一つひとつ床に下ろしていくイメージで、ゆっくりと後ろに転がる。転がった反動を利用し、同じく背骨を一つひとつ床から上げていくイメージでゴロンと起き上がる。3～5回繰り返す

point 仙骨から始まり背骨を一つずつ床に下ろしながら転がる

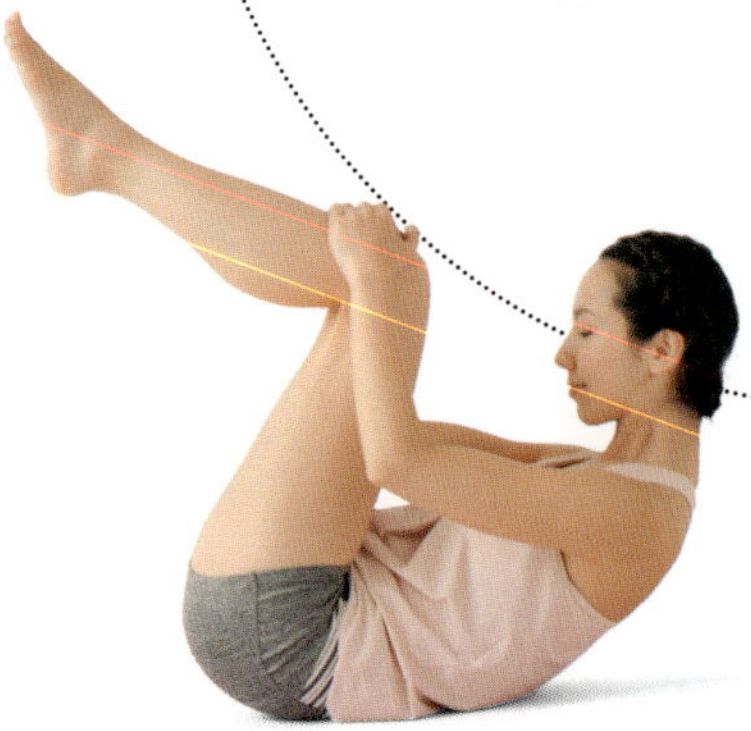

point 起き上がるときも背骨を一つずつ上げるよう意識

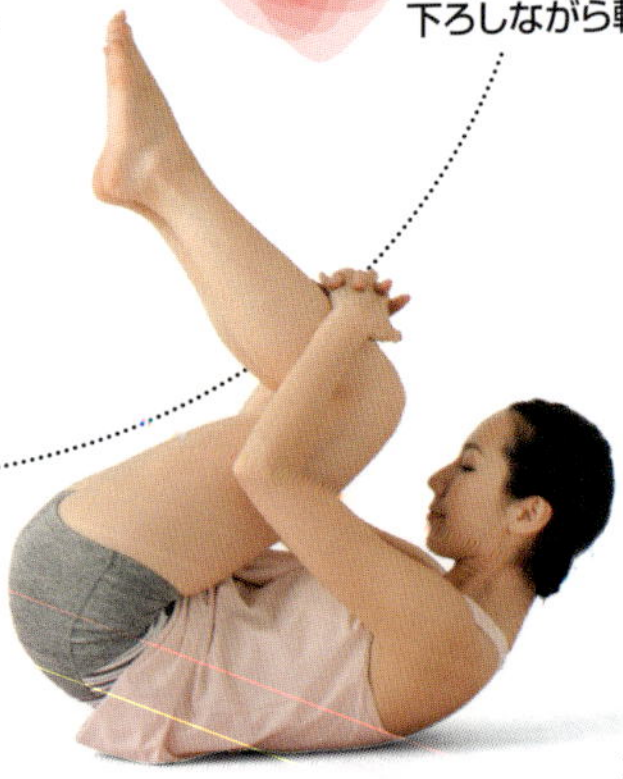

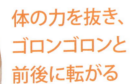

＋朝ヨガ 8 イスのポーズ

今日一日、体を上手に使うための準備です。もっとも大事なのは、脚のつけ根でパキッと上体を折ること。ポーズが決まれば、骨盤まわりの深層部の筋肉を使えている証拠です。そけい部からみぞおち、尾骨から背中と、それぞれ伸びを感じながらキープしましょう

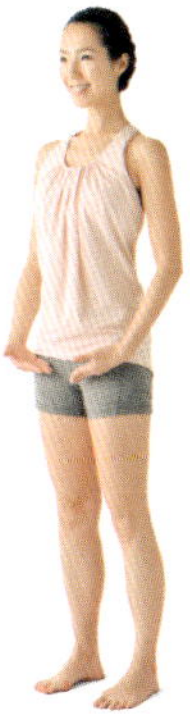

Stand by

足を腰幅に開いて立つ。両手のひらを上に向けて、それぞれ小指の側面を脚のつけ根に当てる

ここを調整

- 大腰筋
- 腸骨筋
- 梨状筋
- 骨盤底筋群
- 仙腸関節
- 大臀筋
- ハムストリングス

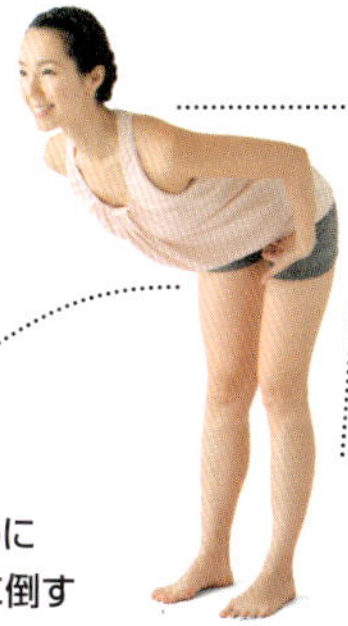

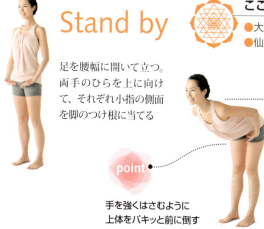

1 背すじを伸ばし できるだけ前傾

脚のつけ根で手をしっかりはさむように、上体が床と平行になるまで股関節から上体を倒す

point 手を強くはさむように上体をパキッと前に倒す

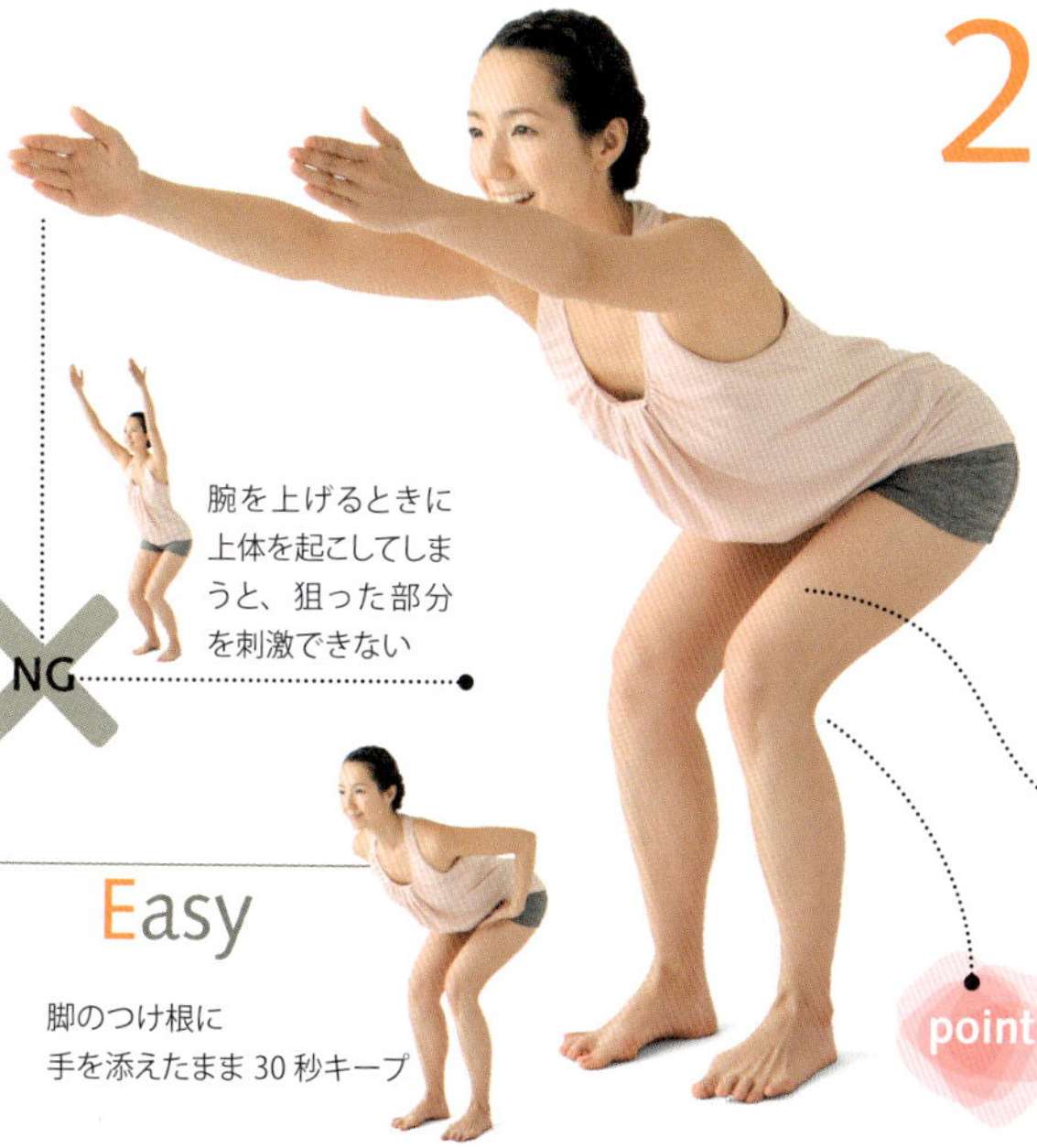

2 ひざを曲げながら お尻を引いていく

息を吐きながら、後ろにあるイスに腰掛けるイメージでお尻を引いていく。両腕を前に伸ばし、下腹部を軽く引き締め、指先から腰までが一直線になる位置で 30 秒キープ。その後、息を吸いながらゆっくりひざを伸ばして両腕を下ろす

point 太ももの前には力を入れず裏側の伸びを意識

point ひざをつま先より前に出さない

NG 腕を上げるときに上体を起こしてしまうと、狙った部分を刺激できない

Easy

脚のつけ根に手を添えたまま 30 秒キープ

「お手本のポーズ」にこだわらないで

かつては、心身を鍛練する修行法の一つだったヨガ。高い柔軟性やバランス力、集中力を必要とする難しいポーズも多く、なかには体ができていないうちから無理なチャレンジをしてケガをされる方もいるようです。

ヨガの目的は、ポーズの出来を競うところにはありません。もちろん自分の体の能力を活かして難しいポーズに挑戦したい人はそれでもいいのですが、実感とともに自分の体と向き合うのが先決。だから、痛みや冷えなどの不調がある、あるいは心や体が疲れているときに、難しいと感じるポーズにチャレンジするのはお勧めできません。なぜなら心と体が乖離《かいり》してしまい、ヨガのよさが損われるからです。

私はこれまで「体がやわらかくならない」「やっぱりポーズができない」という理由で、ヨガをやめてしまう人を大勢見てきました。このことについては長年、とても残念に思い続けています。

初心者だけでなく、ヨガ歴を積み重ねた人でも難しいポーズにばかりチャレンジする流れになりがちです。繰り返しますが、ポーズの上達に成果を求めるのがヨガではありません。お手本どおりでなくても、基本のポーズしかやらなくてもいい。「これならできる」ということをずっと続けたほうが、たった一つしかない体や心をいたわれます。それこそ生涯、難しいポーズにチャレンジしなくてもいいんです。

「このポーズをすると気持ちがいいな」「調子がよくなるな」と実感できるものを長く続けるうちに、心も体もよい状態に変化していく。ヨガの本当にすごいところは、そこにあります。

chapter

4

不調がすっきりする
骨盤調整ヨガ

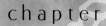

Special Planning

骨盤調整ヨガ

不調すっきりプランニング

朝晩の基本プログラムに慣れてきたら、
普段、抱えている不調や
お悩みに合ったポーズも夜ヨガ
または朝ヨガにプラスしましょう。
「悩みがいろいろとある」という人は、
２、３ポーズ続けて行ってもかまいません。
もちろん毎日、違うポーズを
一つずつ順に行うのもいいでしょう。
「頭が痛い」「目がしょぼしょぼする」
「腰が重い」など、「すぐにどうにかしたい！」
ときのために、その場でできる
クイックコースも用意しました。
呼吸は、特に指定がなければ
自然に行ってかまいません。

基本コース

こんな人、こんな日に！

□つらい不調を緩和したい
□姿勢や体のくせを正したい

寝る前に行う場合は「癒《ゆ》着《ちゃく》ほぐし」と「悩み別ポーズ」、そして「夜ヨガ」

クイックコース

こんな人、こんな日に！

□悩みをこれ以上悪化させたくない
□とにかく短時間でできるものを知りたい

「朝ヨガ、夜ヨガまでは時間的にできない」「とりあをセットで行います。朝のほうが時間をたっぷりとれるなら、起きがけに「癒着ほぐし」＋「悩み別ポーズ」＋「朝ヨガ」をセットで行いましょう。悩み別ポーズを朝行うか夜行うかは、日によって変えてもOK。効果を得る近道は継続することです。生活のリズムに合ったタイミングで取り入れてください。

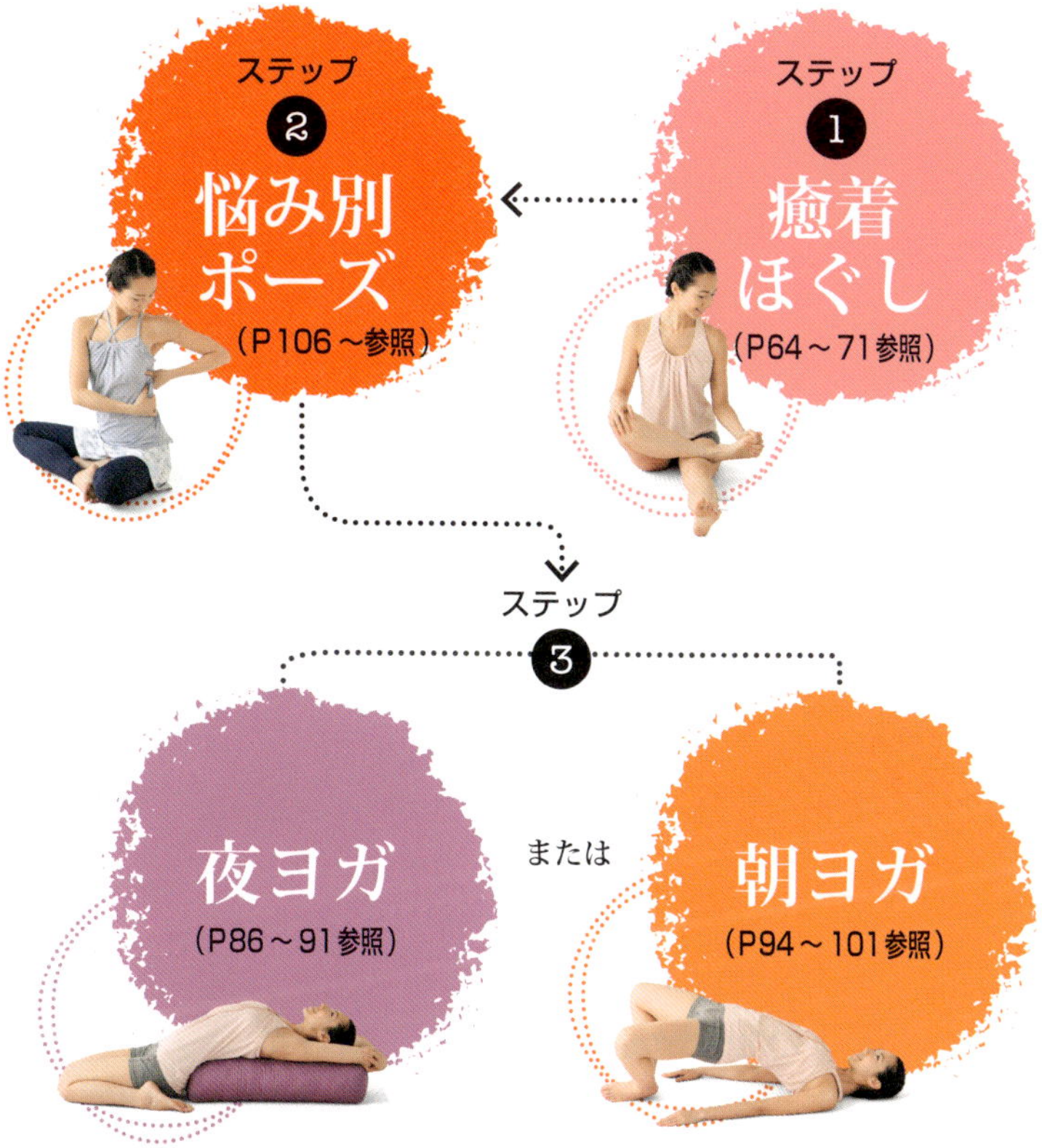

えず悩みに対応したポーズを覚えていきたい」という方はこちらを。悩み別のポーズは、何ポーズでも続けて行ってかまいません。さらに「今すぐ1ポーズだけやりたい」という方には「プチほぐし」＋「悩み別ポーズ」という最短コースも用意。こちらには、ポーズそれぞれに適切な最小限のほぐしを提示したので、できるタイミングでいつでも行ってください。

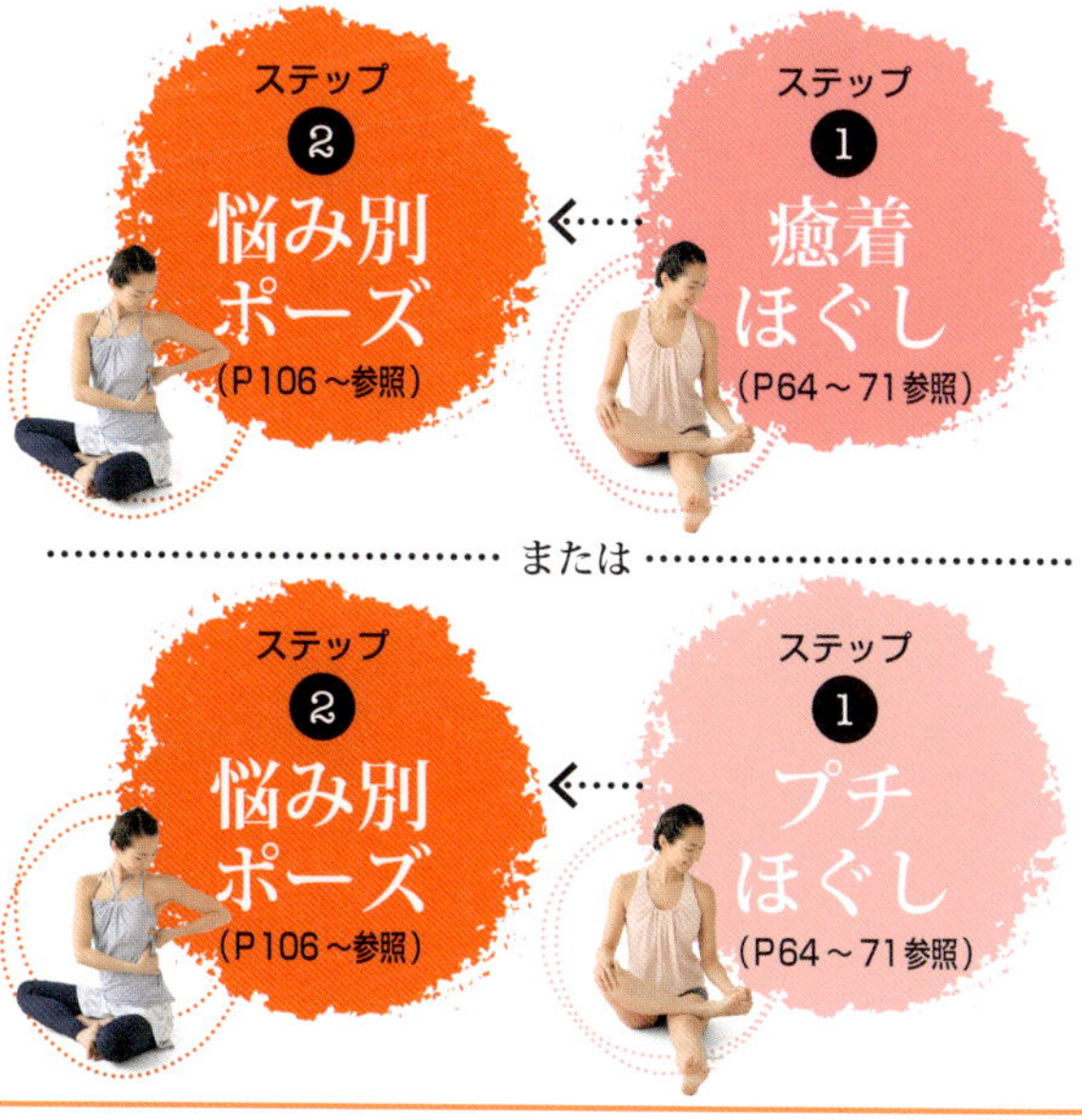

肩こり・首こり

Quick
プチほぐし
股関節（P68参照）、ひざ下（P69参照）

つらいコリは筋膜《きんまく》はがしで即、ゆるめる

重い頭を支えている首から、鎖骨、二の腕からわき、体側《たいそく》の筋膜の癒着をはがして、すぐに対処したいつらいコリを解決。血液やリンパの流れを促すので、顔のむくみやたるみ、頭の疲れ、目の緊張も解消します。

筋膜はがし

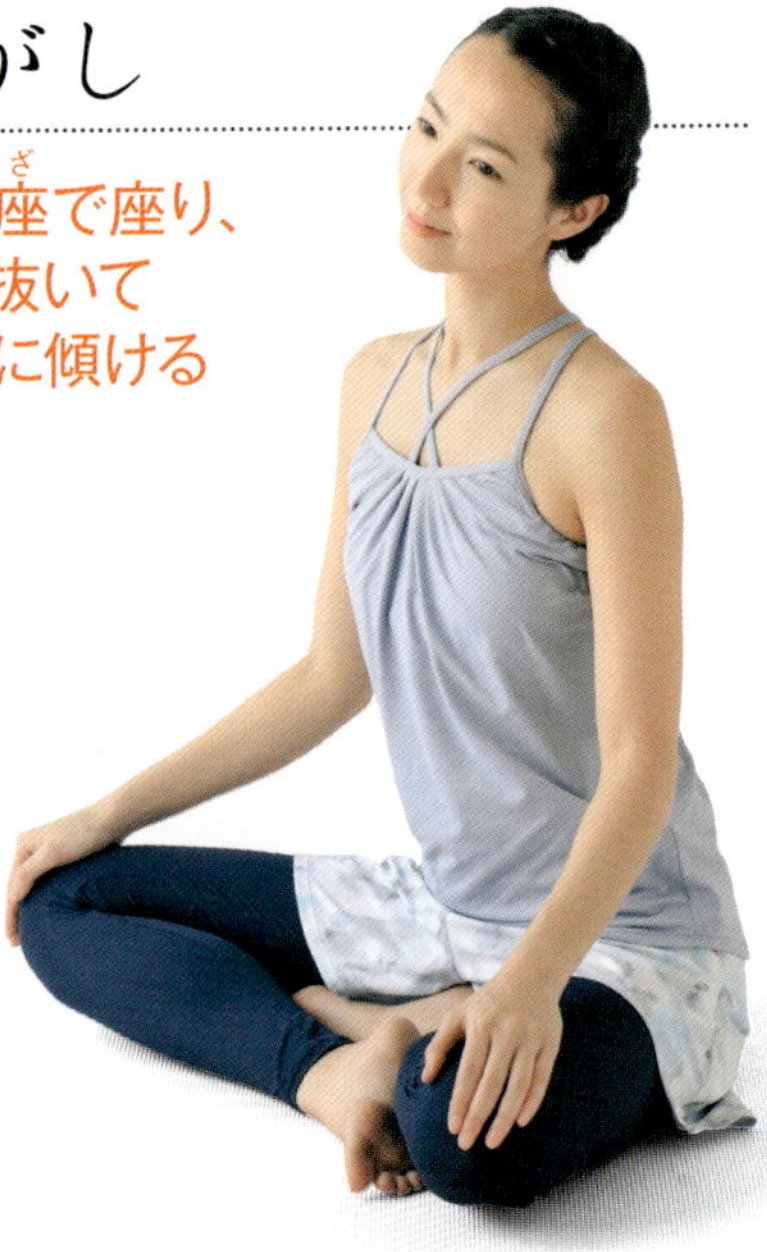

1. 床に安楽《あんらく》座《ざ》で座り、肩の力を抜いて首を左側に傾ける

2. 耳の裏から鎖骨まで筋肉をつかみほぐす

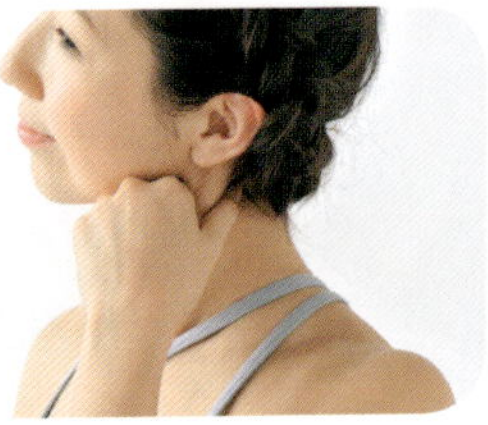

耳の裏から鎖骨につながる筋肉をほぐす。左耳の下あたりの筋肉をつかみ軽くひっぱりながら手をはなす。手を少しずつずらしながら、鎖骨まで繰り返す

3. 頭を右側に傾けて鎖骨の上のキワを押す

体の中心側で、左側の鎖骨の上のキワに両手の人差し指から薬指を差し込む。骨に指をひっかけるように指の腹で強く押しながら、頭を右に傾ける。左の首に伸びを感じたら、指をはなしながら頭を戻す。指の位置をずらしながら、鎖骨の端まで同様に繰り返す

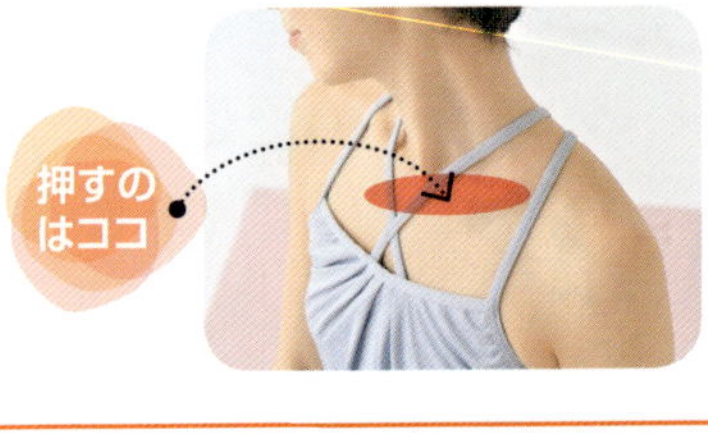

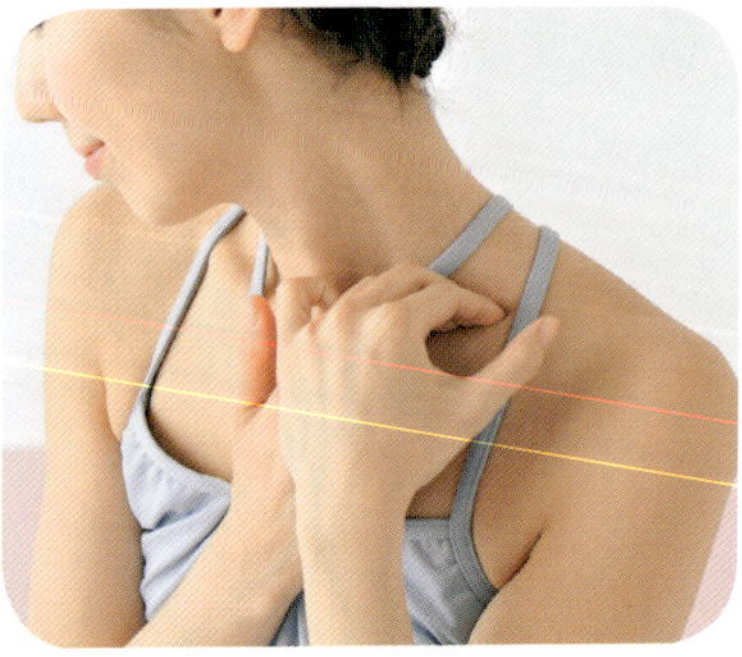

4. 二の腕裏側を体から引きはがすようにつかみほぐす

左手を肩の上から背中に回し、指先を背中につける。右手で左腕裏側のひじあたりをつかんだら、筋肉を体から引きはがすイメージでひっぱる。3秒キープし手をはなす

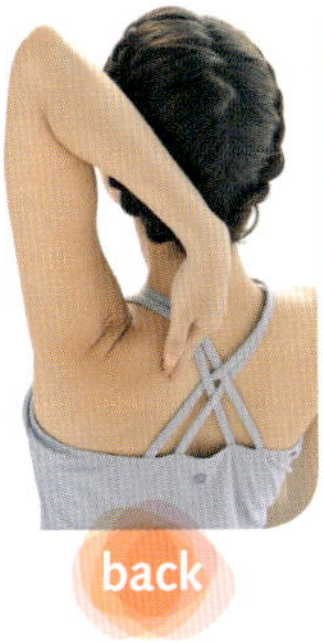

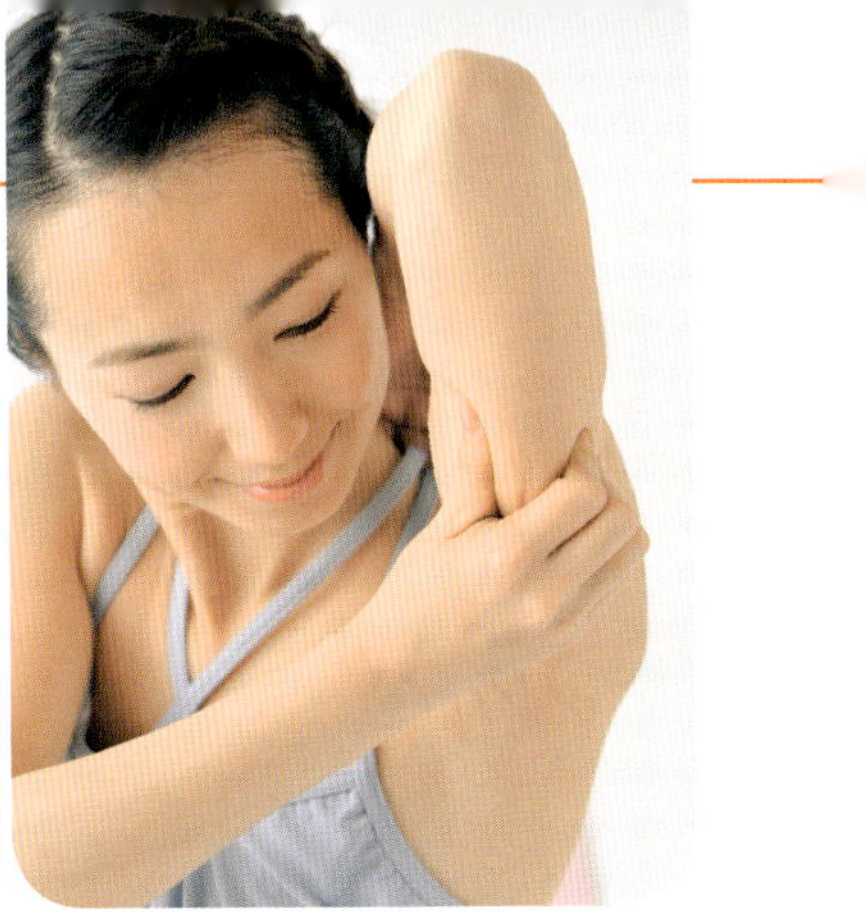

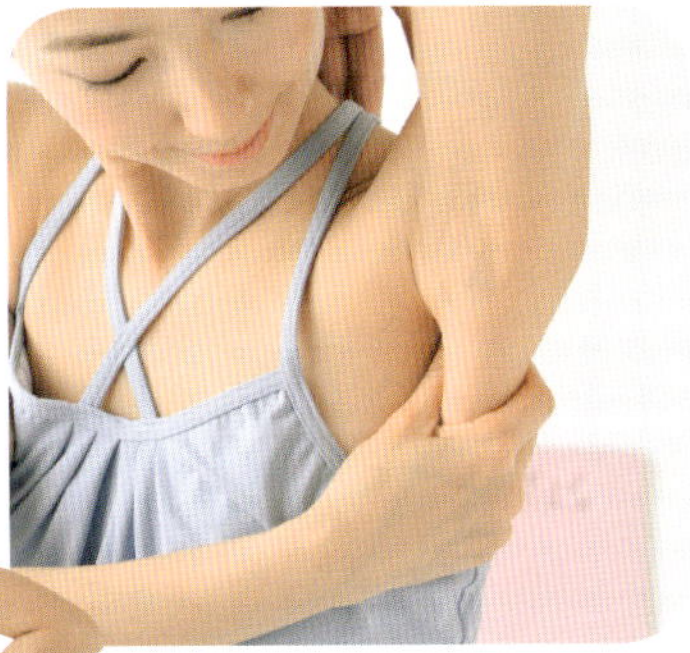

5. わきの下まで同様に強くつかみほぐす

ひじからわきの下に向かって手を少しずつずらしながら、つかむ、ひっぱる、3秒キープしはなす、を繰り返す

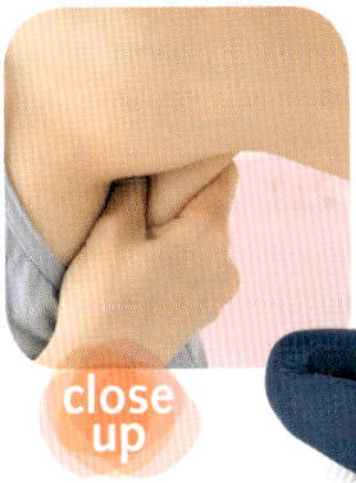

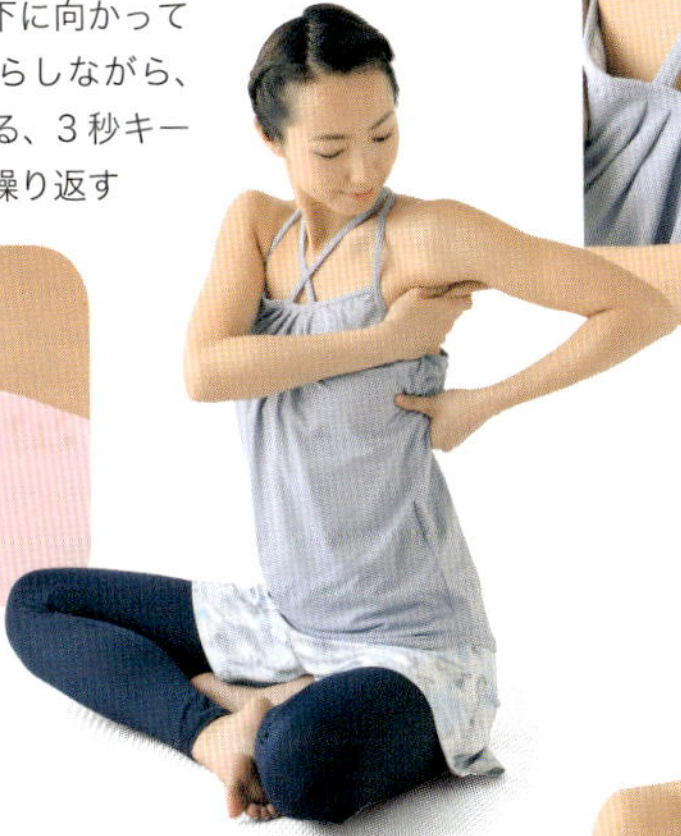

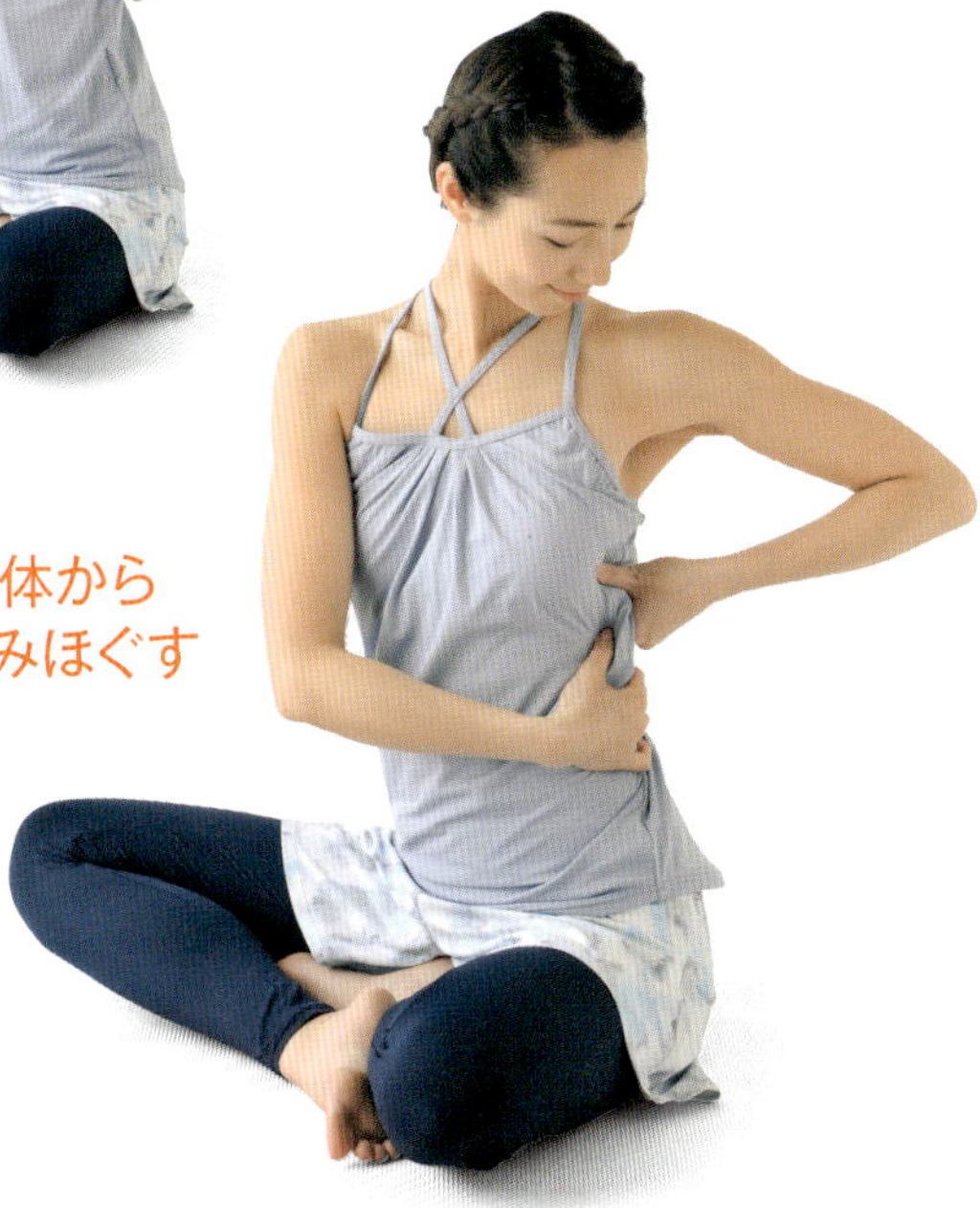

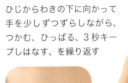

6. 骨盤あたりまで両手で体から引きはがすようにつかみほぐす

続いて体側を両手でほぐしていく。わき腹を通り骨盤まで手の位置をずらしながら、つかむ、ひっぱる、3秒キープしはなす、を繰り返す。1～6を反対側も同様に行う

腰の痛み

Quick

プチほぐし

股関節（P68参照）、くるぶし（P69参照）

詰まりやねじれを調整し重だるさから脱出

慢性的な腰の痛みやだるさを抱えていると、つねに不安だし出不精に……。ここでは背骨のあいだの詰まりを解消し、配列を整えて体のねじれや左右差を調整。朝から腰が重く感じる、背中がボキボキ鳴る人にもおすすめ。重い腰痛の人は医師と相談してから行いましょう。

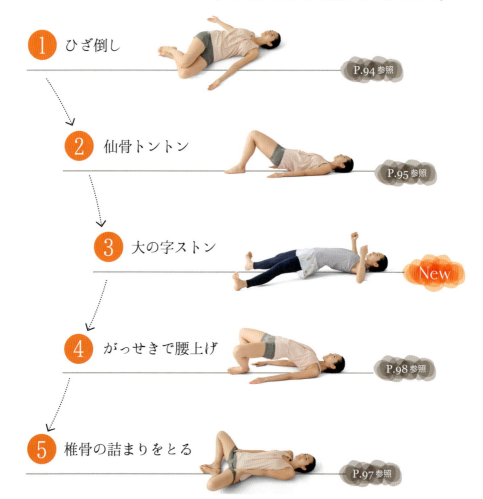

1 ひざ倒し

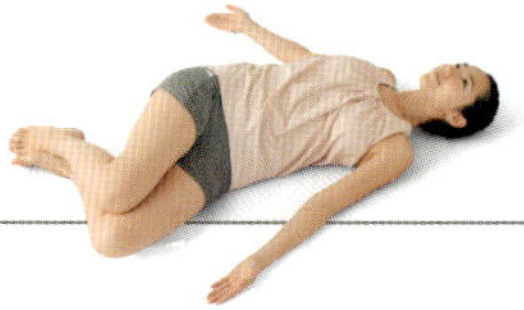

P.94参照

2 仙骨トントン

P.95参照

3 大の字ストン

New

4 がっせきで腰上げ

P.98参照

5 椎骨の詰まりをとる

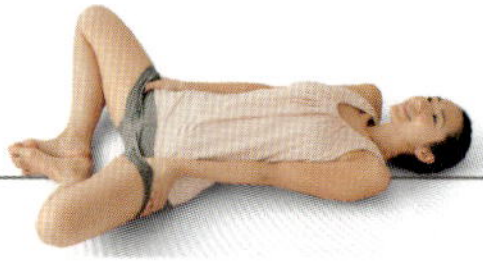

P.97参照

New

大の字ストン

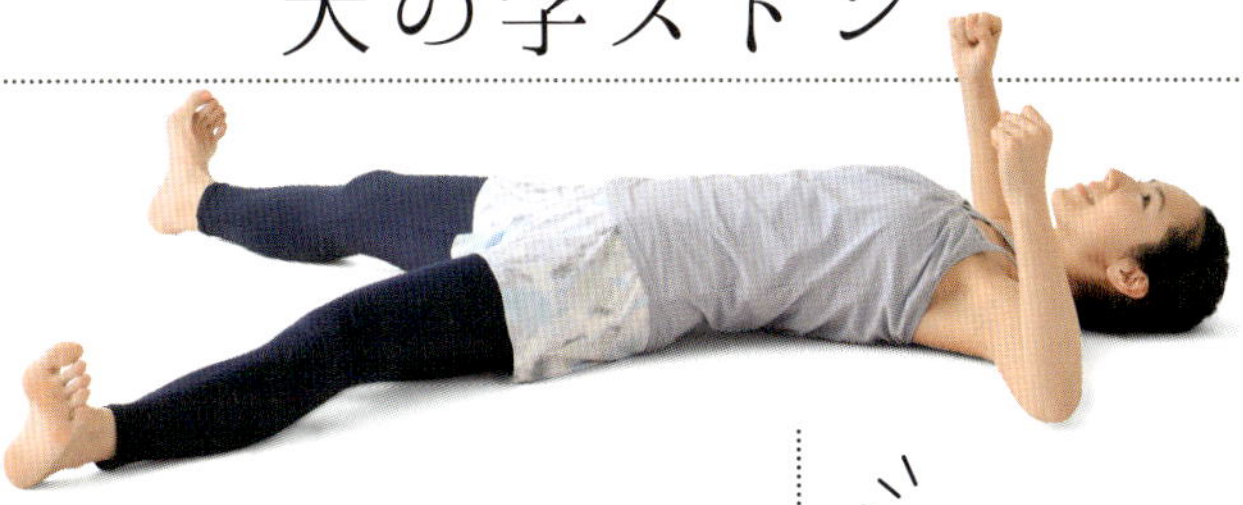

1. 大の字に寝て両ひじを床に立てる

床にあお向けになり、足を肩幅よりも広く開いて、かかとを突き出す。両ひじを肩の高さで床につき、軽く握ったこぶしを天井に向ける

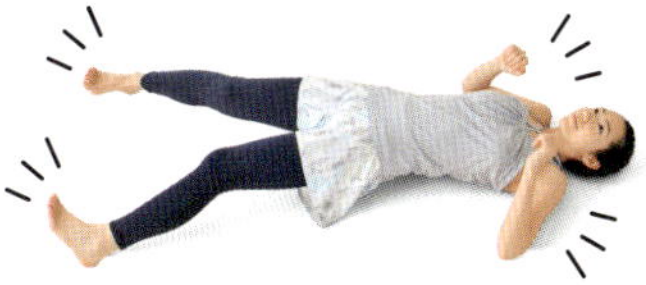

NG

かかとを伸ばさず肩が上がったままだと、体は持ち上がらない

痛まない範囲で、腰を持ち上げる

point

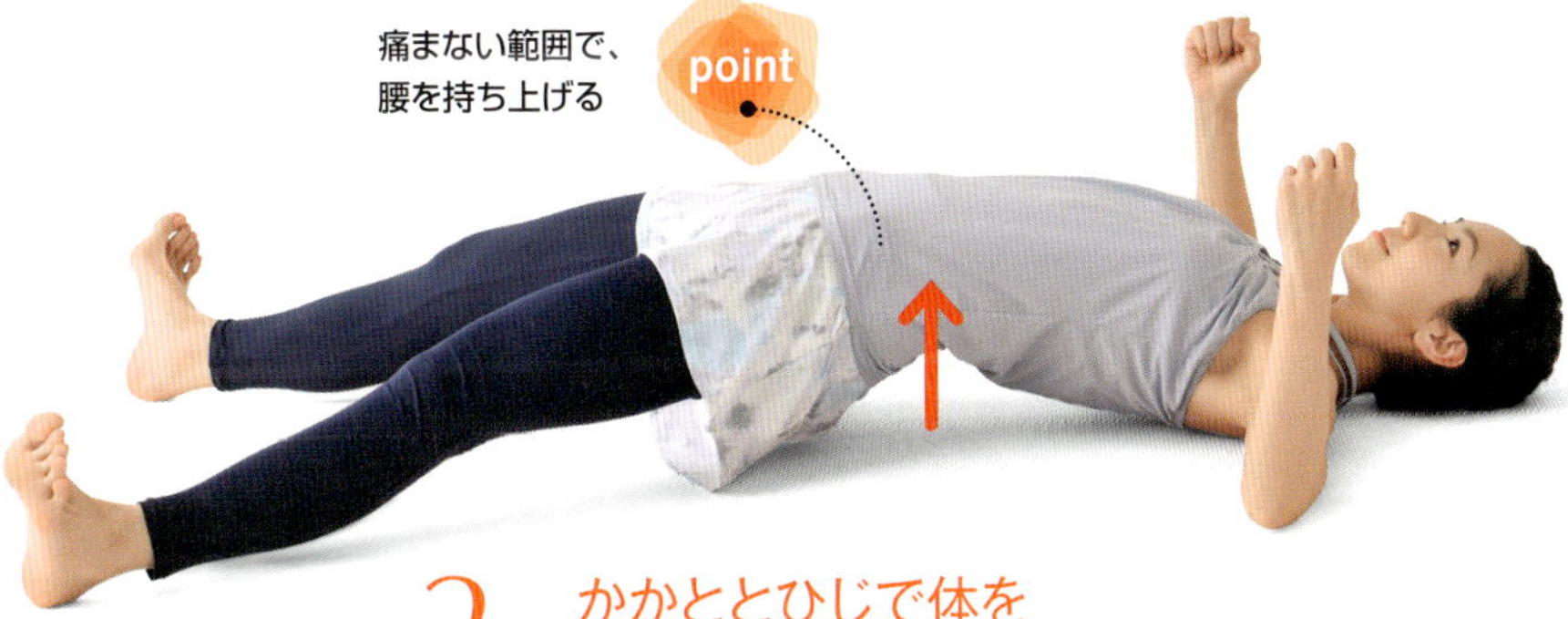

2. かかととひじで体を支えて腰を持ち上げる

息を吸いながら腰を持ち上げる。このとき、突き出した両かかとと両ひじの4点でしっかりと床を押し、体を支える

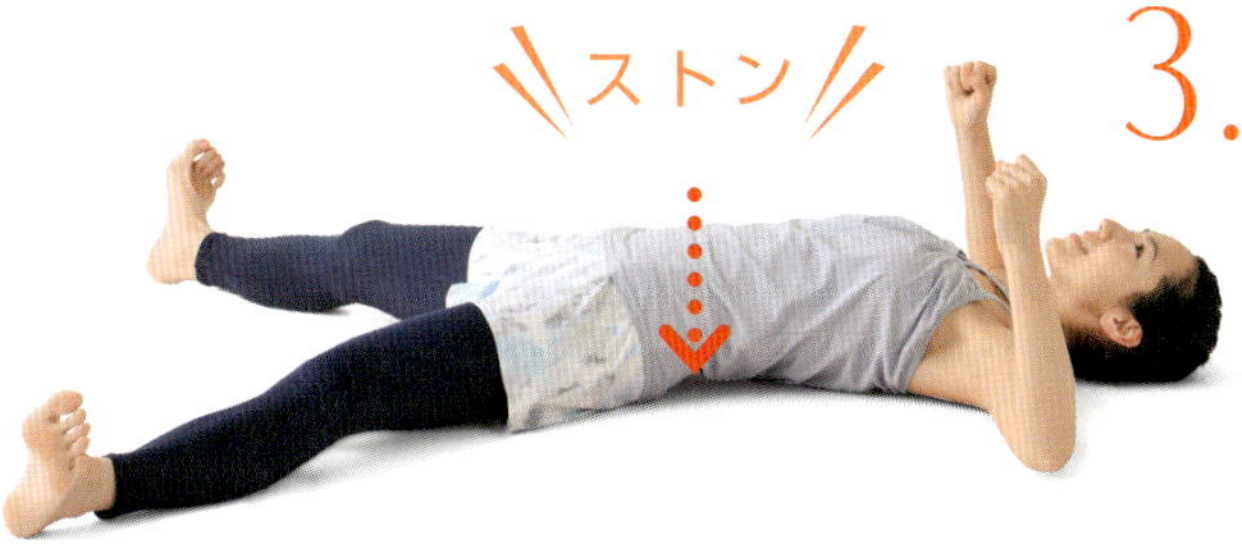

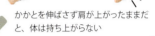

3. 息を吐きながら一気に腰を床に落とす

息を吐きながら、一気に腰を床に落とす。2、3を3～5回繰り返す

冷え

Quick
プチほぐし

足湯は癒着ほぐし（P 64～71参照）の前に行う。または足の裏（P64 参照）、足指のあいだ（P65 参照）のみ行う

末端&内臓から温めて全身ポカポカ

足元の冷えはあらゆる不調の始まり。じつはすべての人に毎日、癒着ほぐしとセットで続けてほしいのが白湯・足湯です。末端と内臓から温め、芯から冷えを取り除きます。足指でグーパーするとさらに効果的です。

白湯《さゆ》・足湯《あしゆ》

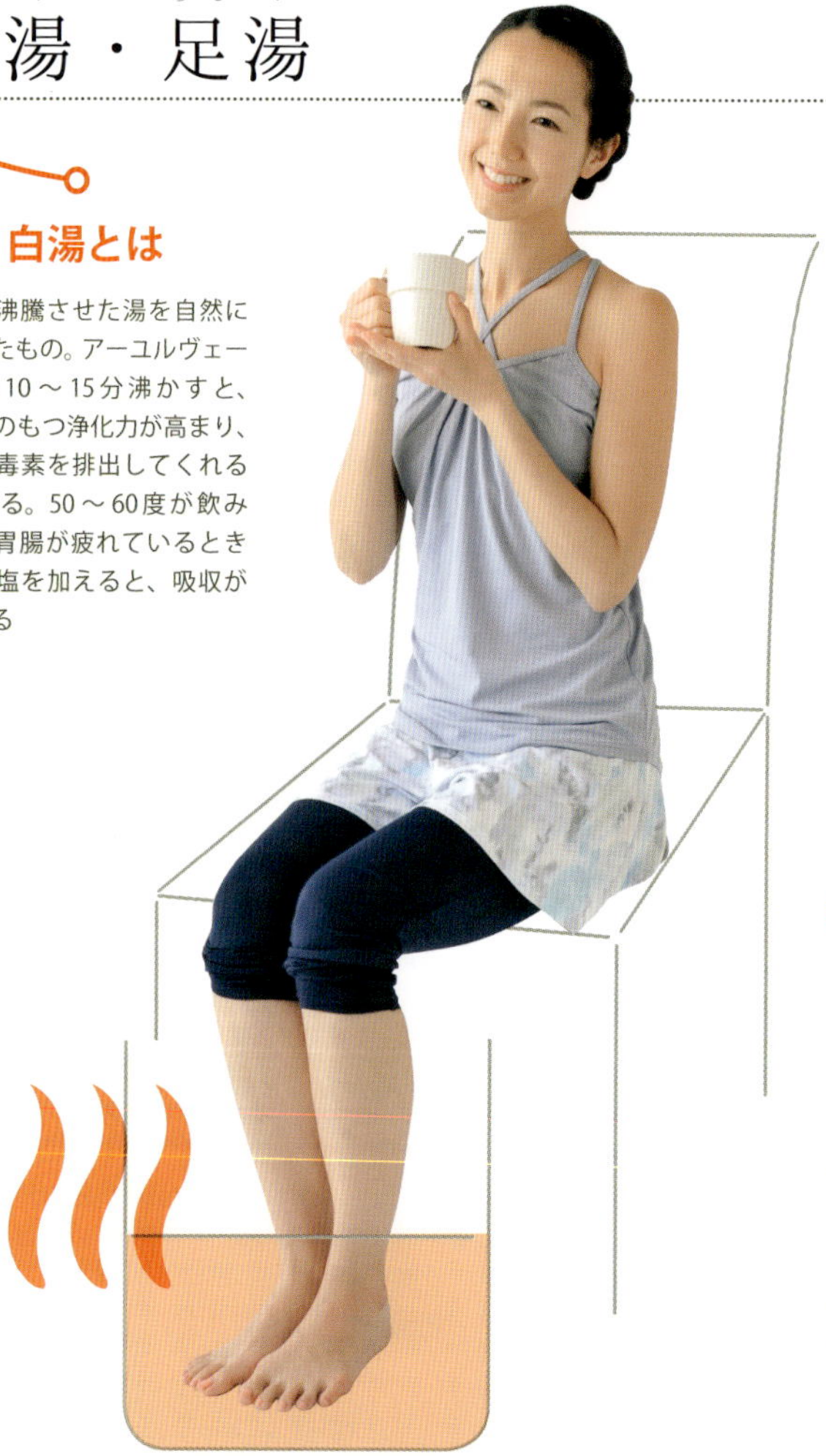

白湯とは

一度、沸騰させた湯を自然に冷ましたもの。アーユルヴェーダでは10～15分沸かすと、より水のもつ浄化力が高まり、体内の毒素を排出してくれると考える。50～60度が飲みごろ。胃腸が疲れているときは少し塩を加えると、吸収がよくなる

くるぶしまで熱めの湯に浸かる

バケツや深い洗面器に、やや熱めの湯（42～43度が目安）をくるぶしがかぶる高さまで張る。両足を入れて5～10分浸かる。このとき、近くに沸かした湯を入れたポットを用意し、冷めてきたら湯を足しながら行おう。疲れを強く感じる日は、ふくらはぎまで浸かるとよい。足湯を行いながらコップ1杯の白湯を5～10分かけて飲む

【不調】

月経痛・PMS

Quick プチほぐし

足首（P66参照）、甲とかかと（P67参照）、ひざ下（P69参照）

下半身のめぐりを促して不快感を穏やかに

骨盤まわりの詰まりや癒着をほぐし、筋肉を鍛えて下半身のめぐりをよくします。特に仕事などで長時間座りっぱなしの人は、そけい部を充分にほぐしましょう。お尻が硬く冷えている人は積極的に取り組んで。

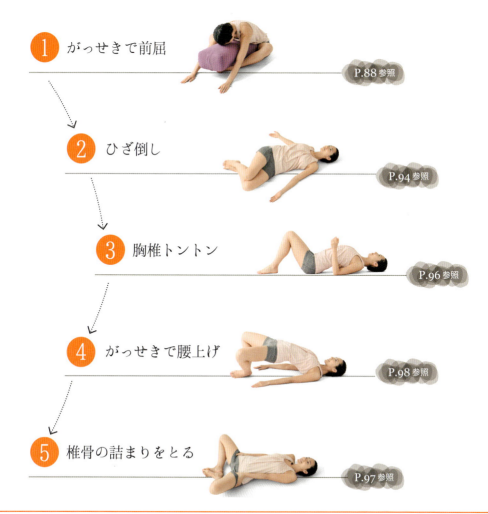

1 がっせきで前屈

P.88参照

2 ひざ倒し

P.94参照

3 胸椎トントン

P.96参照

4 がっせきで腰上げ

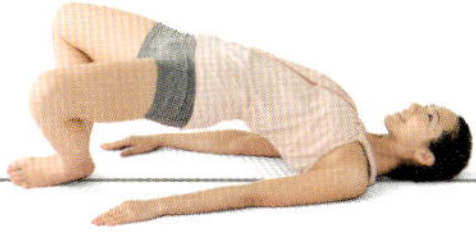

P.98参照

5 椎骨の詰まりをとる

P.97参照

全身の疲労感

Quick

プチほぐし

足の裏（P64参照）、脚全体（P71参照）

自律神経を整え心身ともにパワーアップ！

背骨は神経の通り道。癒着によって硬くなると、自律神経のはたらきにも影響します。背骨を一つひとつ動かすポーズで背中を柔軟にし、癒着を解消。エネルギーの通りもよくなり、疲れにくくなります。

ローリングウェーブ

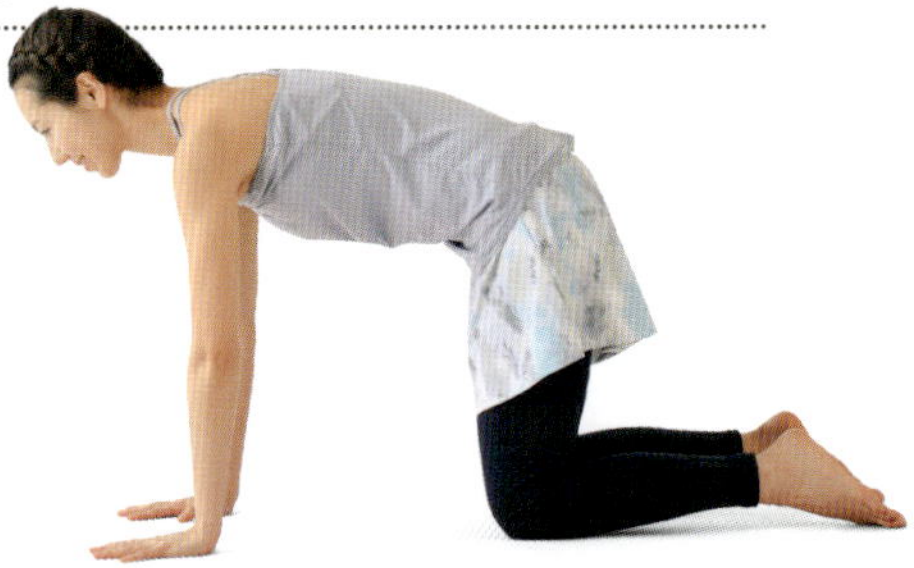

1. ひじを伸ばして四つ這いの姿勢になる

手は肩幅に、ひざは骨盤の幅に開き、足の甲を床について四つ這いになる

2. 息を吐きながらお尻を高く上げる

いったん両足のつま先を立ててから、息を吐きながらひざを床から離し、お尻を天井に向かって上げる。腕をまっすぐに伸ばし、尾骨を後ろ斜め上からひっぱり上げられるようなイメージで行う。ひざは曲げてもよいので、かかとは床につけて両手両足に均等に体重を乗せる

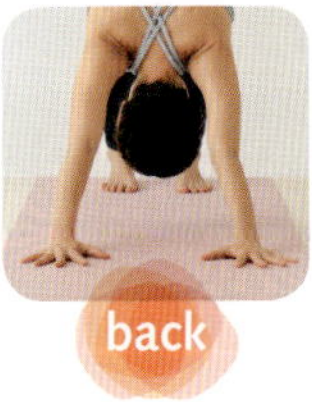

point

両手を広げてしっかり床を押さえる

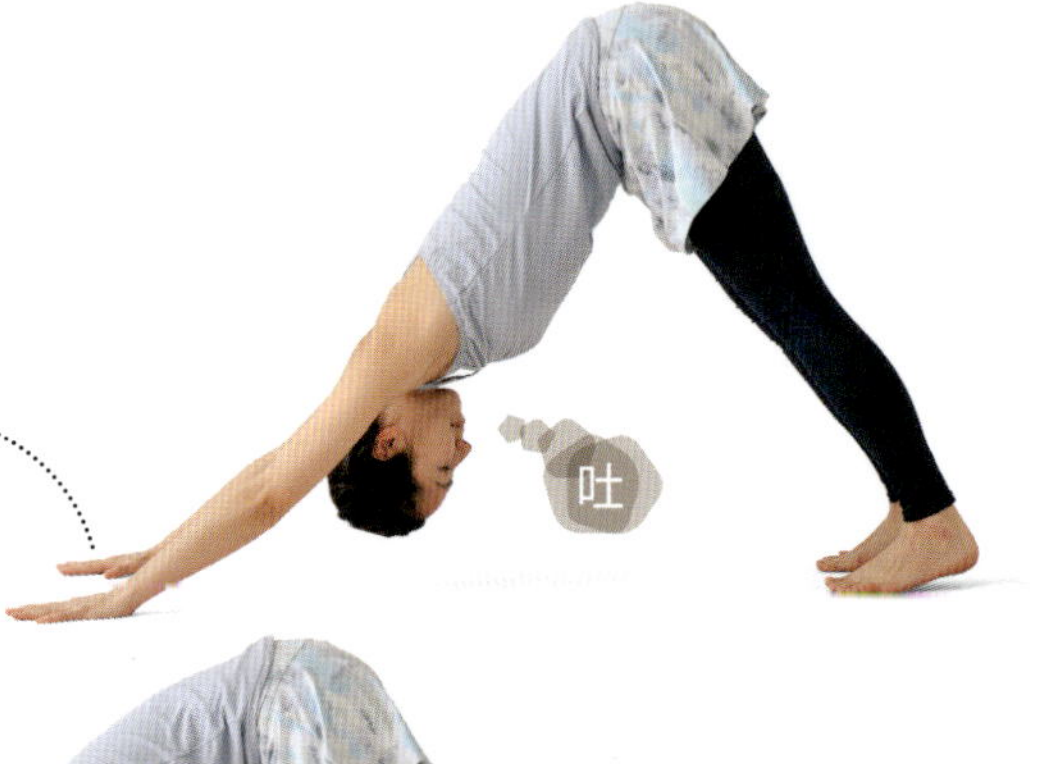

3. 息を吸いながらかかとを上げる

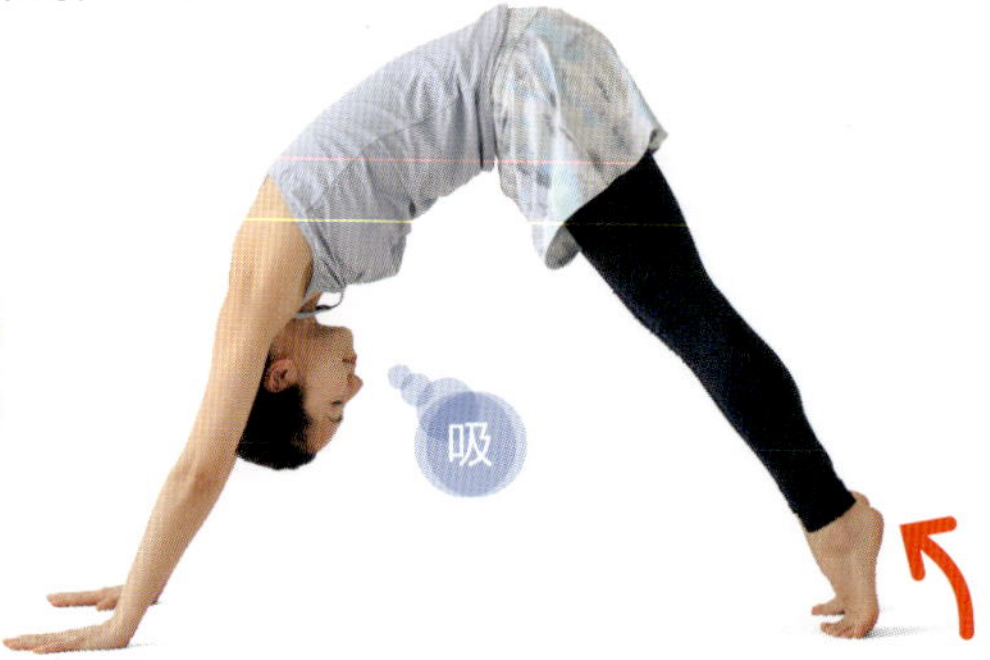

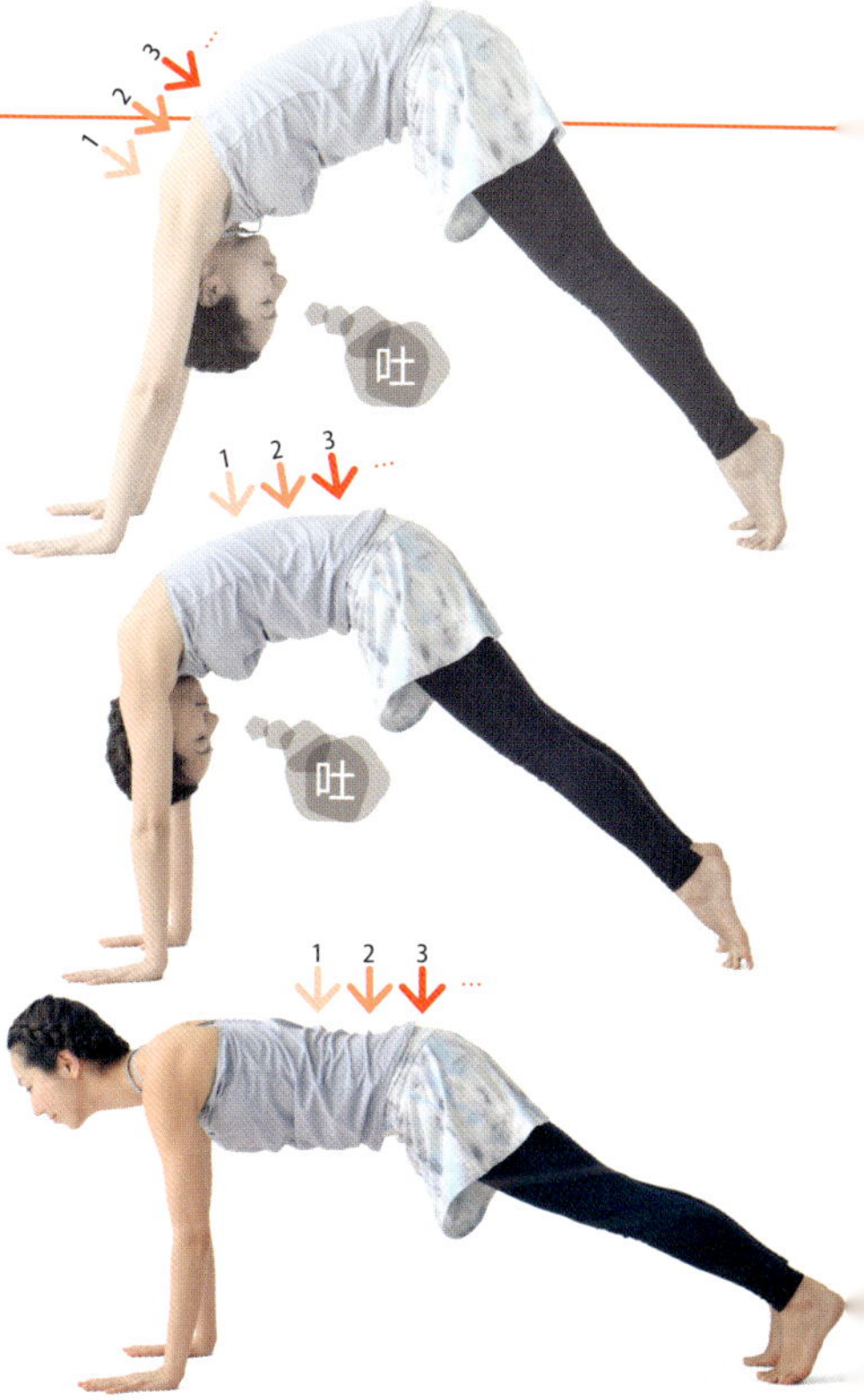

4-6. 息を吐きながら背骨を首から一つずつ起こす

息を吐きながら、重心を両手に移動。首のつけ根から、背骨を一つずつ持ち上げるイメージで起こし、肩からお尻が床と平行になるまで背中を伸ばしていく

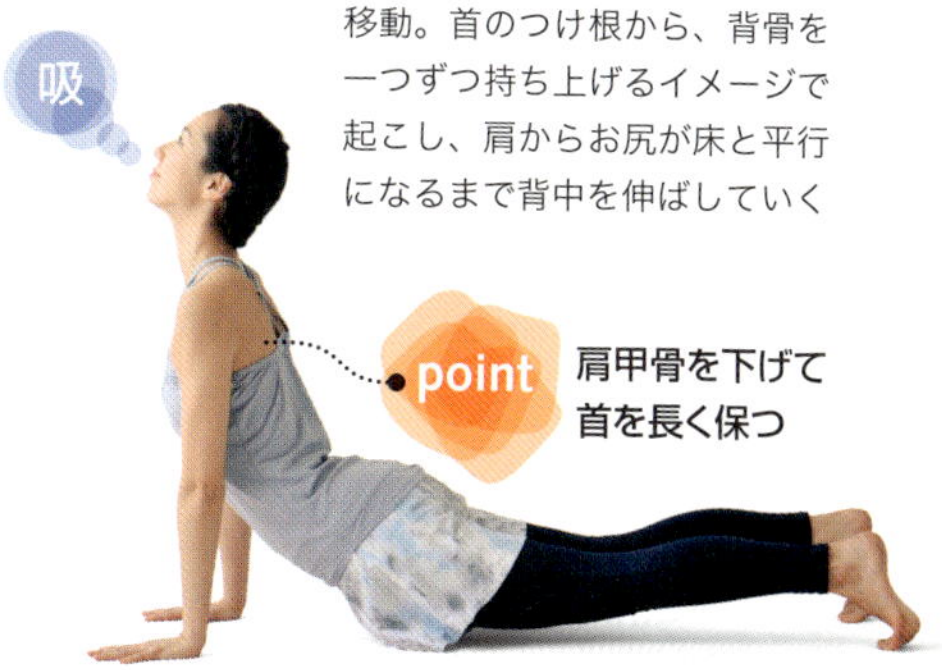

7. 息を吸いながら腰を落とす

息を吸いながら床すれすれまで腰を落とし、視線は斜め上に。このとき首がすくまないよう両肩をしっかり下げ、胸を広げて首を長く保つ

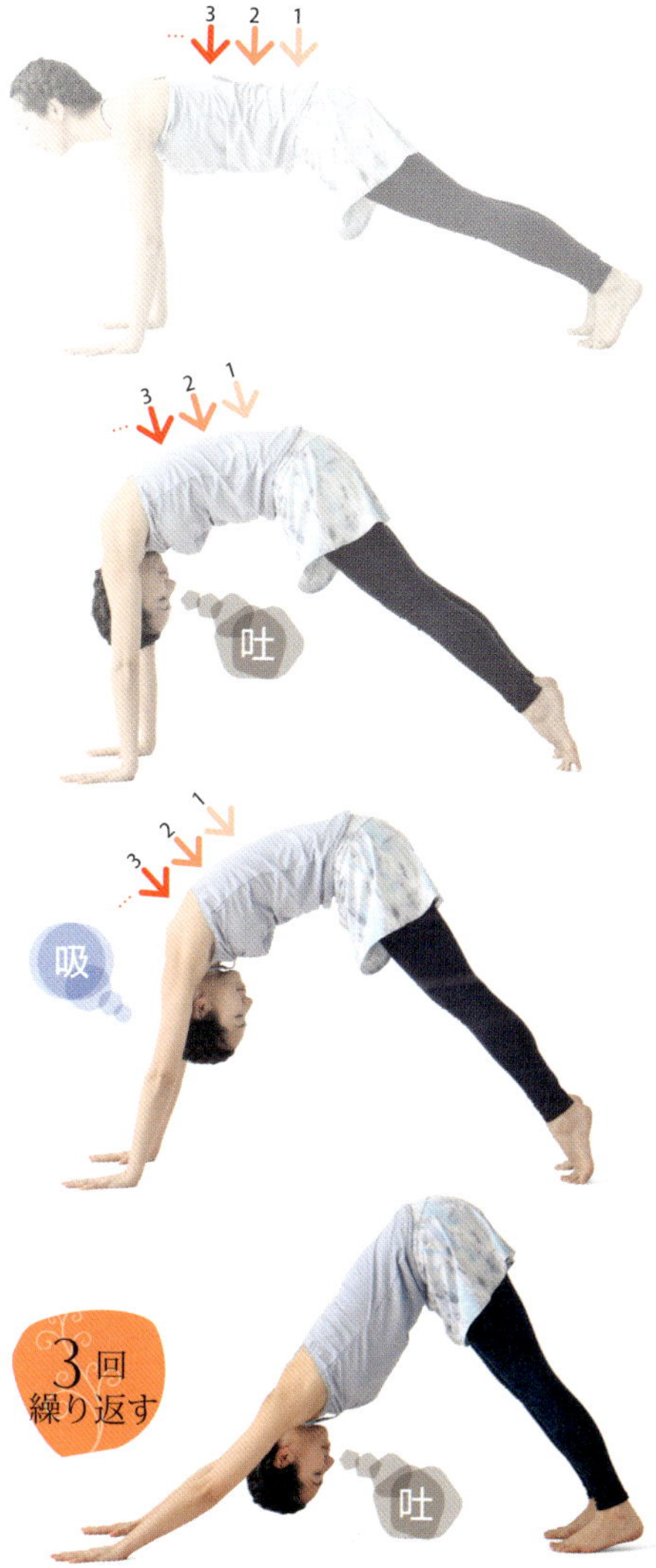

8.-11. 息を吐きながら背骨を尾骨から一つずつ起こす

お尻を上げて 6 の姿勢に戻り、息を吐きながら今度は尾骨から背骨を一つずつ動かすイメージで頭まで丸めていく。いったん息を吸い、吐きながら、両手で床をしっかり押さえて 2 の姿勢に。2～11 を３回繰り返す

頭が痛い

Quick

プチほぐし

足指のあいだ（P65参照）

頭痛に効くツボ、百会《ひゃくえ》にアプローチ

疲れが溜《た》まり硬くなった頭皮をほぐしながら、頭頂にあるツボ、百会を刺激。頭痛を軽減してくれます。慣れたら、ぜひ指を組んだポーズにもチャレンジを。背中の緊張もほぐれるため、効果がアップします。

ヨガムドラー

Stand by　床に正座する

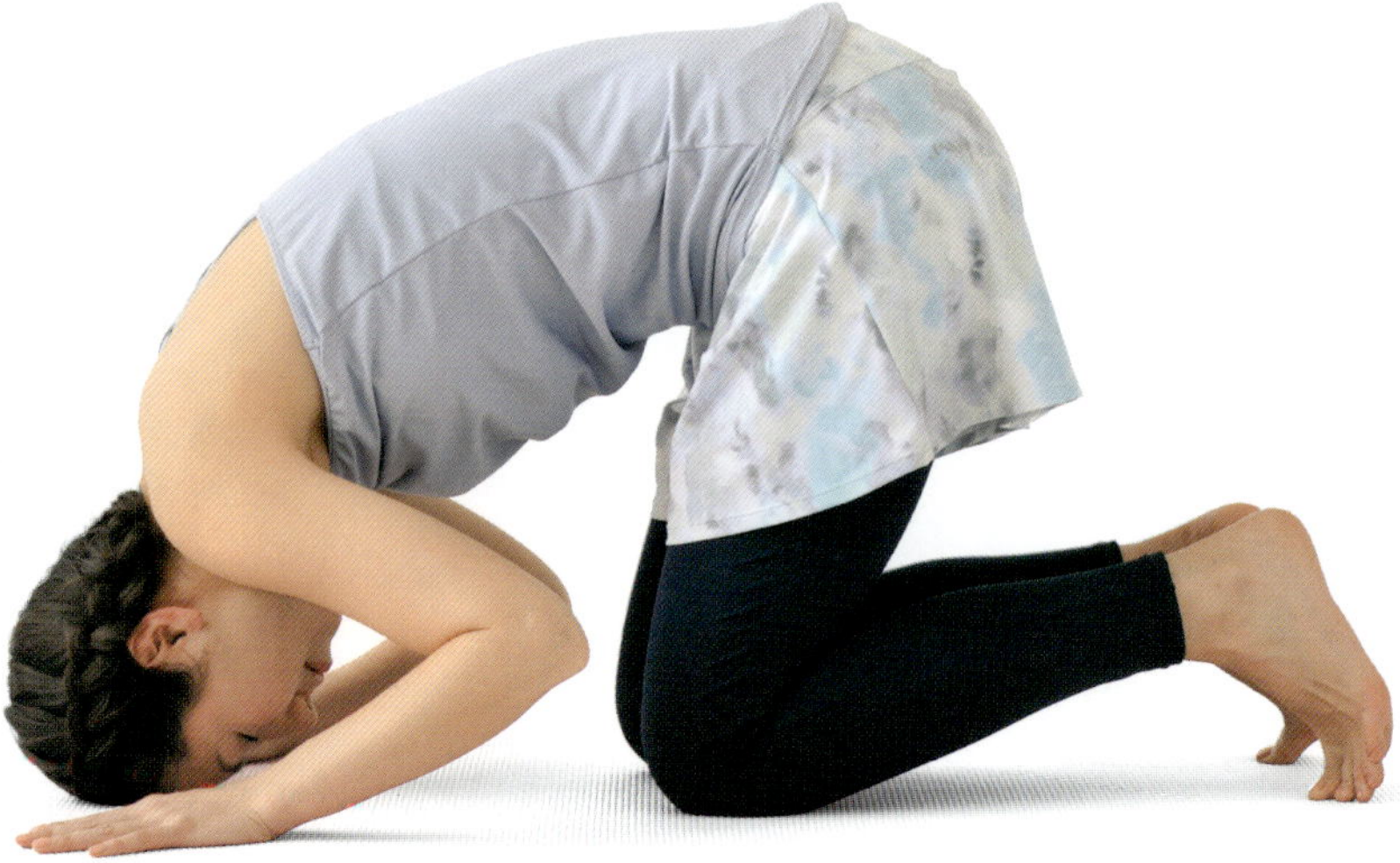

1. おでこを床につけてお尻を上げる

上体を前に倒し、おでこを床につけたら耳の横で両手を床につける。手とひざをついたまま、お尻を上げる

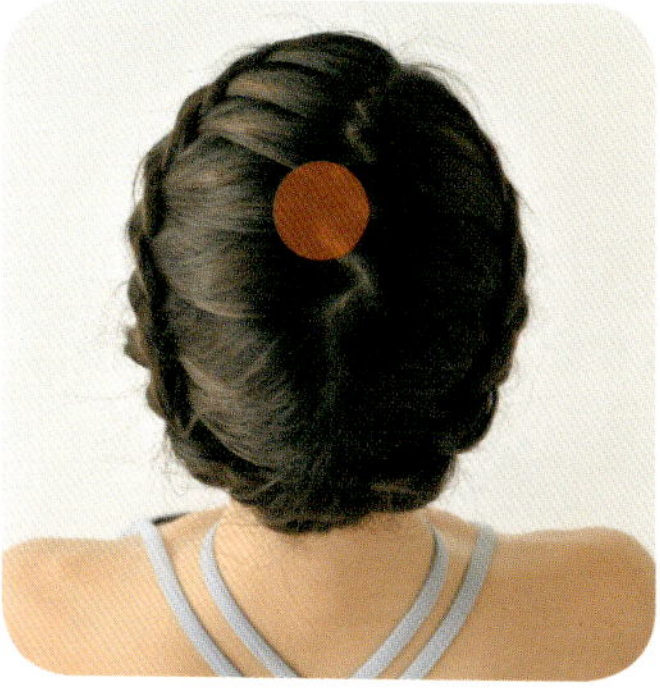

2. 頭のてっぺんを床につけてキープ

頭のてっぺんを床につける。両手、両ひざ、頭と5点で体重を均等に支えながら30秒キープ。両手で床を押して起き上がる。首を痛めないよう気をつけて

30秒 Keep

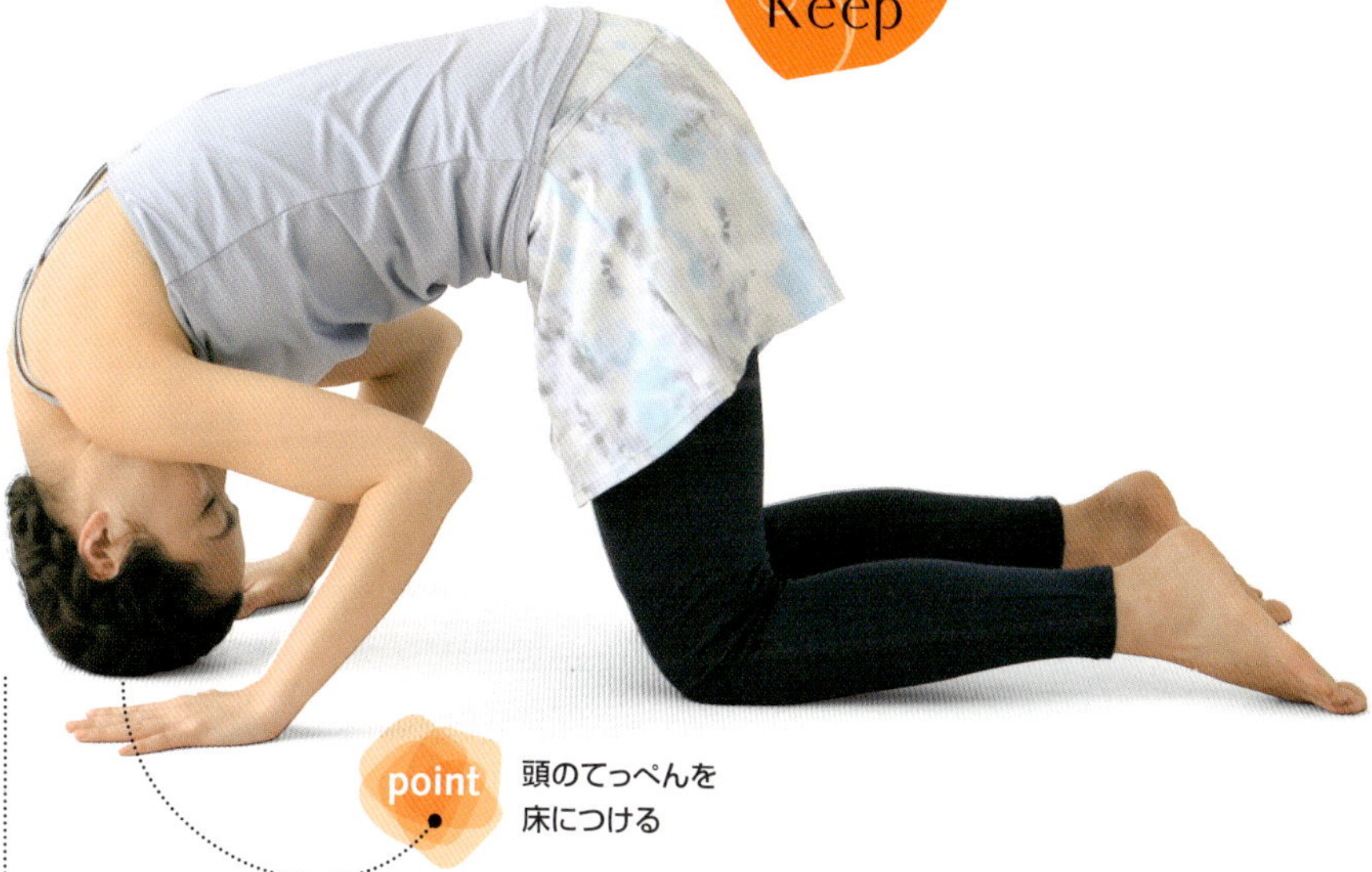

point 頭のてっぺんを床につける

NG 頭のてっぺんよりも手前の位置でポーズを行うと、首を痛める原因になる

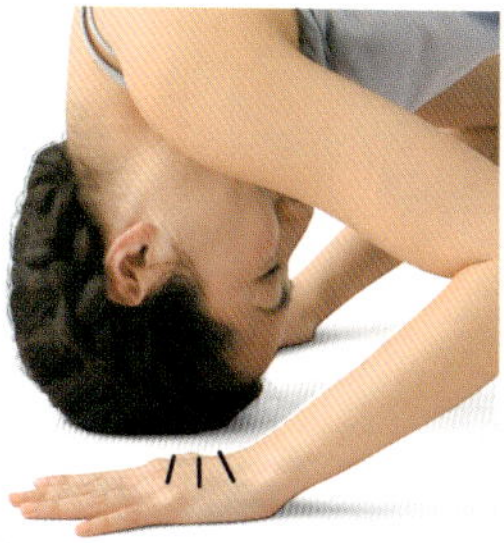

もっとできる人は…

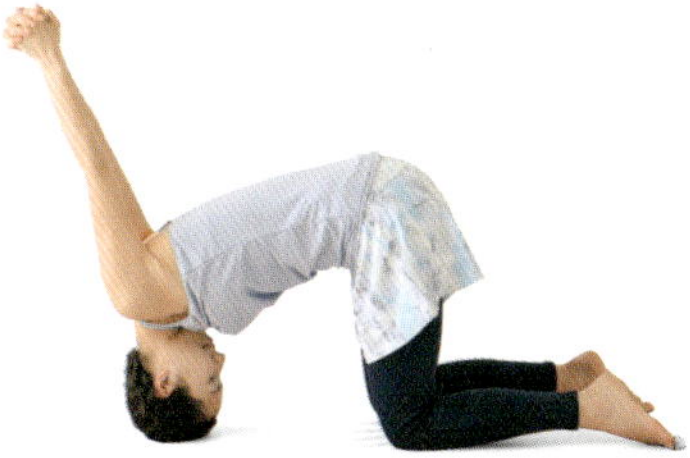

指を体の後ろで組み、頭のほうへと伸ばす。肩甲骨から腕が伸びていくのを感じ、吐く息とともに体の力を抜いていく。30秒キープ後、両手を耳の横で床についてから上体を起こす

便秘

Quick
プチほぐし
足の裏（P64参照）、くるぶし（P69参照）

お腹が硬くなくなるまで根気よくほぐして

腸の流れに沿ったマッサージで老廃物を押し流します。硬くて指が入りにくい人は腸の頑固な癒着が考えられるので、できれば朝晩行って。指の第二関節あたりまでズブッと入る、やわらかい状態がベストです。

お腹のマッサージ

Stand by

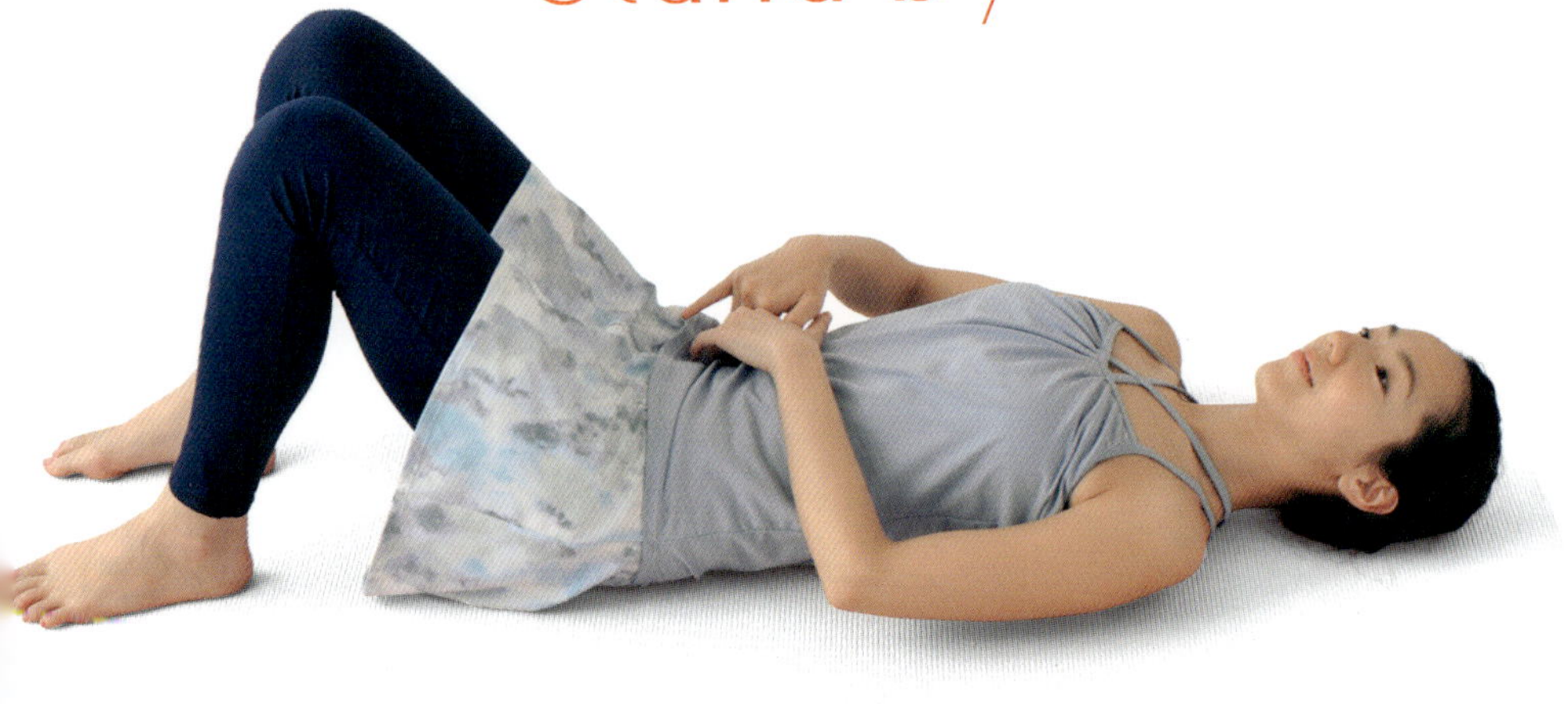

右脚のつけ根のやや上に両手の指先を当てる

床にあお向けになり、両ひざを立てる。右下腹部に両手の人差し指から小指を突き刺すように当て、腸の流れに沿って、腸のあるスペースの四隅を刺激していく

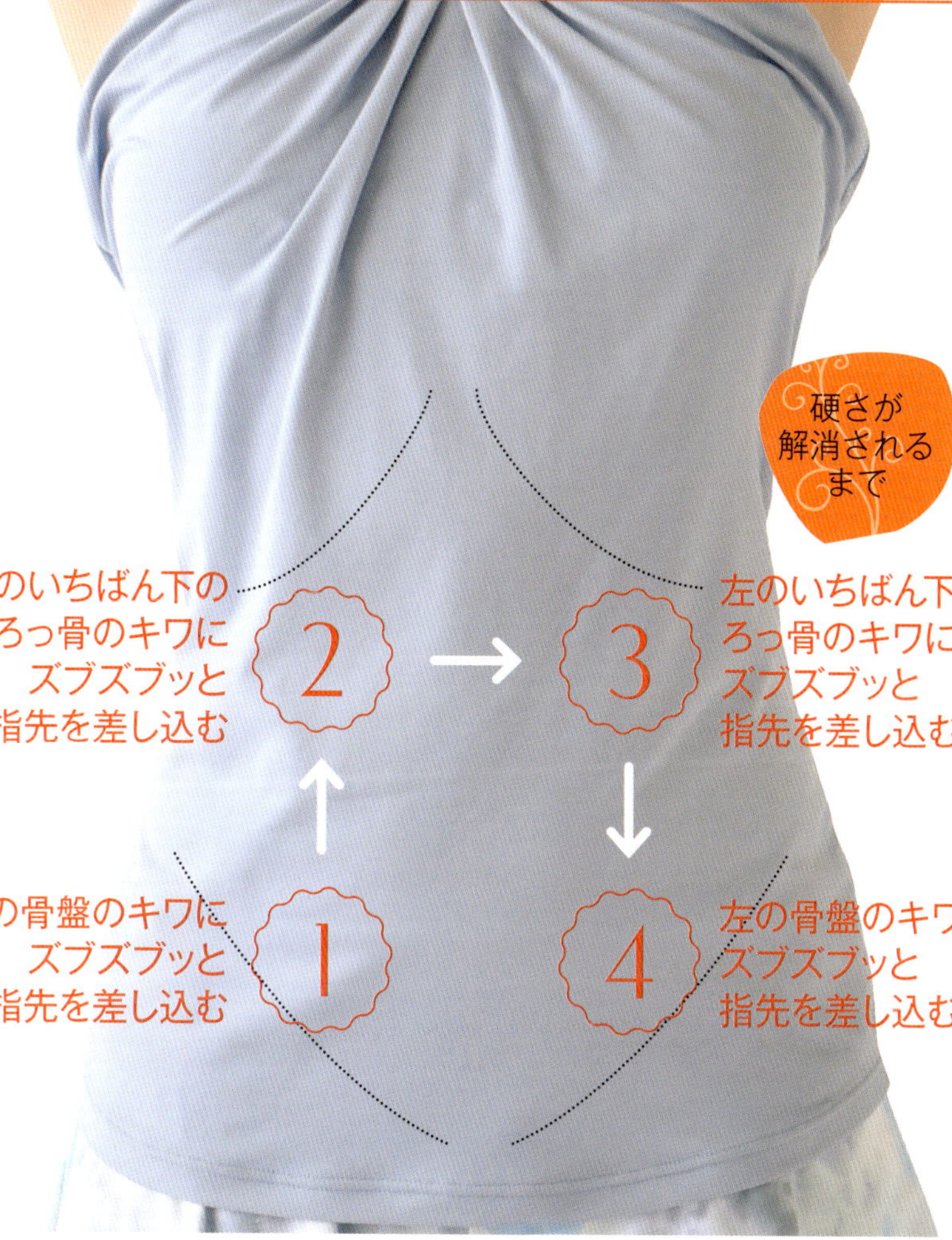
硬さが
解消される
まで
右の骨盤のキワに
ズブズブッと
指先を差し込む
1
右のいちばん下の
ろっ骨のキワに
ズブズブッと
指先を差し込む
2
左のいちばん下の
ろっ骨のキワに
ズブズブッと
指先を差し込む
3
左の骨盤のキワに
ズブズブッと
指先を差し込む
4

point

指を深く差し込める
方向から刺激する

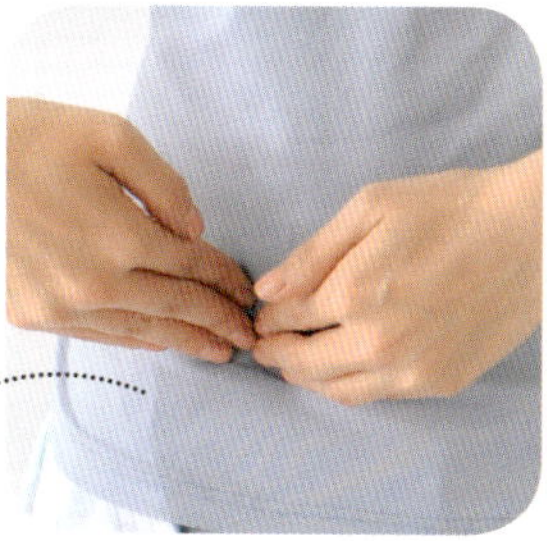

お腹は両手の指を体に対して垂直にズブズブッと差し込む。お腹が張ってうまく指が入らない場合は、斜めや横など深く指が入る角度で行う

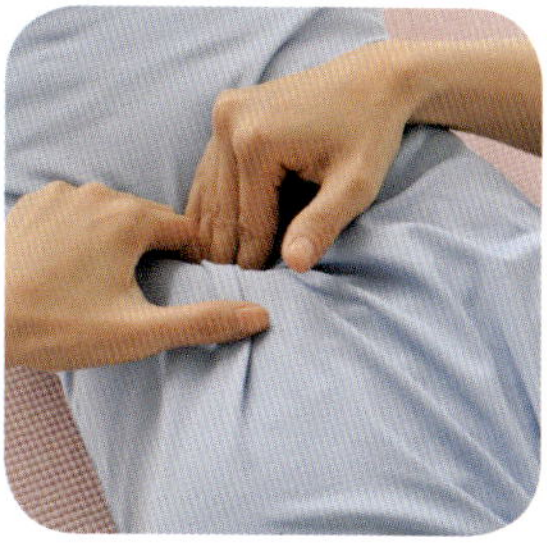

ろっ骨のキワは、骨の下に指先をすべり込ませるように斜めから差し込むと行いやすい

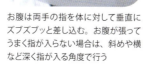

背中のコリ・ハリ

Quick

プチほぐし

股関節（P68参照）

背中を大きく動かしてコリの原因を排出

背中を反らせたり丸めたりする動きで、筋肉や背骨まわりの緊張と弛緩を繰り返し、コリやだるさの原因となる老廃物を押し流します。特に背中を丸めたときに、皮膚がひっぱられる感覚を覚えることが大切です。

キャットカウ

1. 四つ這いの姿勢になり 背中を床と平行にする

両手、両ひざを床について四つ這いの姿勢になる。両手首は肩の真下、両ひざは太ももつけ根の真下で腰幅に開く。足の甲を床につけて背中を床と平行にする

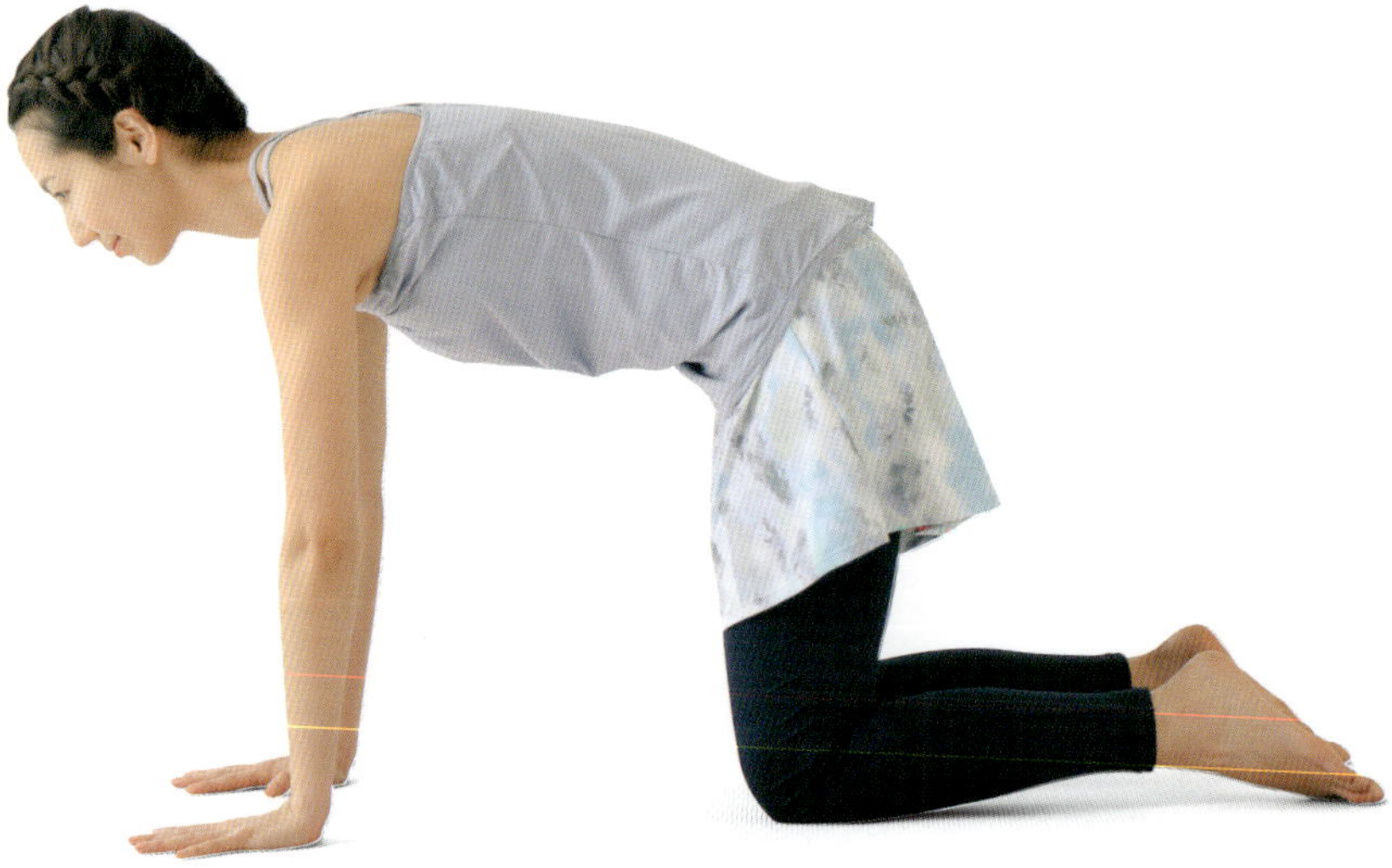

2. 息を吐きながら背中を反らせる

息を吸い、吐きながら背中を反らせる。おへそは床に近づけるイメージ、尾骨は天井に向けるイメージで行う。このとき、首の後ろにも伸びを感じる。息を吸いながら 1 に戻る

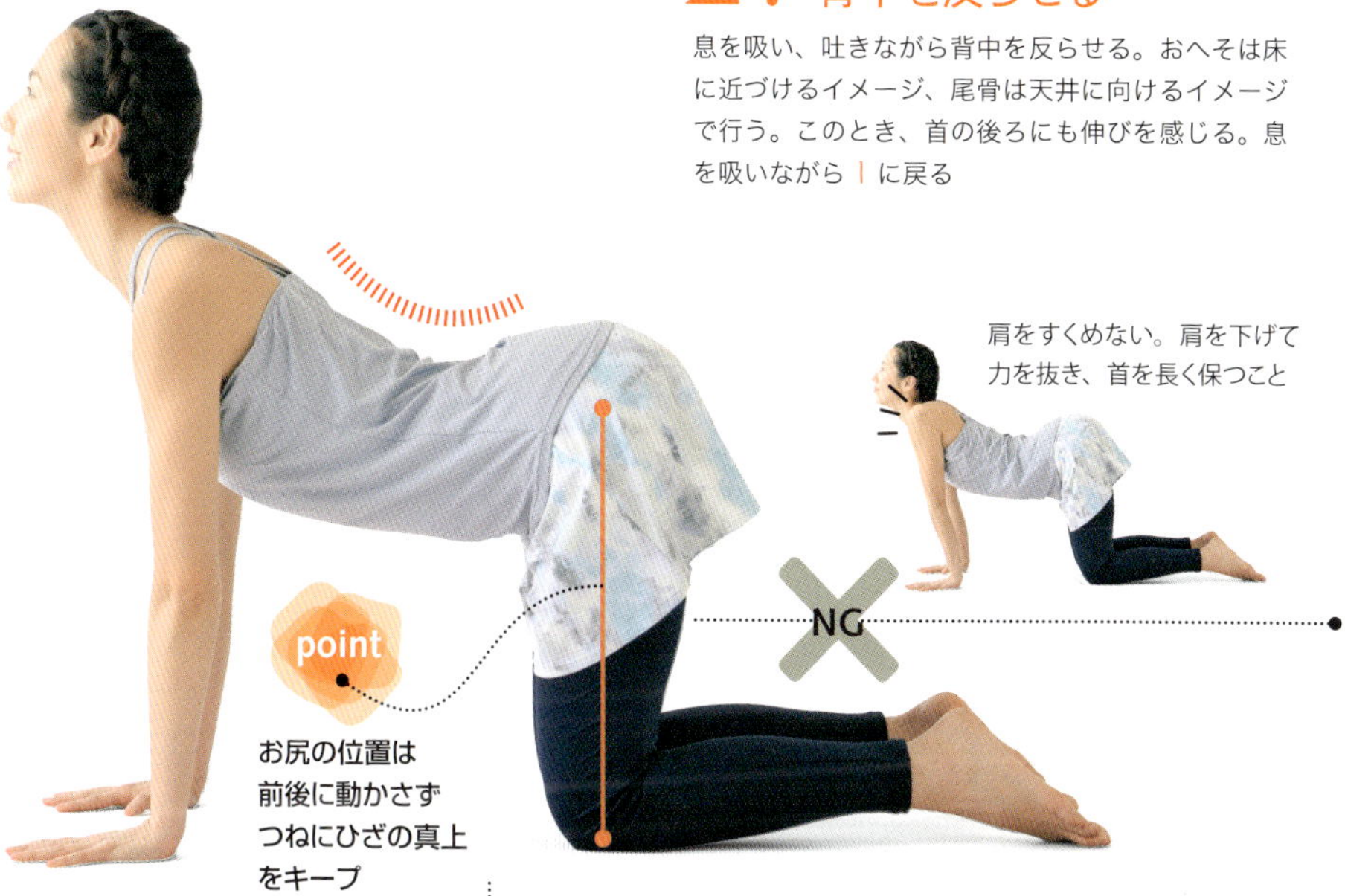
point
お尻の位置は
前後に動かさず
つねにひざの真上
をキープ
NG

肩をすくめない。肩を下げて力を抜き、首を長く保つこと

3. 息を吐きながら背中を丸める

息を吐きながら、天井からひっぱられるイメージで背中を丸め、お尻と頭を内側に入れていく。息を吸いながら 1 に戻る。1 ～ 3 を３～５回繰り返す

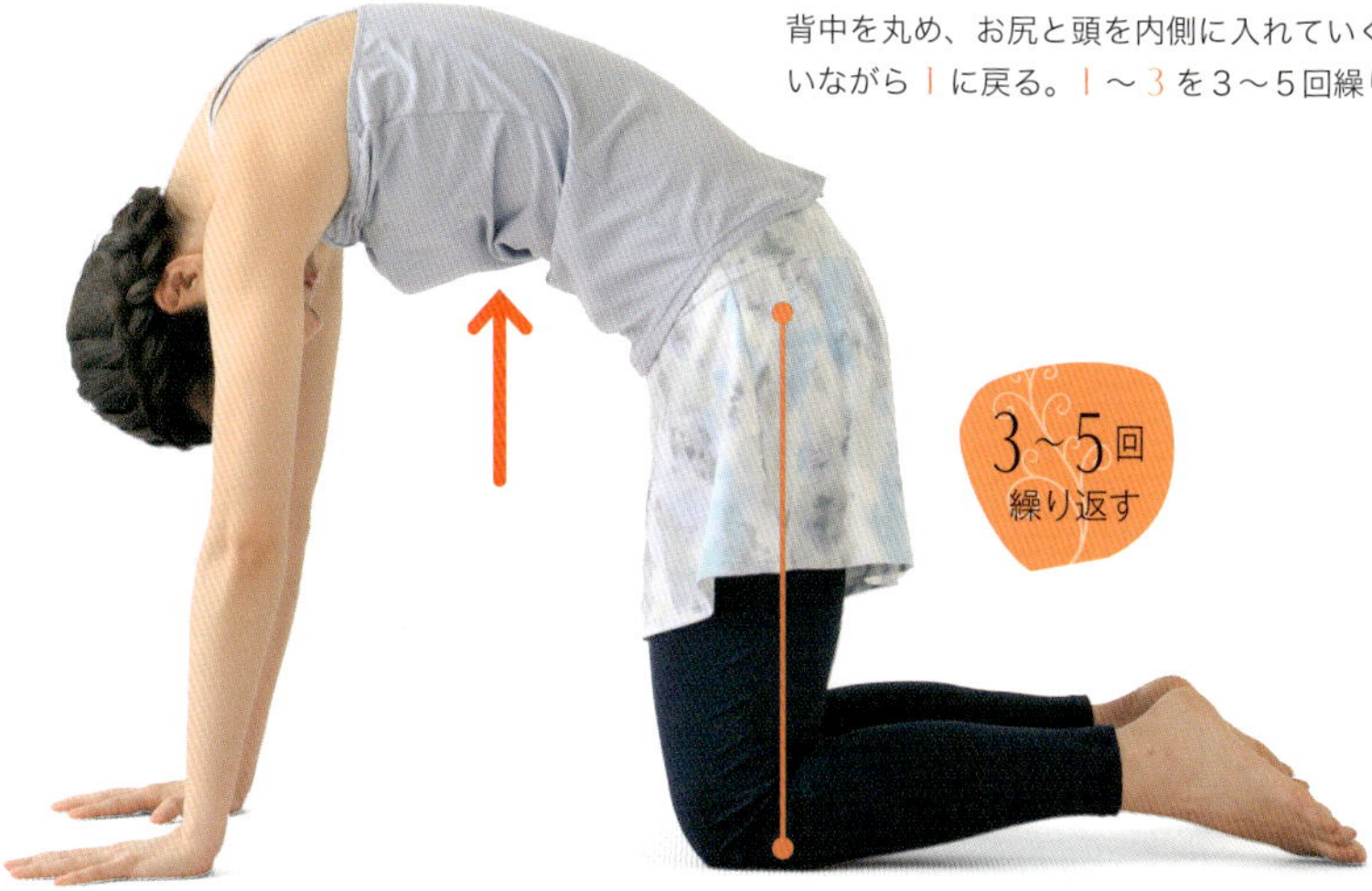
3~5回
繰り返す

目の疲れ・かすみ・めまい

Quick

プチほぐし

足指のあいだ（P65参照）

耳をゆるめ緊張をほぐす

神経が集まる耳のまわりをほぐして、視神経を緊張から解放。特にパソコンやスマートフォン、テレビの画面を長時間見る習慣のある人は、マメにケアしましょう。イライラやストレスにも◎。

耳のマッサージ

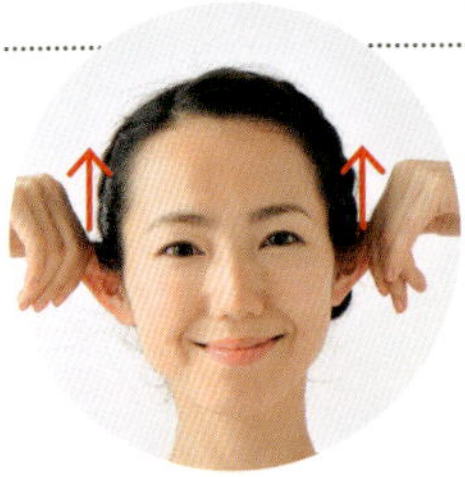

1. 耳の上部をつまみ上や斜め上にひっぱる

両耳の上部をそれぞれつまみ、上や斜め上方向へと各3～5回ひっぱる

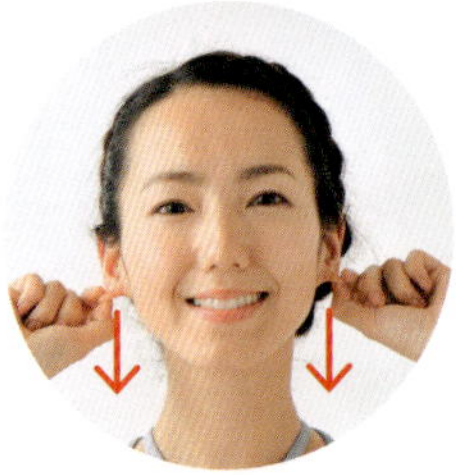

2. 耳たぶをつまみ下や斜め下にひっぱる

両耳たぶをそれぞれつまみ、下や斜め下方向へと各3～5回ひっぱる

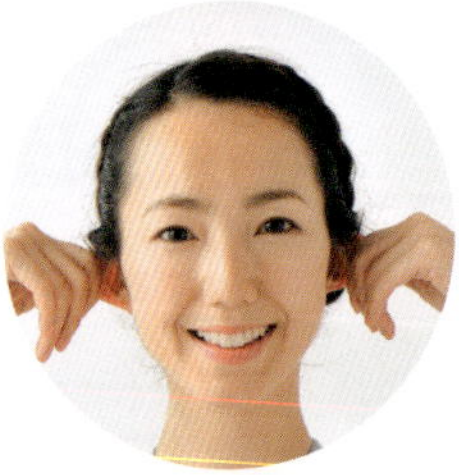

3. 耳の中央外側をつまみつけ根から前後に折る

両耳の中央外側をつまみ、耳をつけ根から前に、後ろにと交互に折る。各3～5回

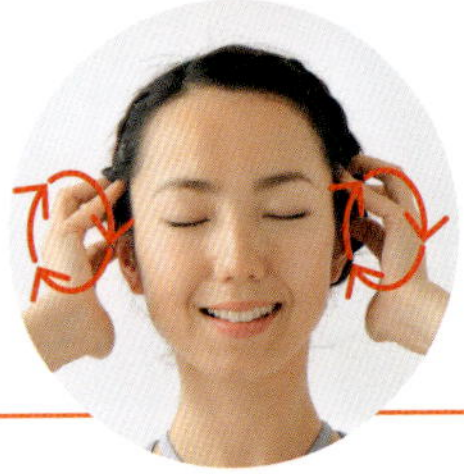

4. 指の腹で頭皮を押さえて回したりゆらしたりする

耳を囲うように、両手の指の腹を側頭部に優しく押しつける。皮膚を動かすように回したり前後にゆらしたりを、30秒～1分行う

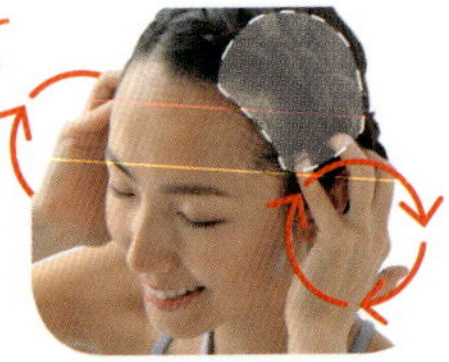

耳の上も同様にほぐすと症状緩和につながる

【不調】

胃の不快感

Quick
プチほぐし
足の裏（P64参照）

お腹を伸ばして縮まった胃を解放

腹部を伸ばして、圧迫されて動きが悪くなった胃を解放します。同時に、消化器のはたらきが低下すると言われる胸椎の癒着もケア。ポーズの最中、みぞおちやお腹をマッサージするとさらに楽になります。

割《わり》座《ざ》であお向け

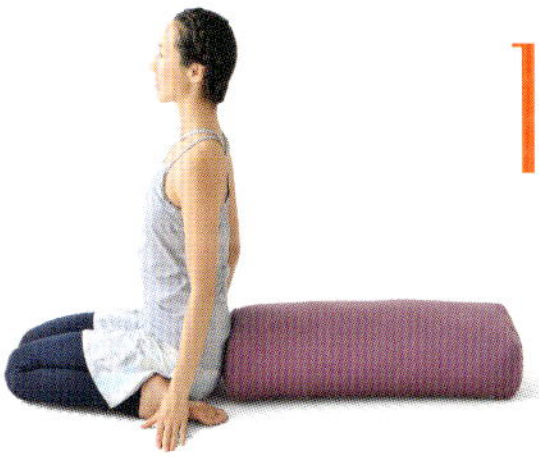

1. 床に正座して お尻の左右に足を出す

床に正座し、お尻につくようボルスター（またはクッション）を縦に置く。両足をお尻の左右に出し、お尻を床につける

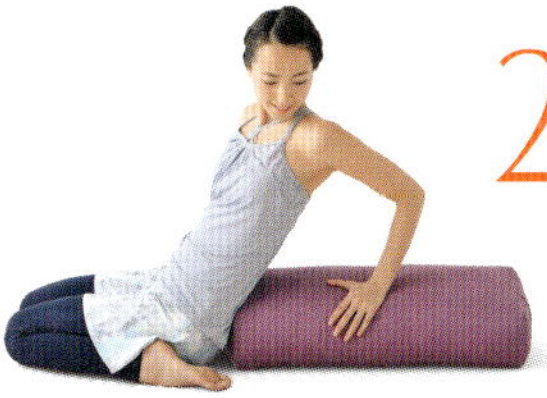

2. 上体を後ろに倒し あお向けになる

ボルスターに手をつきながら、ゆっくり上体を後ろに倒し、ボルスターの上であお向けになる

3. 手のひらを上にして 呼吸を繰り返す

腕を体の左右に自然に伸ばし、手のひらを上にする。呼吸を繰り返すたびに背中が床に近づく感覚をもちながら1～5分キープ。上体、太ももの前面、下腹部からおへそに伸びを感じて

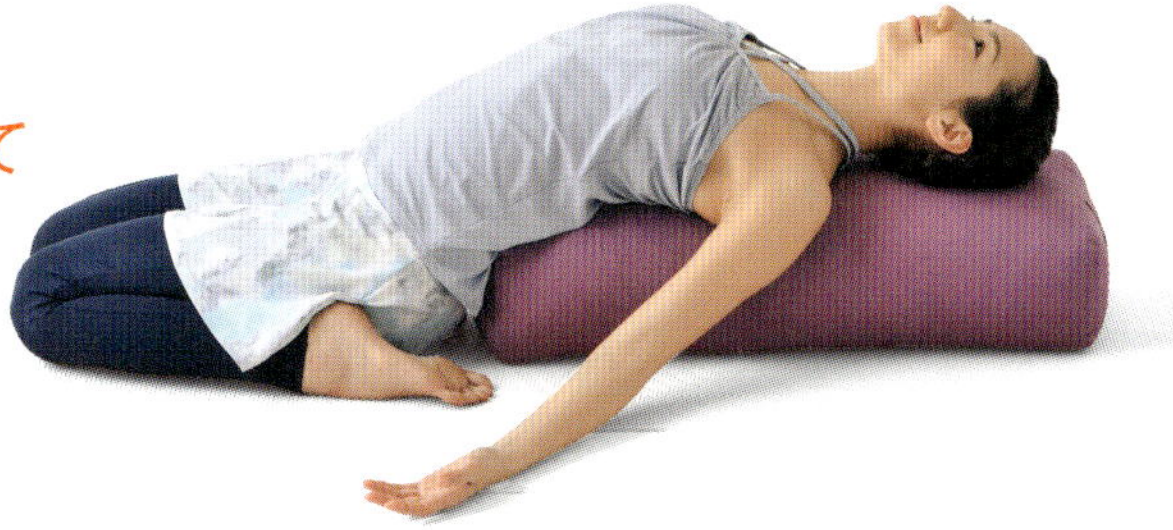

Easy

腰が浮く、腰に痛みを感じる人は、一方の脚を伸ばすと楽に行える。その場合、終わったらもう一方の脚を伸ばして行うこと

もっとできる人は…

両腕を頭のほうに伸ばし、両手でそれぞれ逆側のひじをつかんで行う。腕の内側からわき、体側もしっかり伸ばす。もたれるクッションを低くしても

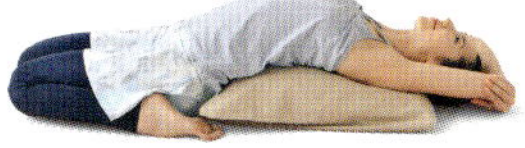

【不調】

膣《ちつ》のゆるみ

Quick

プチほぐし

太もも（P70参照）

ゆるめて引き締めてやわらかさを取り戻す

膣のお悩み対策といえば、ケーゲル体操。しかし、骨《こつ》盤底筋群《ばんていきんぐん》は細かい筋肉がたくさん折り重なっているので、さまざまな方向からアプローチするのが正解。骨盤内や周辺の癒着をほぐし、柔軟性を取り戻して。

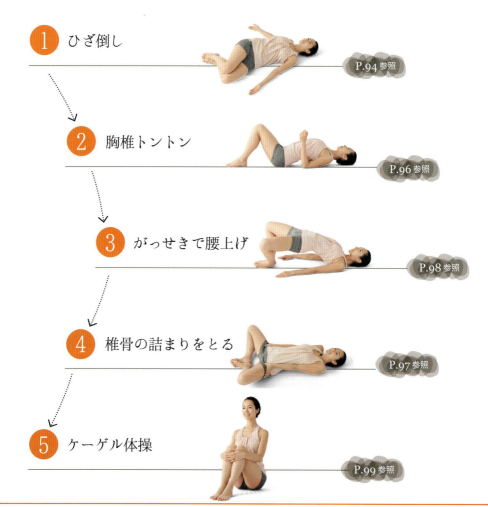

1 ひざ倒し

P.94 参照

2 胸椎トントン

P.96 参照

3 がっせきで腰上げ

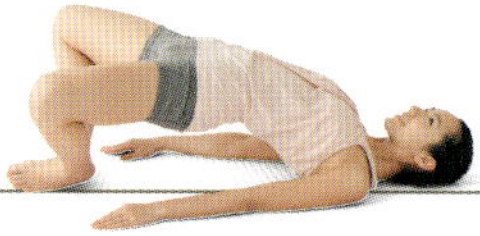

P.98 参照

4 椎骨の詰まりをとる

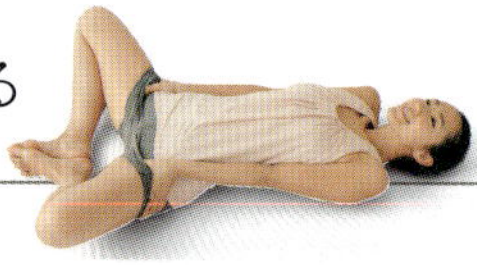

P.97 参照

5 ケーゲル体操

P.99 参照

【不調】

尿漏れ

Quick プチほぐし

太もも（P70参照）

尿漏れもセックスのお悩みも一網打尽

骨盤底筋群《こつばんていきんぐん》が硬くなると、せきやくしゃみの瞬間の尿漏れも心配に。まずはお尻歩きでウオーミングアップ。大腰筋、腸骨筋をほぐしてからケーゲル体操を行います。男女問わず、精力減退にお悩みの方にもおすすめ。

お尻歩き＋ケーゲル体操

1. 坐骨《ざこつ》を立てて座り胸の前で手を合わせる

床に座り、脚を揃えて前に伸ばす。坐骨を立てて、あごを軽く引き背すじを伸ばす。手を胸の前で合わせてわきを軽く締め、目線は正面に

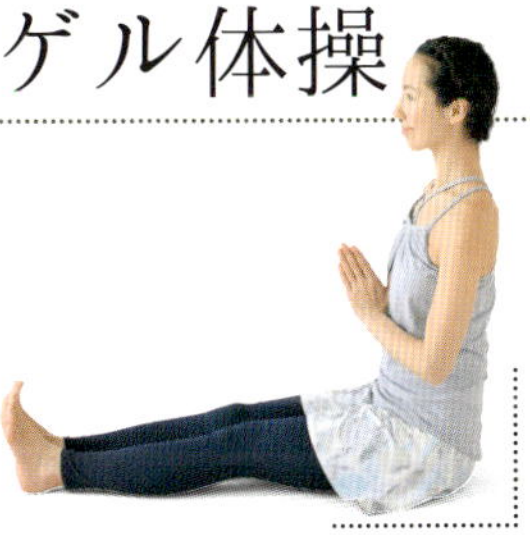

2. 左右交互に脚を押し出しながら前進

姿勢はくずさず、右脚をお尻から押し出すように1歩前に出す。続いて左脚も同様に前に押し出し、左右交互に動かして10歩前進。上体が左右に大きくゆれないよう注意

point 脚全体を押し出すようお尻から動かす

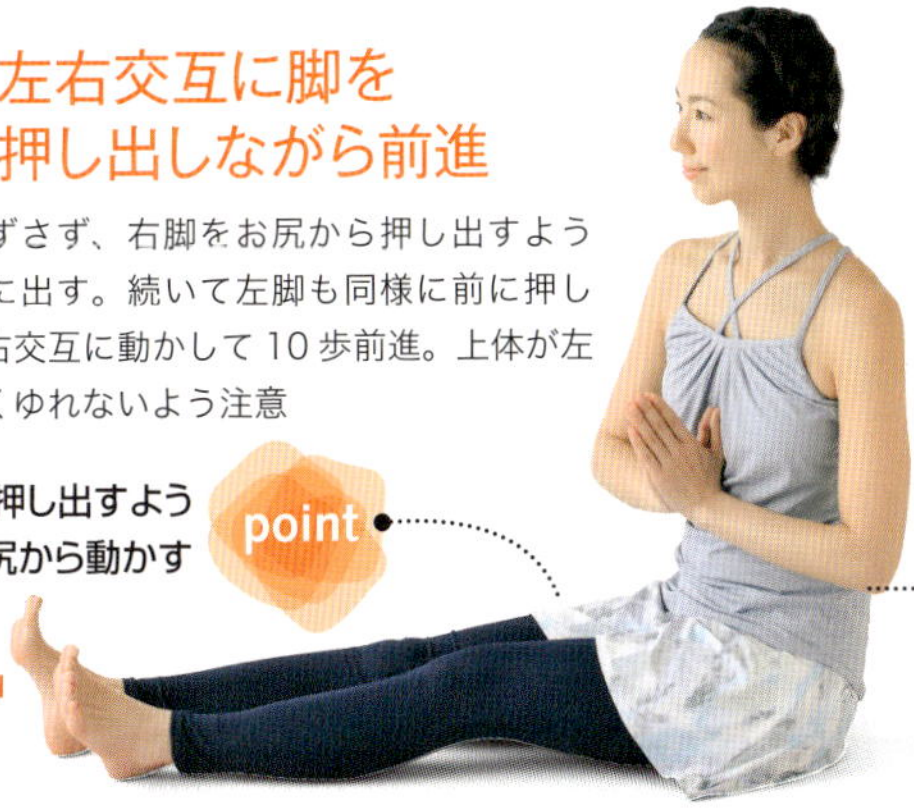

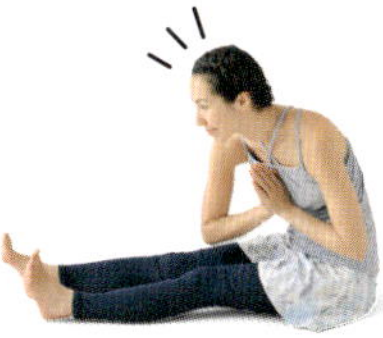

NG

前に行こうと急ぎすぎて、上体も前に前傾してしまうのはNG

3. 左右交互に脚を後ろに押し出すように後退

2の姿勢のまま、お尻から脚全体を後ろに押し出すように、両脚を左右交互に動かして10歩後退する。2、3を3～5セット行う。終えたらケーゲル体操（P99参照）を

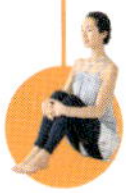

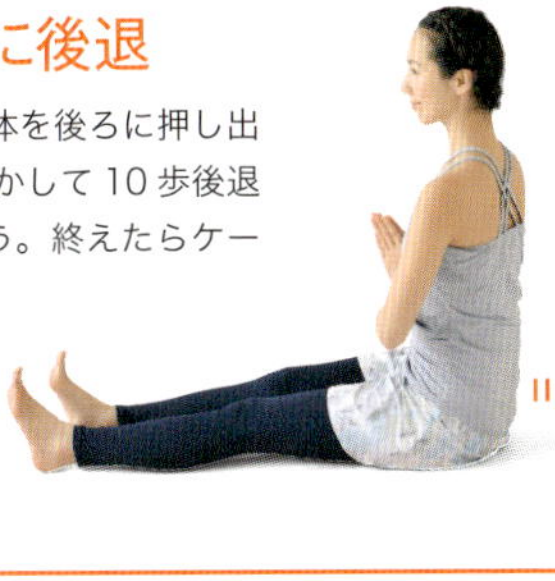

もっとできる人は…

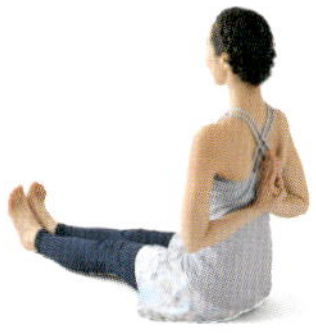

両手を背中に回して、手のひらを合わせる。しっかり押し合いながら脚を動かすと、肩も前に倒れない

骨盤＆肩甲骨の癒着をはがし

劇的にゆがみをリセットする

ジワジワと癒着がほぐれる！

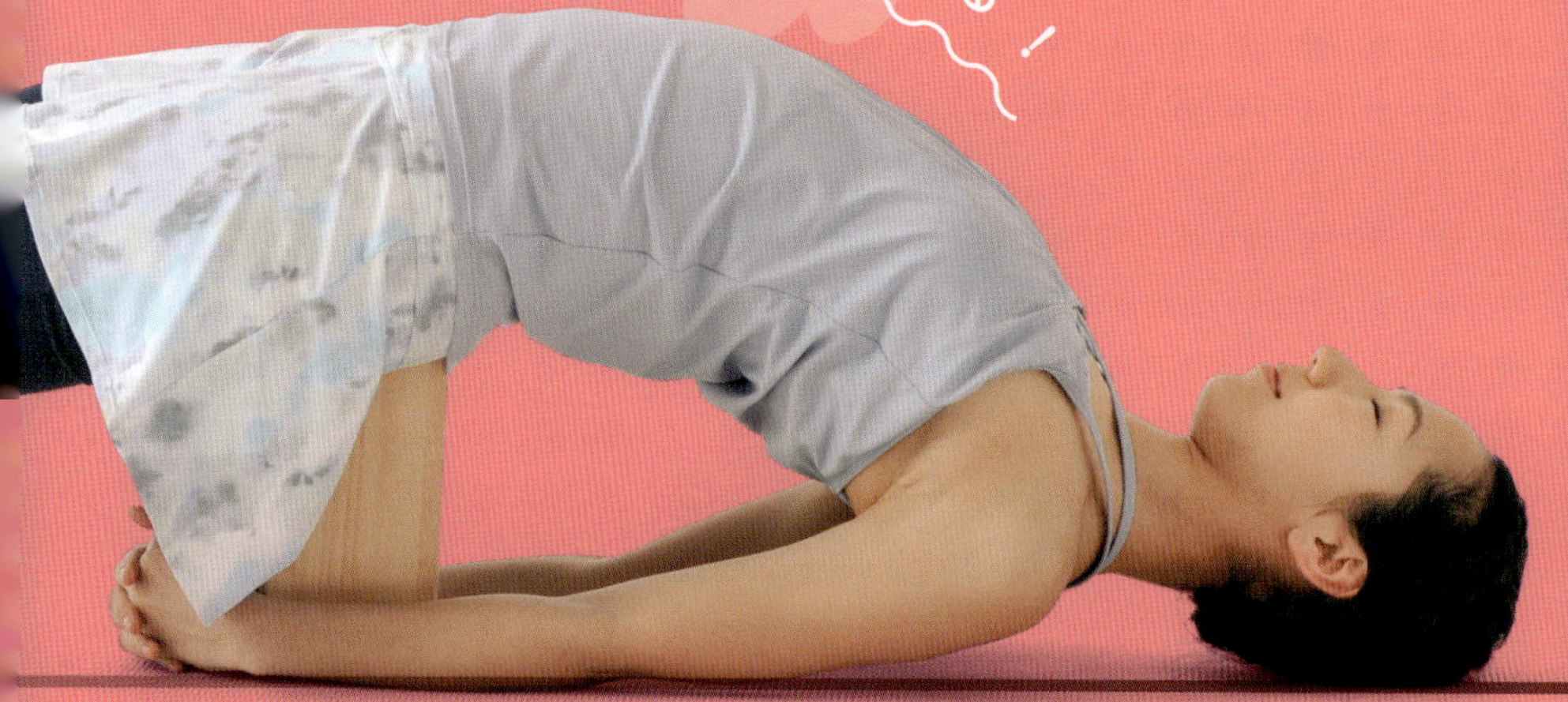

「押す」の進化系

ブロックワーク

癒着ほぐしのバージョンアップ編、「ブロックワーク」。
骨盤と肩甲骨のあいだに当てたヨガブロックに体重を乗せ、
その重みを利用して、深層部の癒着をジワジワとほぐしましょう。
終わった直後から体が軽くなるのを実感できます。

ブロックワークを行うと、錆びついた体に油をさしたように楽に動けるようになります。なぜなら、不自然にくっついていた組織がブロックの圧でメリメリとはがれていき、癒着のない体に近づいていくから。筋肉は弾力を取り戻し、マイナスの状態がすばやくリセットされます。

ブロックワークでほぐすのは、仙骨と肩甲骨周辺の2か所です。仙骨と肩甲骨の関係は、車の前輪・後輪のようなもの。同時にほぐすことで、体は劇的によくなります。あお向けで寝たときに腰や肩が浮いてしまう人は、さっそく試してください。数分後にはまったく浮きがなくなり、ゆがみの解消を実感できます。

ヨガブロックはコレ!

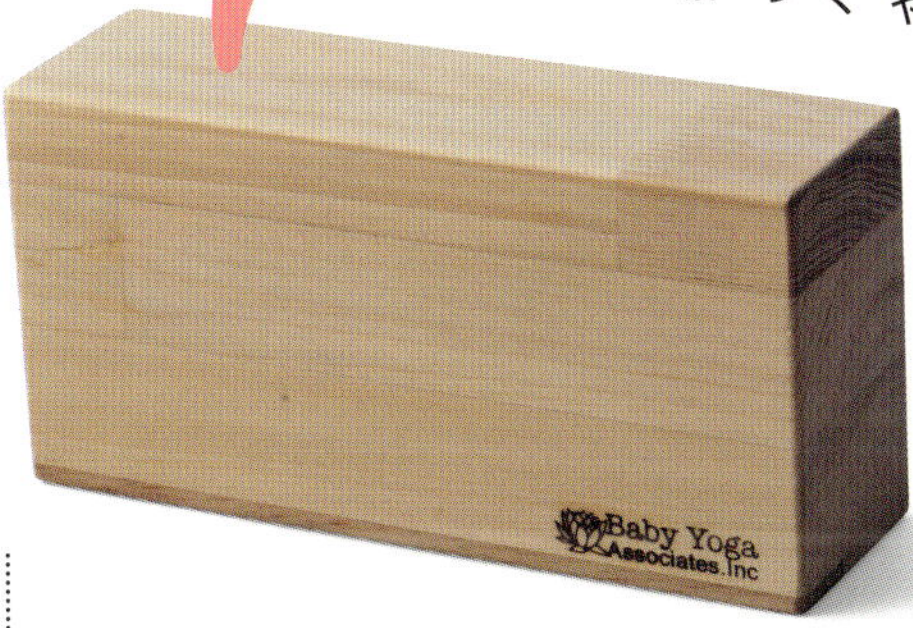

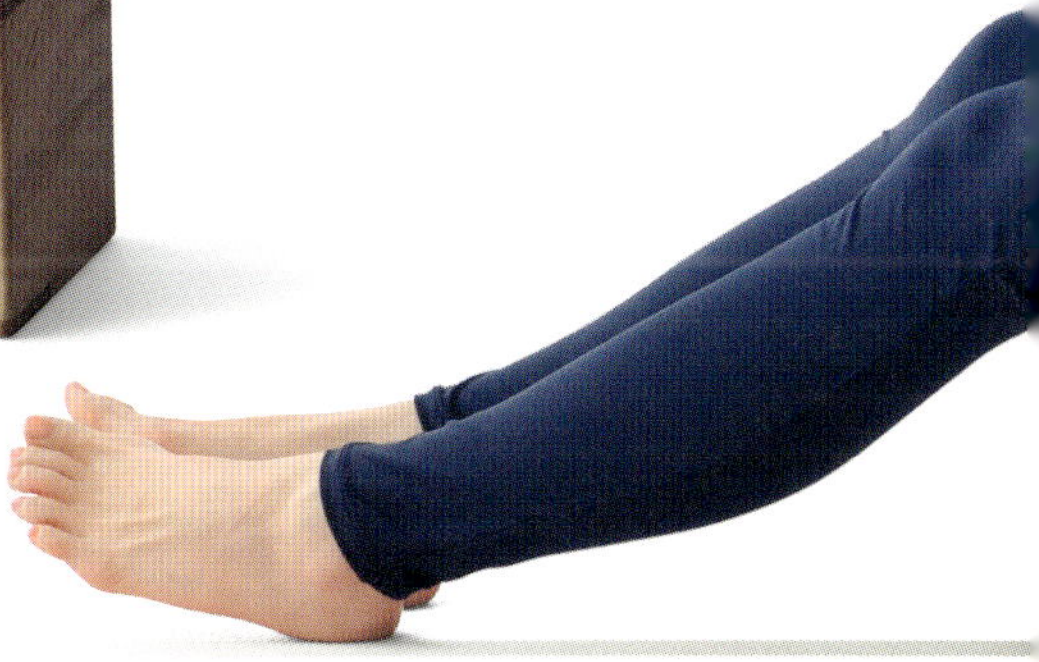

仙骨の幅にジャストの木製ブロックを用意

乗っても体の重みで変形しない木製のブロックを用意。幅が広いと仙骨や肩甲骨のあいだの幅に合わず効果が期待できないので、タンブラーのタオル巻きで代用を

information

日本人の仙骨の幅に合わせてデザインした、著者プロデュースの木製ヨガブロック（W70 × H110 × D230㎜）。１セット（ヨガブロック２個）￥8,000（税抜）。購入先・問い合わせ先　ベビーヨガアソシエイト http://bya.co.jp

ヨガブロックがない人は…

タンブラーのタオル巻きで代用！

用意するもの

●タンブラー●直径７㎝程度×長さ 20㎝程度のタンブラー（本書では 330㎖のタンブラーを使用）、タオル

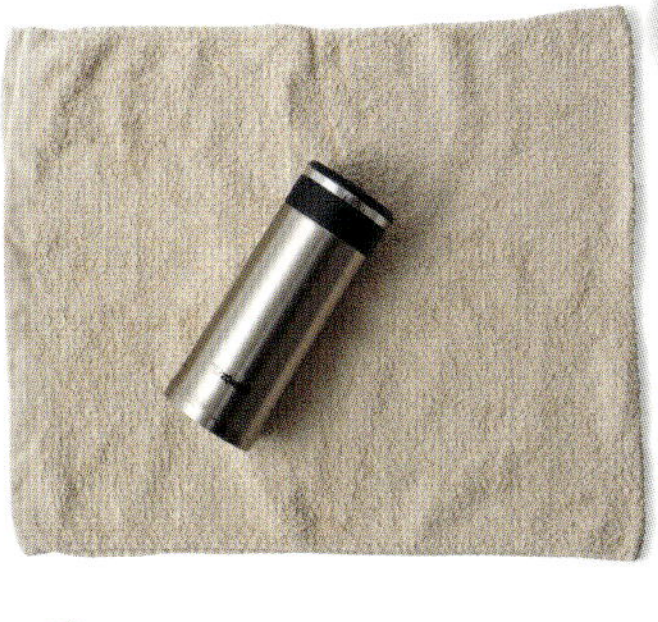

完成!

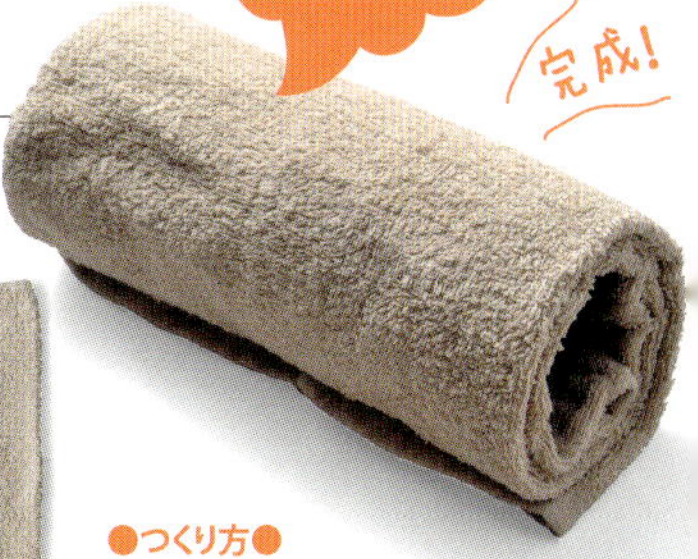

●つくり方●

タンブラーの高さに合わせてタオルを折る。端からタンブラーに巻きつけて、タオルがほどけないよう輪ゴムやひもを巻こう。仙骨に当てたとき肌に当たって痛い場合は、厚めにタオルを巻く

下半身のブロックワーク

骨盤周囲を整えながらスタイルを改善！

骨盤調整をするうえで大切な筋肉である大腰筋、腸骨筋、梨状筋のはたらきを整え、そけい部の詰まりをほぐします。その結果、下半身のむくみや冷えが緩和。メリハリのあるヒップ＆ウエストラインになります。

1. あお向けになり両ひざを立てる

ブロックを、長いほうの面を床につけて体の横に置く。床にあお向けに寝たら両足は揃えて、ひざを立てる

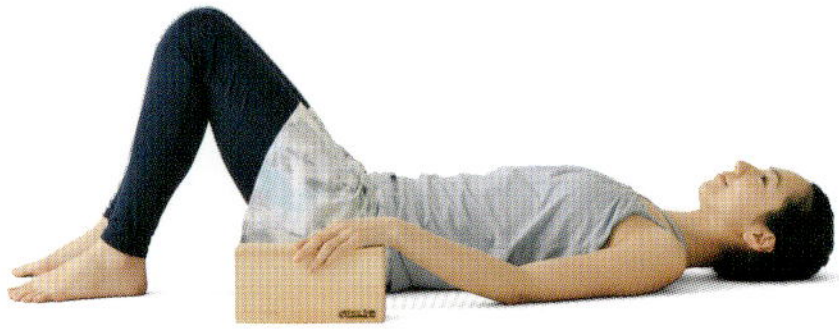

2. 腰を浮かせ仙骨の下にブロックを置く

腰を浮かせてブロックを仙骨の下に置く。このとき、ブロックが腰椎に当たらない位置に置き、仙骨に沿うように向きを調整

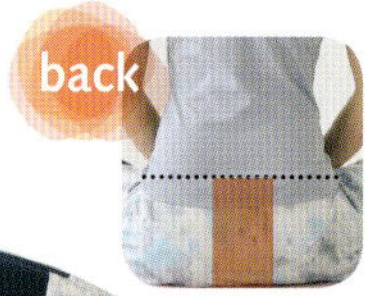

仙骨の上端に合わせてブロックを置く

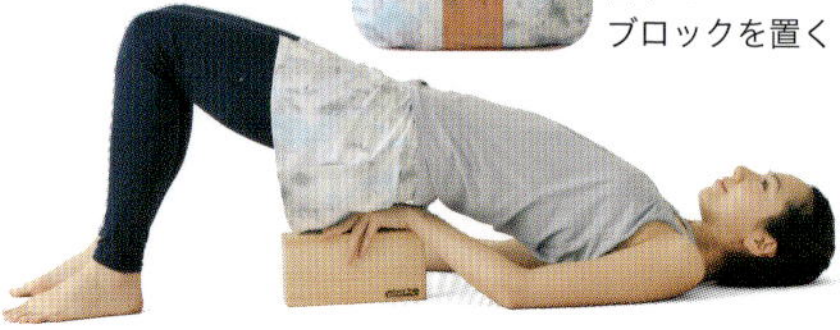

呼吸とともに体の力を抜いていく

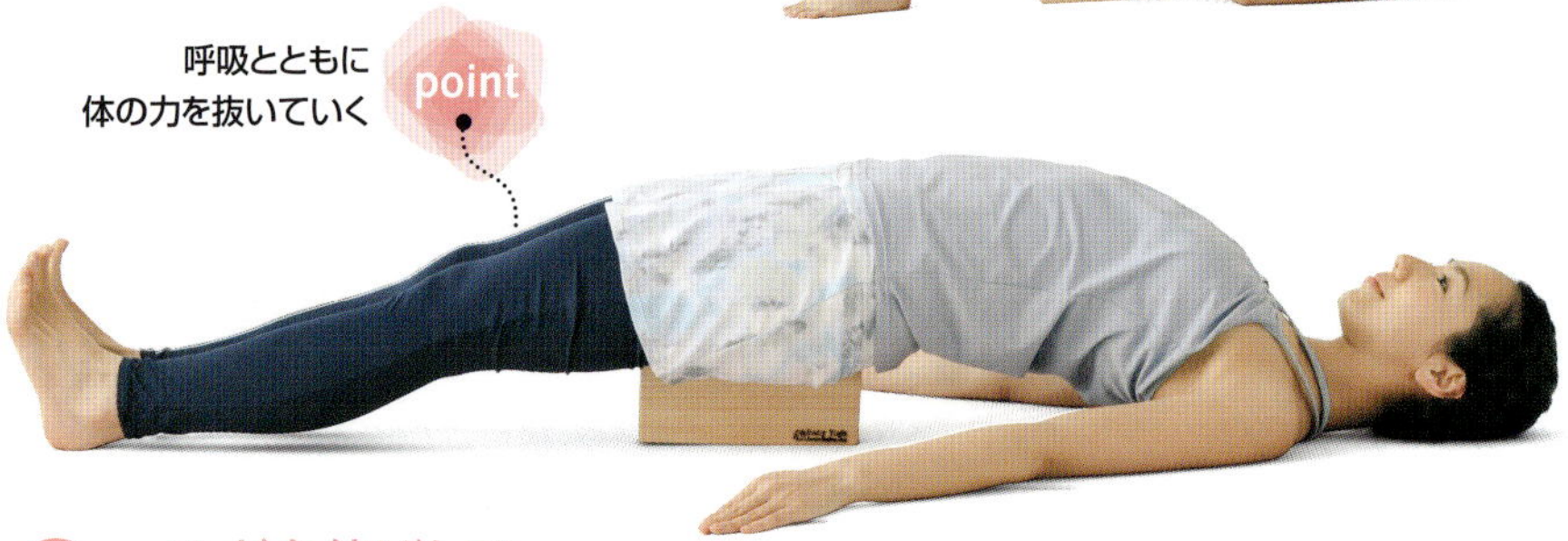

3. ひざを伸ばして鼻呼吸を続けながら脱力

両ひざを伸ばし、つま先を上に向ける。腕は体の左右に自然に開いて手のひらを床につける。首の後ろを伸ばし１～５分キープ。ゆっくりと鼻で呼吸を続け、呼吸のたびに全身の力を抜いていく。

ポーズを終えたら、ひざを立て腰を浮かせてからブロックをはずし、ゆっくり腰を床に下ろす

もっとできる人は…

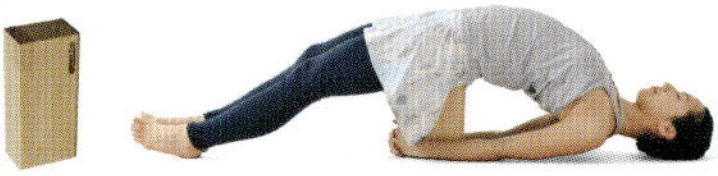

２段階でステップアップ。①ブロックを立てて縦に置き、高さを出して行う。②慣れてきたら手を体の後ろで組み、肩甲骨を寄せて胸を開く

上半身のブロックワーク

背骨や肩甲骨まわりをほぐし呼吸を深める

背骨や肩甲骨のまわりをほぐします。

呼吸が浅い人は硬くなっていることが多いので、ぜひ続けましょう。

前かがみの姿勢で縮んだろっ骨のあいだも開き、姿勢が改善します。バストアップにも効果的。

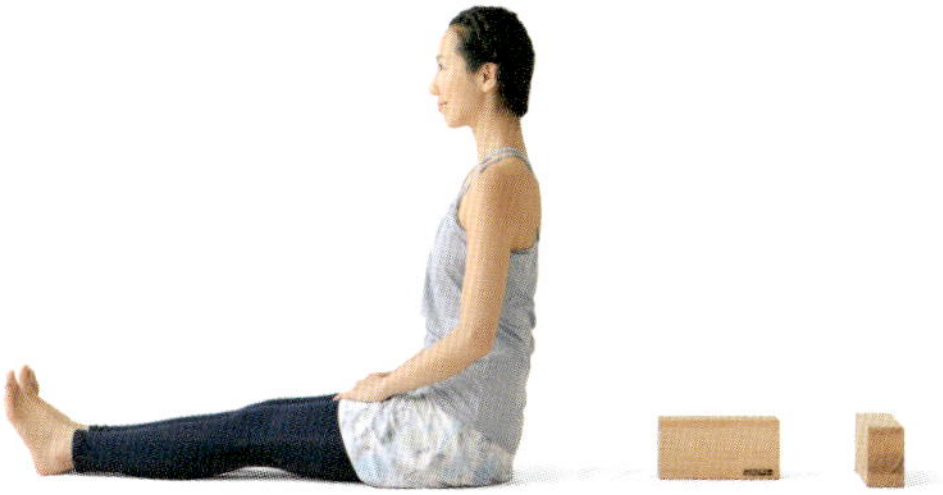

1. 肩甲骨と後頭部の下にブロックを置く

ブロックを２つ用意。床に両脚を伸ばして座り、背すじを伸ばし坐骨《ざこつ》を立てる。あお向けになったとき、ブロックの一つが肩甲骨のあいだに縦向きに、後頭部の下では横向きになるよう、位置を調整

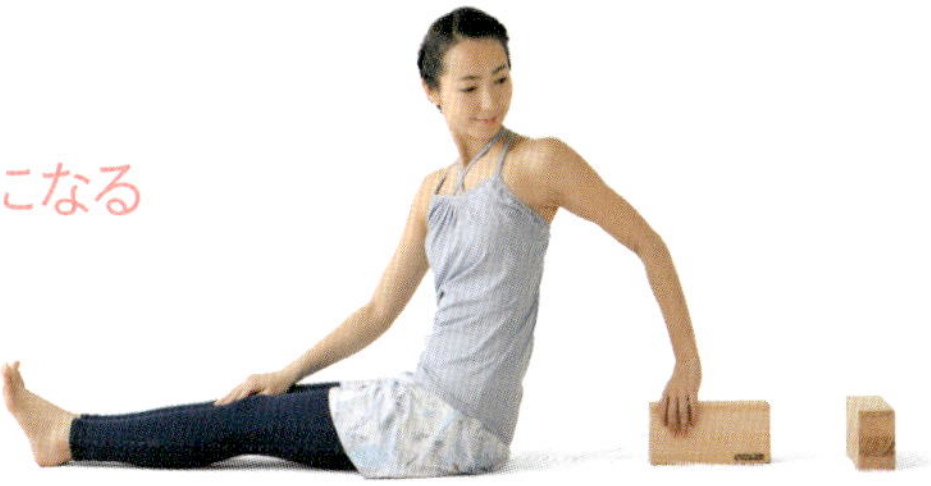

2. 両手で体を支えながらブロックの上にあお向けになる

3. 手のひらを上に向け胸を開いて鼻呼吸

腕は体の左右に自然に開き、手のひらを上に向ける。肩の力を抜き、胸を開いて１～５分キープ。ゆっくりと鼻で呼吸を続け、呼吸を繰り返すたびに全身の力を抜いていく

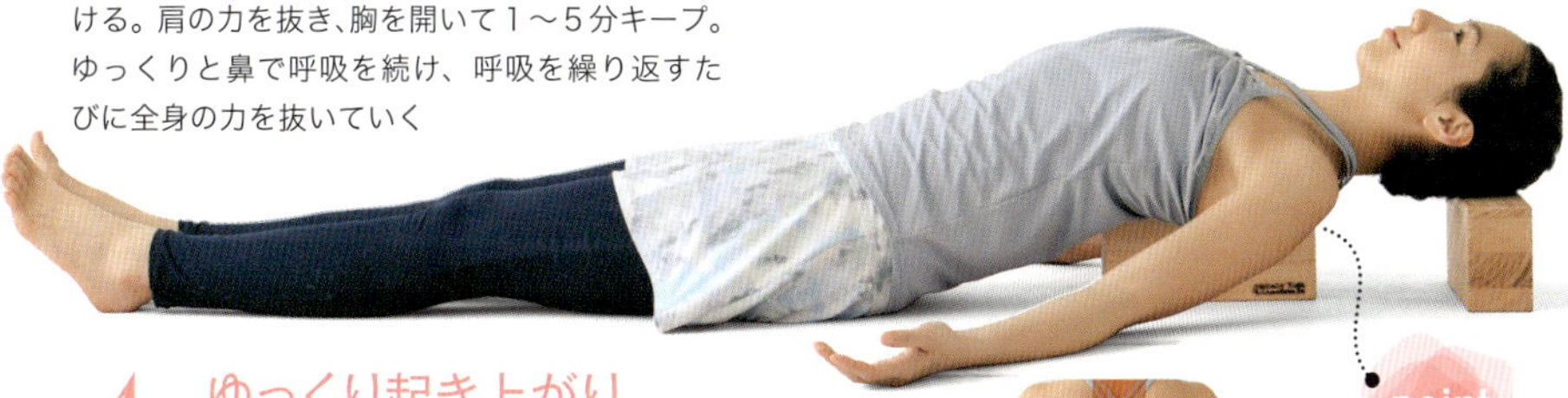

point

肩の力を抜き胸を開く

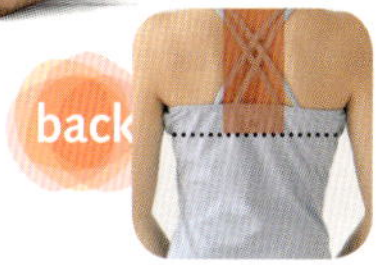

肩甲骨の下端に
合わせて
ブロックを置く

4. ゆっくり起き上がり息を吐きながら前屈

ひじ、手をつきながらゆっくり起き上がり、息を吐きながら胸と太ももを近づけて前屈する

もっとできる人は…

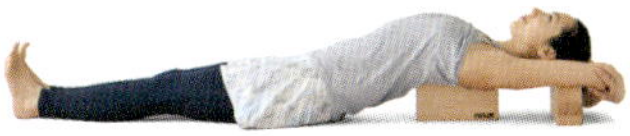

頭の上に両腕を伸ばし、逆側のひじをそれぞれつかむ。腕とわきに伸びを感じながら２～３分キープ後、手を組み替えて再び２～３分キープ

ぽっこり下腹

Quick プチほぐし

股関節（P68参照）

わき腹をグ〜ンと伸ばして下腹肉とサヨナラ

骨盤を中心に上下に伸びていく感覚を身につけて、ぽっこり下腹を解消。深い呼吸とともに、足の裏に感じる重心の位置、太もも内側、骨盤底筋群《こつばんていきんぐん》と足元から順々に意識して、体側《たいそく》をグーンと伸ばしましょう。

立ち木のポーズ

1. 壁を左にして立ち両足均等に体重を乗せる

壁を左にして立つ。親指を合わせて足を平行にし、両足に均等に体重を乗せる

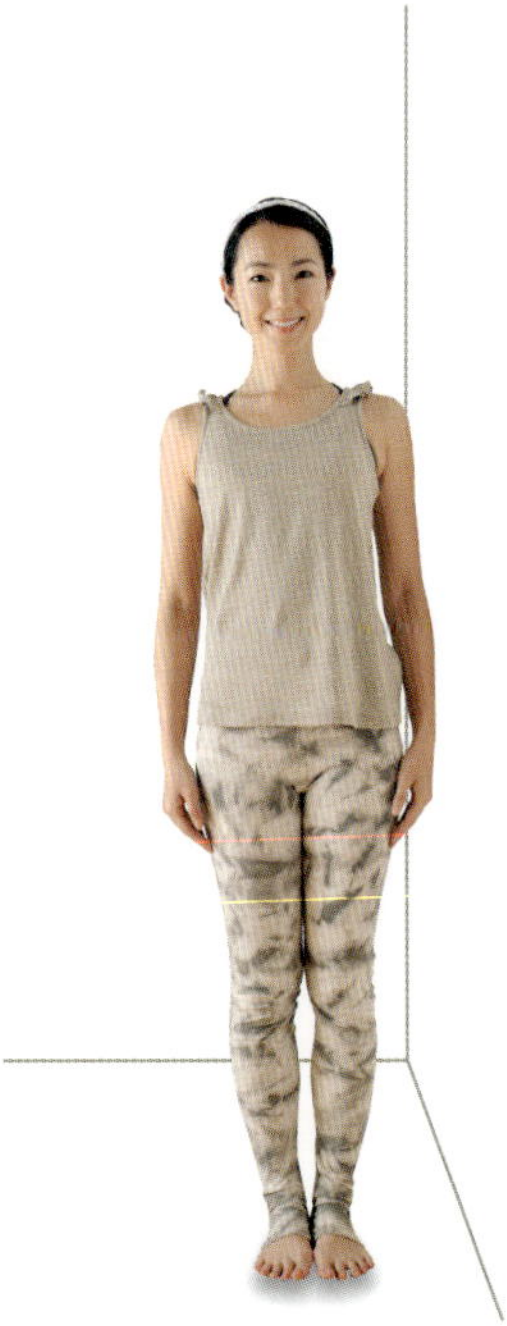

2. 左足裏を右太もも内側につけてつま先を下に

右足に体重を乗せながら、左の足の裏を右の太ももの内側につけてつま先を下に向ける。左手を壁につき、右手を腰に添えてバランスをとる

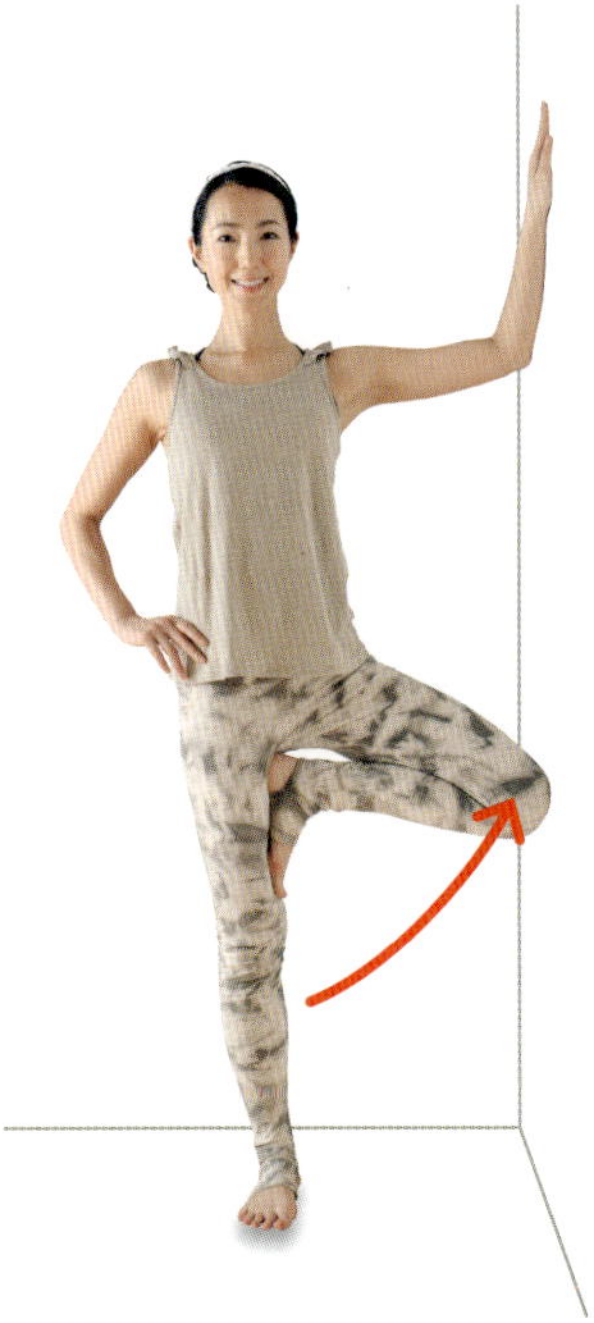

4. 手のひらを頭上で合わせて わき腹に伸びを感じる

息を吸いながら左腕も伸ばし、両手を頭上で合わせる。お腹を引き締め、右太もも内側を意識して、左の足の裏で強く押し合いながら30秒キープ。肩が上がらないよう、左右の肩甲骨を下げて。逆も同様に行う

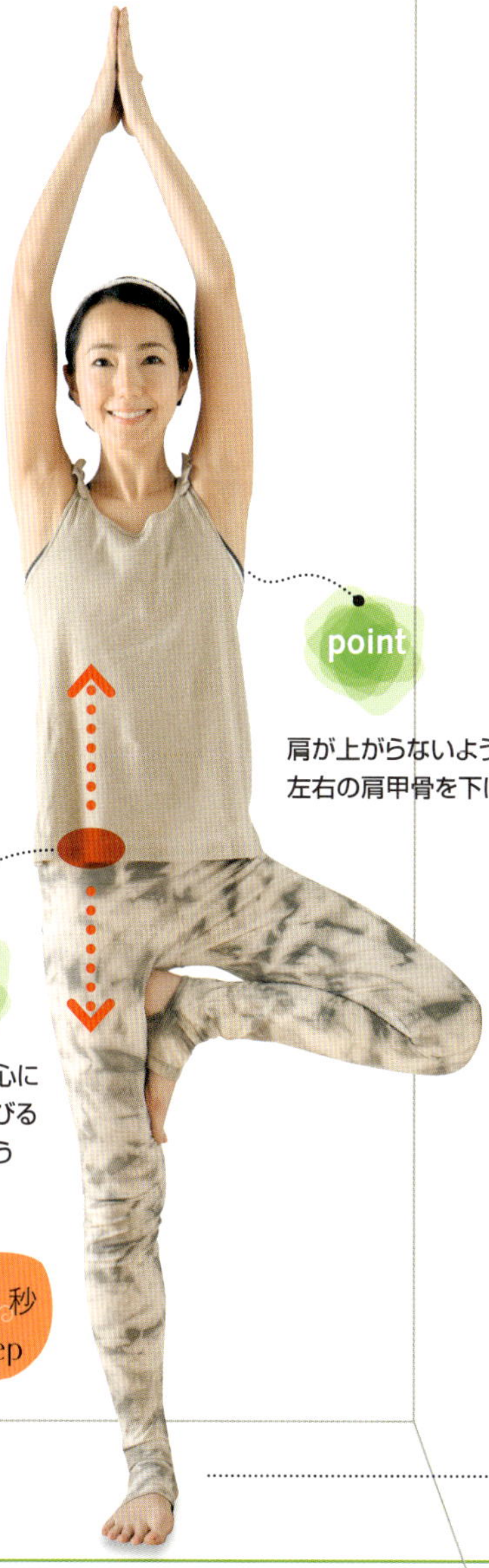

point
肩が上がらないよう
左右の肩甲骨を下げる

point
骨盤を中心に
上下に伸びる
感覚で行う

30秒 Keep

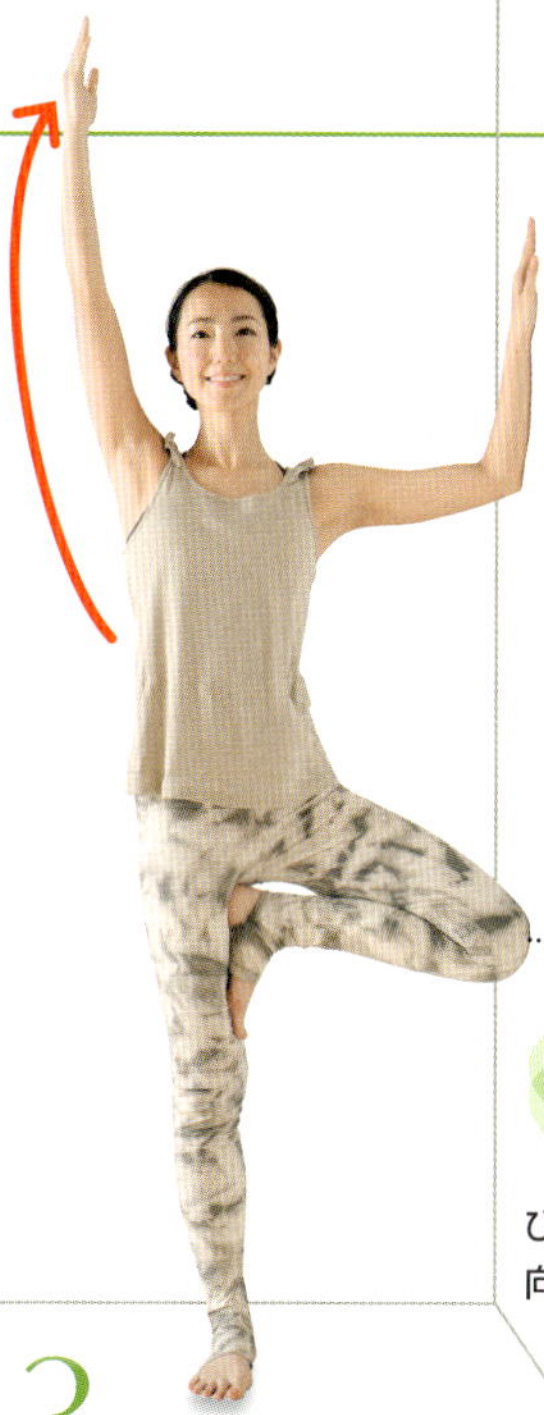

point
ひざを真横に
向ける

3. 右腕を頭上に伸ばして 姿勢を安定させる

右腕を頭上に伸ばし、下腹部を正面に向けて姿勢を安定させる。このとき右肩が上がらないよう、右の肩甲骨を下げる

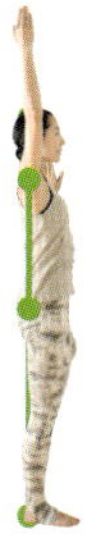

横から見ても
体が一直線に

OK

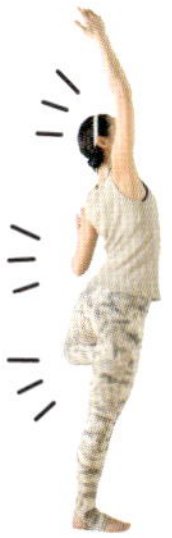

腰を反らせたり、
ひざが前後にぶれたりしない

NG

【体形】

太いわき腹

Quick

プチほぐし

股関節（P68参照）、ひざ下（P69参照）

体側《たいそく》を意識してわき腹の老化にストップ

じつは加齢が如実にあらわれるのがわき腹。お腹の力を抜いた生活が長く続くほど、ぜい肉は溜《た》まる一方です。左右の坐骨《ざこつ》をしっかり床につけ、指先とひっぱり合います。意識しにくい体側のつながりを感じて。

三角のポーズ

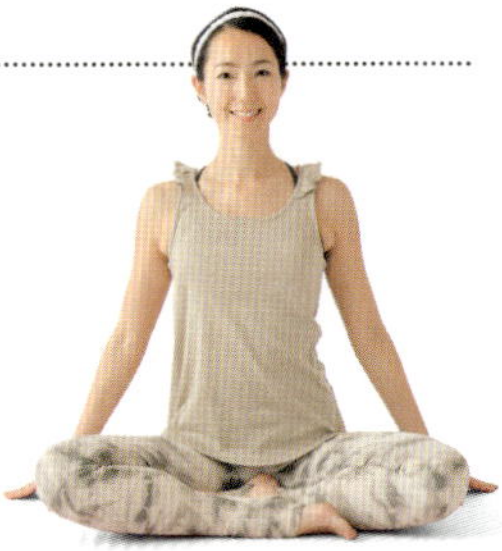

1. 両かかとを股間に近づけ坐骨を立てて座る

床に座り両足のかかとを股間に近づけ、かかとを体の中心に揃えて座る。坐骨を立てて、背すじを伸ばす。太ももの後ろで左右の手のひらを床につけておく

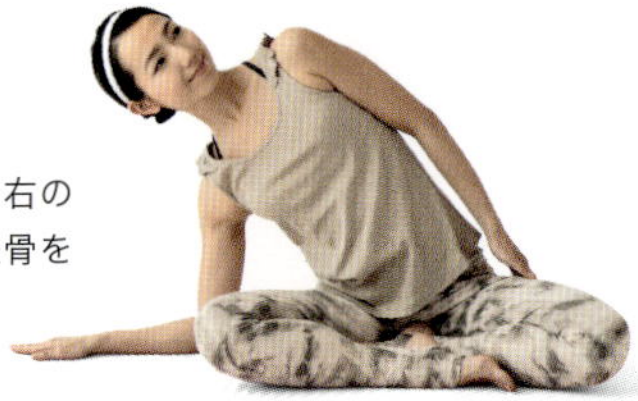

2. 息を吐きながら上体を腰から右に傾ける

息を吐きながら上体を腰から右に傾けて、右のひじから手のひらを床につける。左右の坐骨を床から離さないよう注意

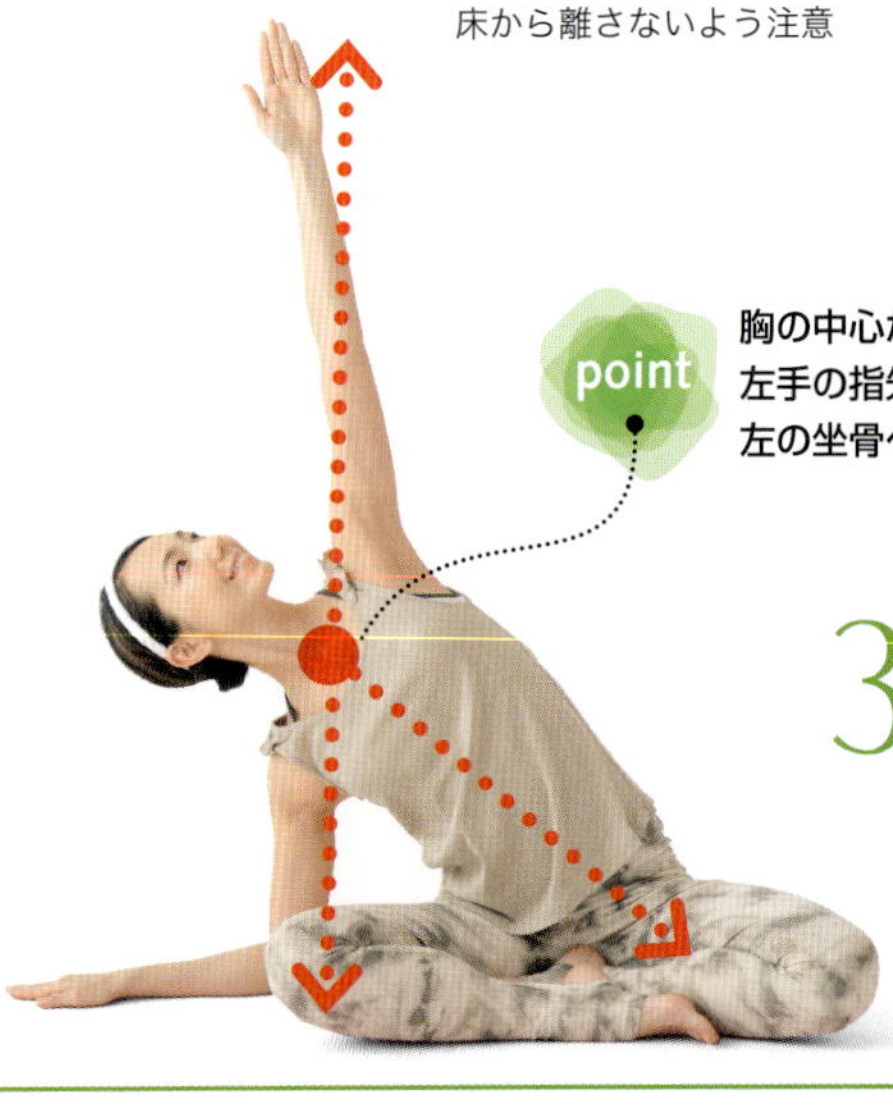

point
胸の中心から
左手の指先と右ひじの下、
左の坐骨への伸びを感じる

3. 息を吸いながら左腕を天井の方向へ伸ばす

息を吸いながら左腕を天井の方向へまっすぐ伸ばす。手のひらは正面に向けて、視線は左手の指先に向ける

4. 息を吐きながら左腕を頭の先へ伸ばす

息を吐きながら、伸ばした左腕を頭の先へと伸ばす。左右の坐骨をしっかり床につけ、さらに左の坐骨と左の指先がひっぱり合うよう意識して 30 秒キープ。逆も同様に行う

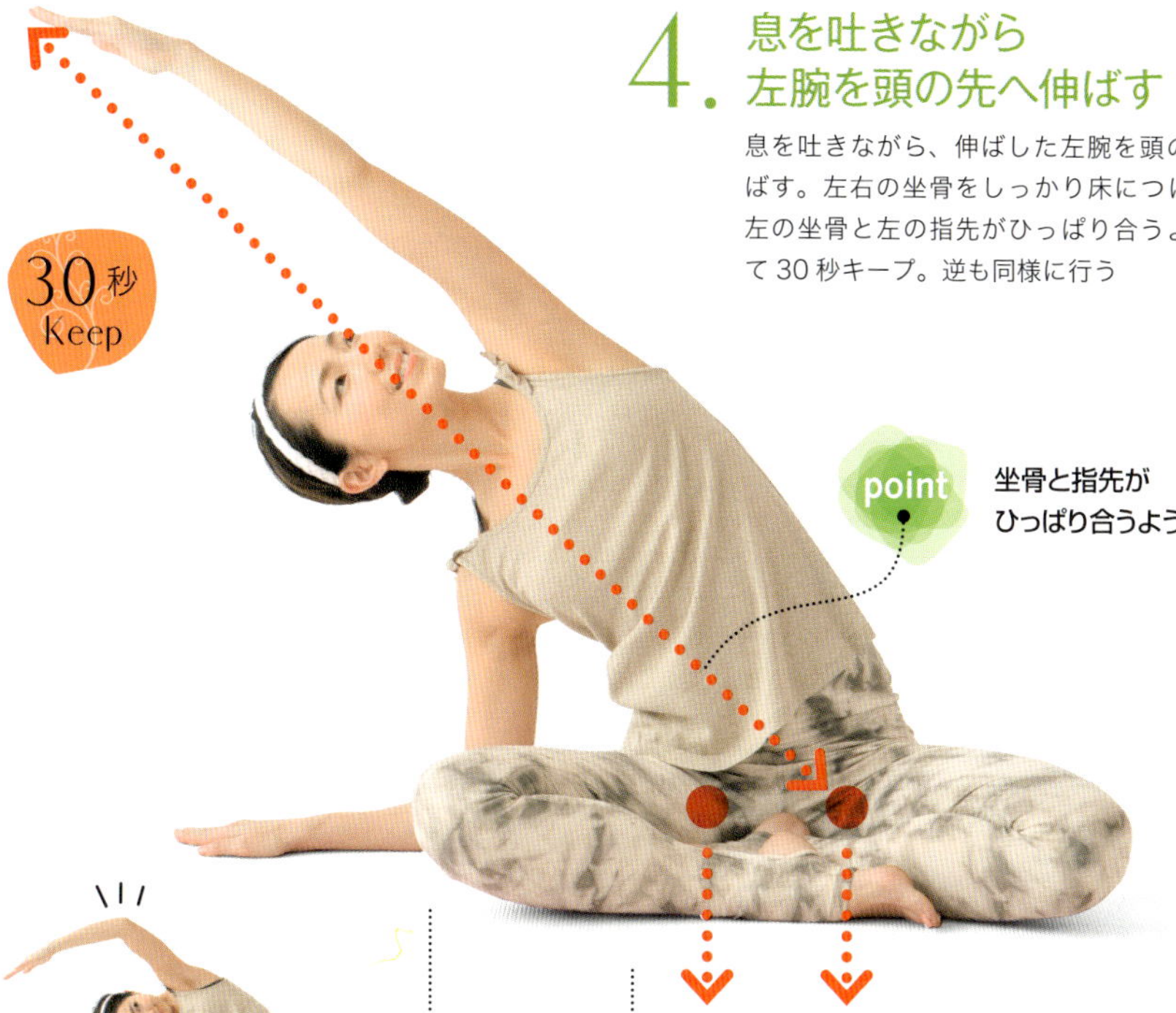

坐骨と指先がひっぱり合うように意識

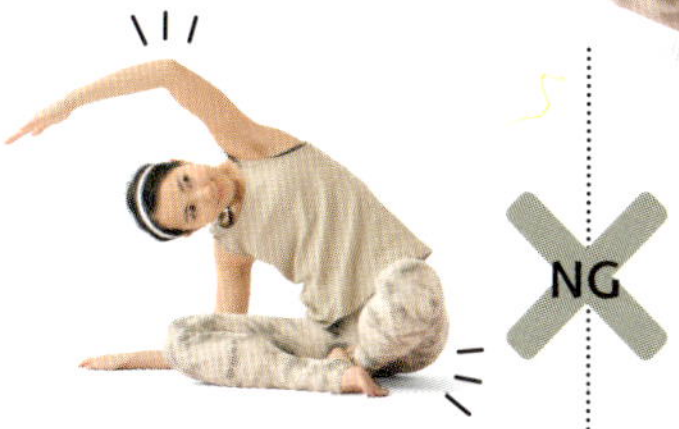

坐骨が床から離れたりひじを曲げたりしない

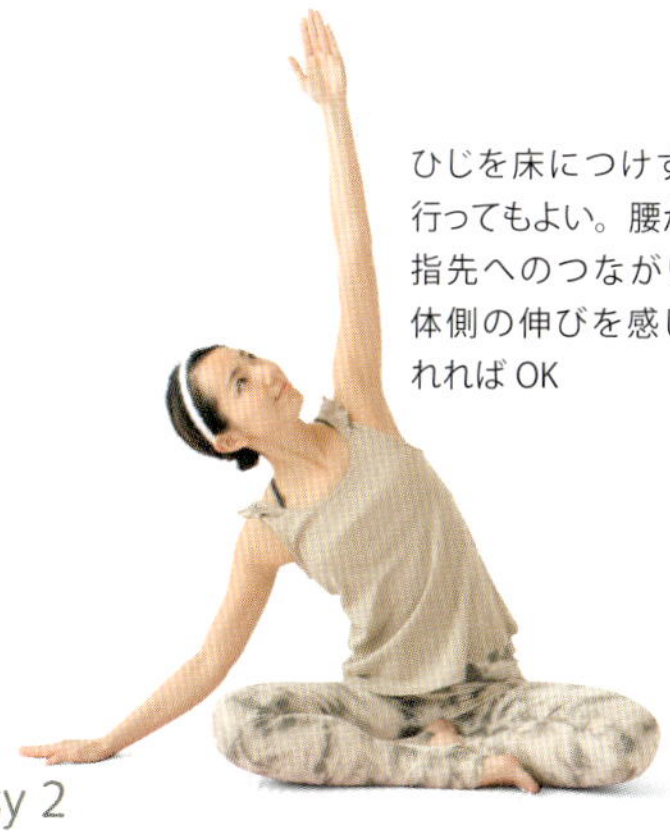

ひじを床につけずに行ってもよい。腰から指先へのつながりと体側の伸びを感じられれば OK

Easy 2

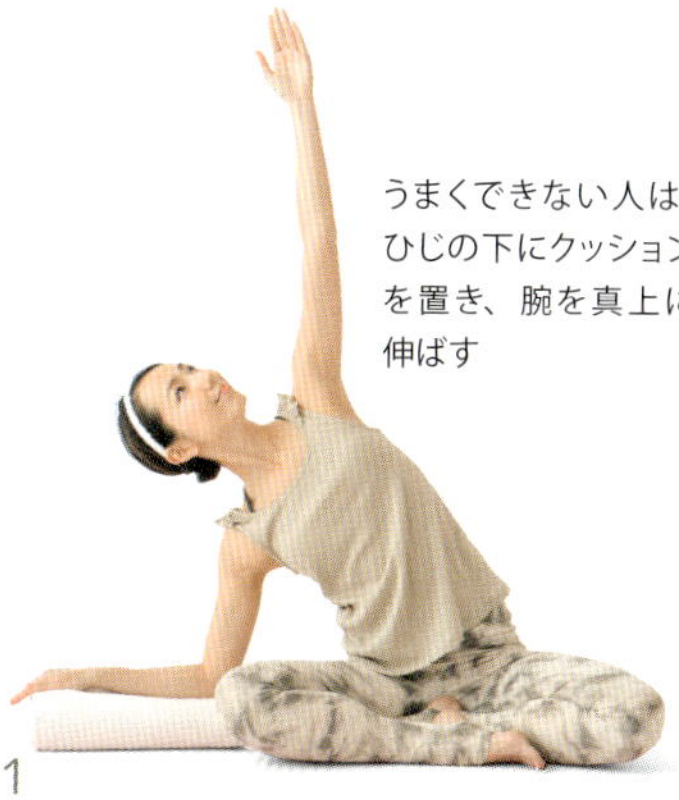

うまくできない人は、ひじの下にクッションを置き、腕を真上に伸ばす

Easy 1

【体形】

背中のぜい肉

Quick プチほぐし

脚全体（P71参照）

背骨と肩甲骨のダブル刺激で背中すっきり

骨盤を中心に、前後・左右・回旋とさまざまな方向に背骨を動かします。また、肩甲骨まわりと全身の詰まりをほぐしつつ柔軟性をアップ。意識しにくい背中に刺激を与え、脂肪を燃やしていきましょう。

タイヨガシークエンス

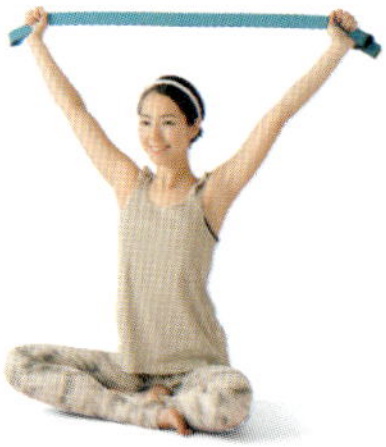

1. 両かかとを股間に近づけ坐《ざ》骨《こつ》を立てて座る

ヨガベルト（または手ぬぐい）を持ち、床に座る。両足のかかとを股間に近づけ、かかとを体の中心に揃える。両手で肩幅よりも広くベルトを持ち、息を吸いながら両手を前から頭上に上げる。左右の坐骨を立てて、背すじを伸ばす

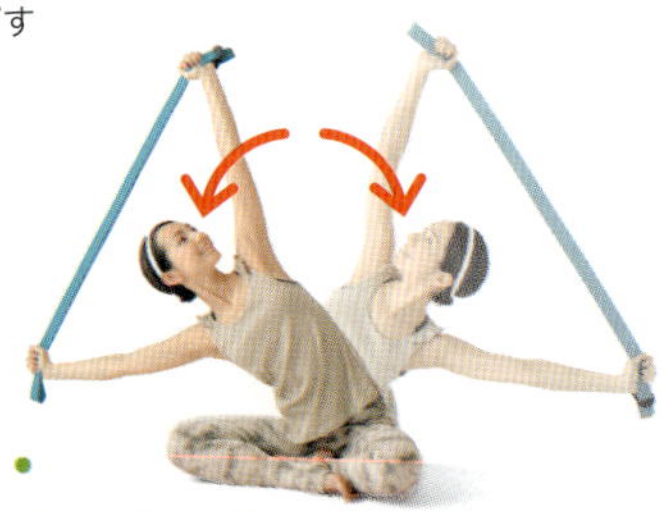

2. 息を吐きながら上体を左右に倒す

息を吐きながら上体を右に倒し、吸いながら中央に戻る。続けて、左側も同様に行う。左右各2、3回繰り返す

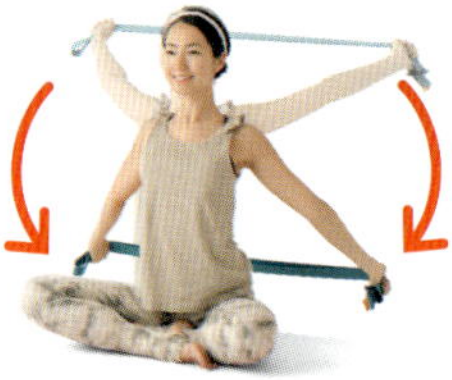

3. 息を吐きながら両手を後ろに下ろす

息を吐きながら、肩甲骨を寄せて、なるべく遠くに軌跡を描くように両手を背中の後ろに下ろす。吸いながら両手を頭上に戻す

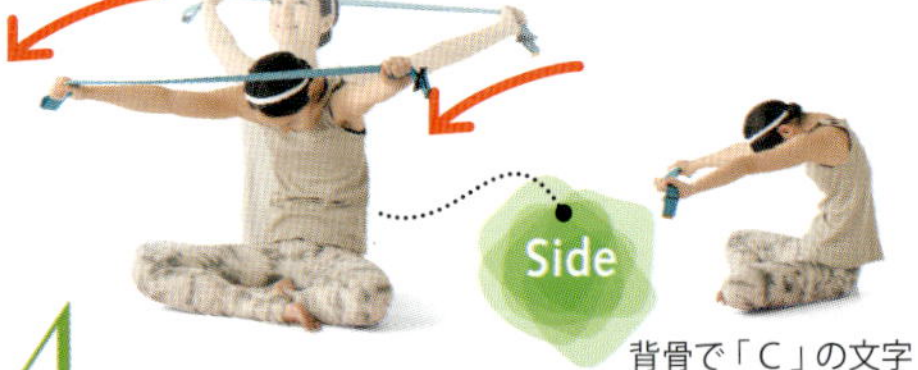

背骨で「C」の文字を描くイメージで、背中を丸めながら腕と頭を下ろす

4. 背中を丸めながら両手を前に下ろす

息を吐きながら胸の高さまでヨガベルトを前に下ろし、肩甲骨のあいだをできるだけ広げながら背中を丸める。息を吸いながら元に戻る。3、4を続けて2、3回繰り返す

point 左右の坐骨は
つねに床から離さない

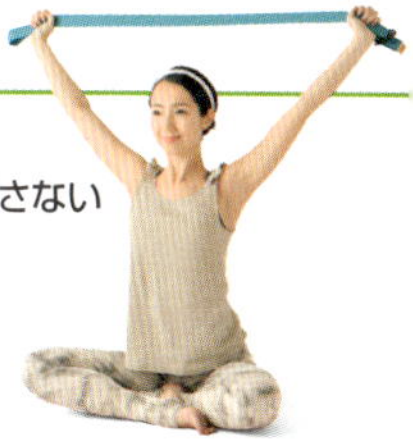

5.

両手を頭上に
伸ばした姿勢から
上体回しをスタート

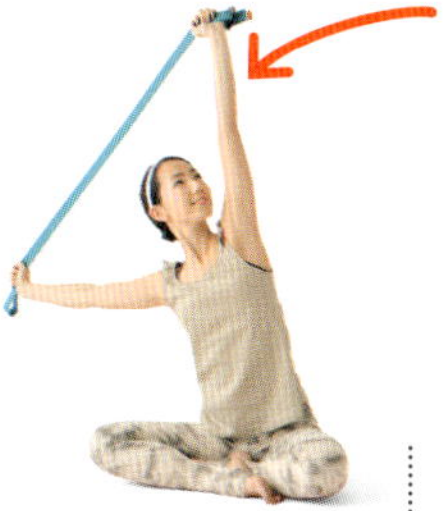

6.

腰から上体を
右側へ傾ける

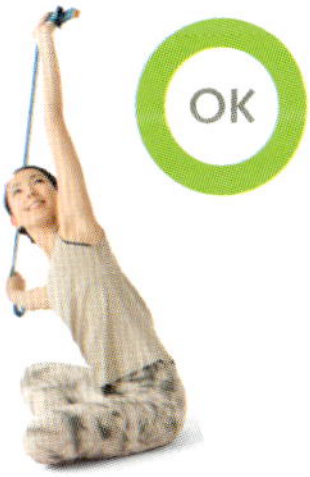

つねにベルトの位置は
頭の真上をキープ

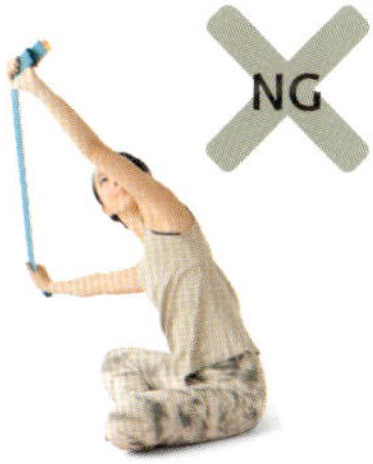

頭の真上から
ベルトを下げない

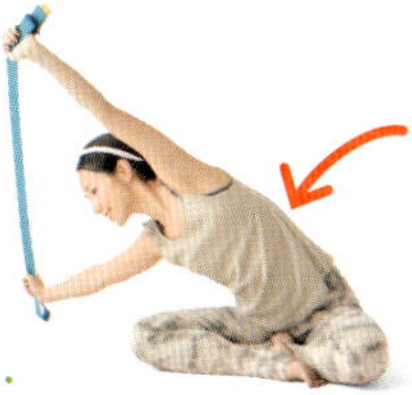

7.

腰から上体を
床方向に倒し……

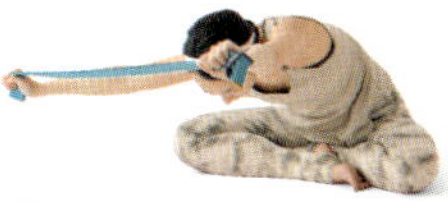

8.

なるべく低い位置で
上体を左側へ回していく

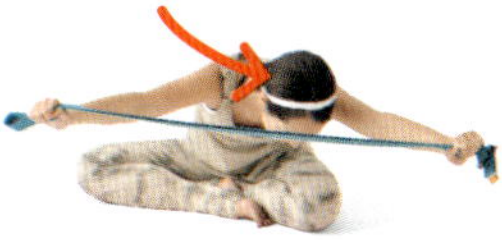

9.

左太もも上まで
上体がきたら……

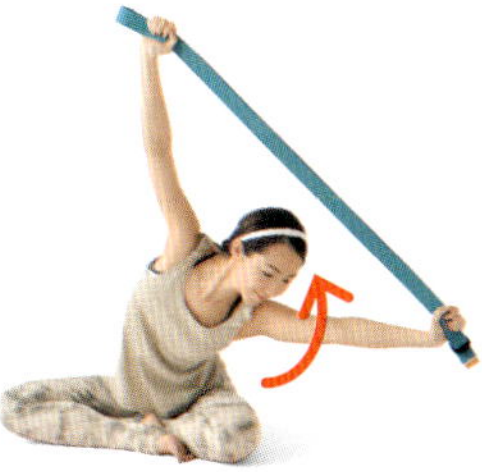

10.

腰から上体を
起こし……

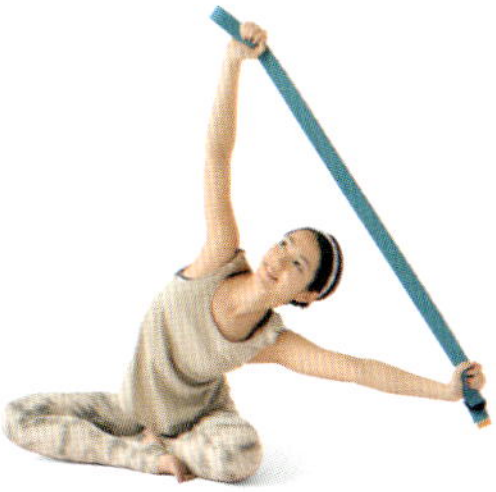

11.

胸を正面に向けながら
上体を起こしていく

2、3回
繰り返す

5～11を右回りと左回り、
交互に各2、3回行う

たれ尻

Quick プチほぐし

足首（P66参照）、甲とかかと（P67参照）、股関節（P68参照）

骨盤まわりと太ももをほぐしてお尻を上げる

脚の裏側の筋肉が硬いと、お尻がひっぱられて下がる原因になります。ヒップアップを狙うなら、土台となる骨盤の深層部の筋肉と脚の裏側をほぐしつつ鍛えて。やわらかくキュッと上がった美尻になりましょう。

ハムストリングスの伸展

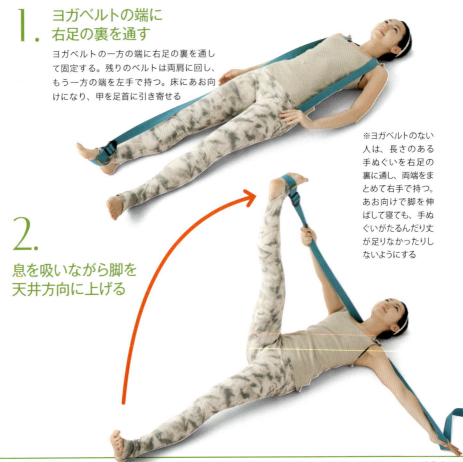

1. ヨガベルトの端に右足の裏を通す

ヨガベルトの一方の端に右足の裏を通して固定する。残りのベルトは両肩に回し、もう一方の端を左手で持つ。床にあお向けになり、甲を足首に引き寄せる

※ヨガベルトのない人は、長さのある手ぬぐいを右足の裏に通し、両端をまとめて右手で持つ。あお向けで脚を伸ばして寝ても、手ぬぐいがたるんだり丈が足りなかったりしないようにする

2. 息を吸いながら脚を天井方向に上げる

3. 息を吐きながら右脚を外側に大きく開く

息を吐きながら、右脚を右側に開いて床すれすれの位置まで下ろす

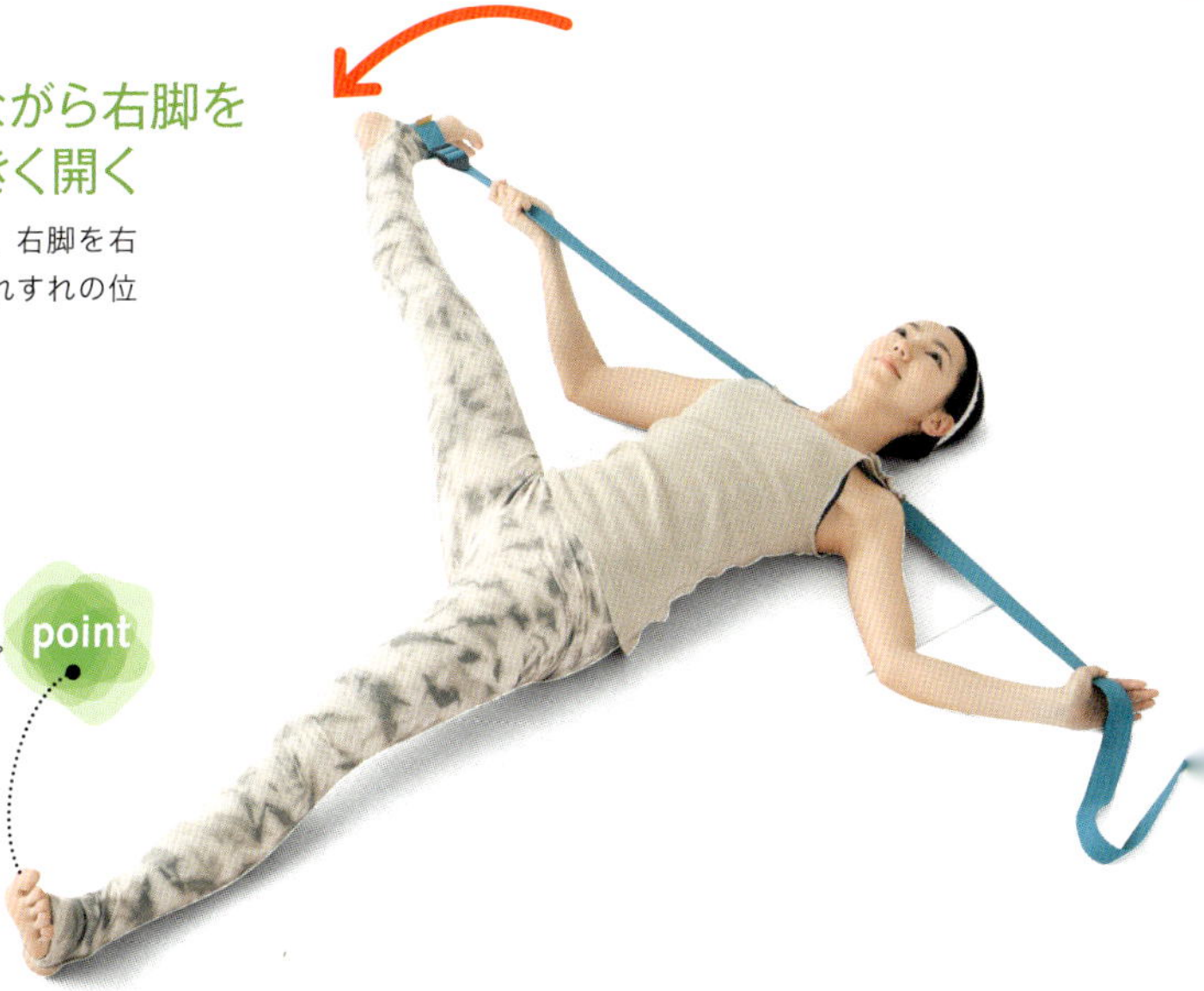

つま先は天井を
向けたままキープ

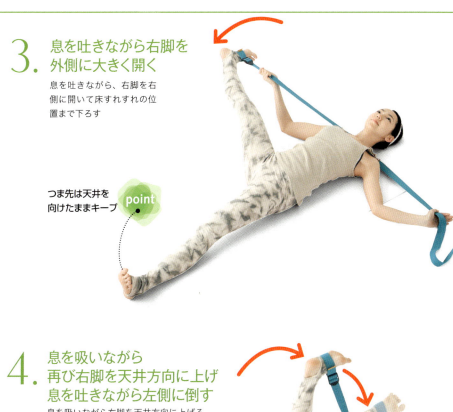

4. 息を吸いながら再び右脚を天井方向に上げ息を吐きながら左側に倒す

息を吸いながら右脚を天井方向に上げる。息を吐きながら右脚を左側に倒して 30 秒キープ。このとき、お尻が床から離れないように注意。左脚も同様に行う

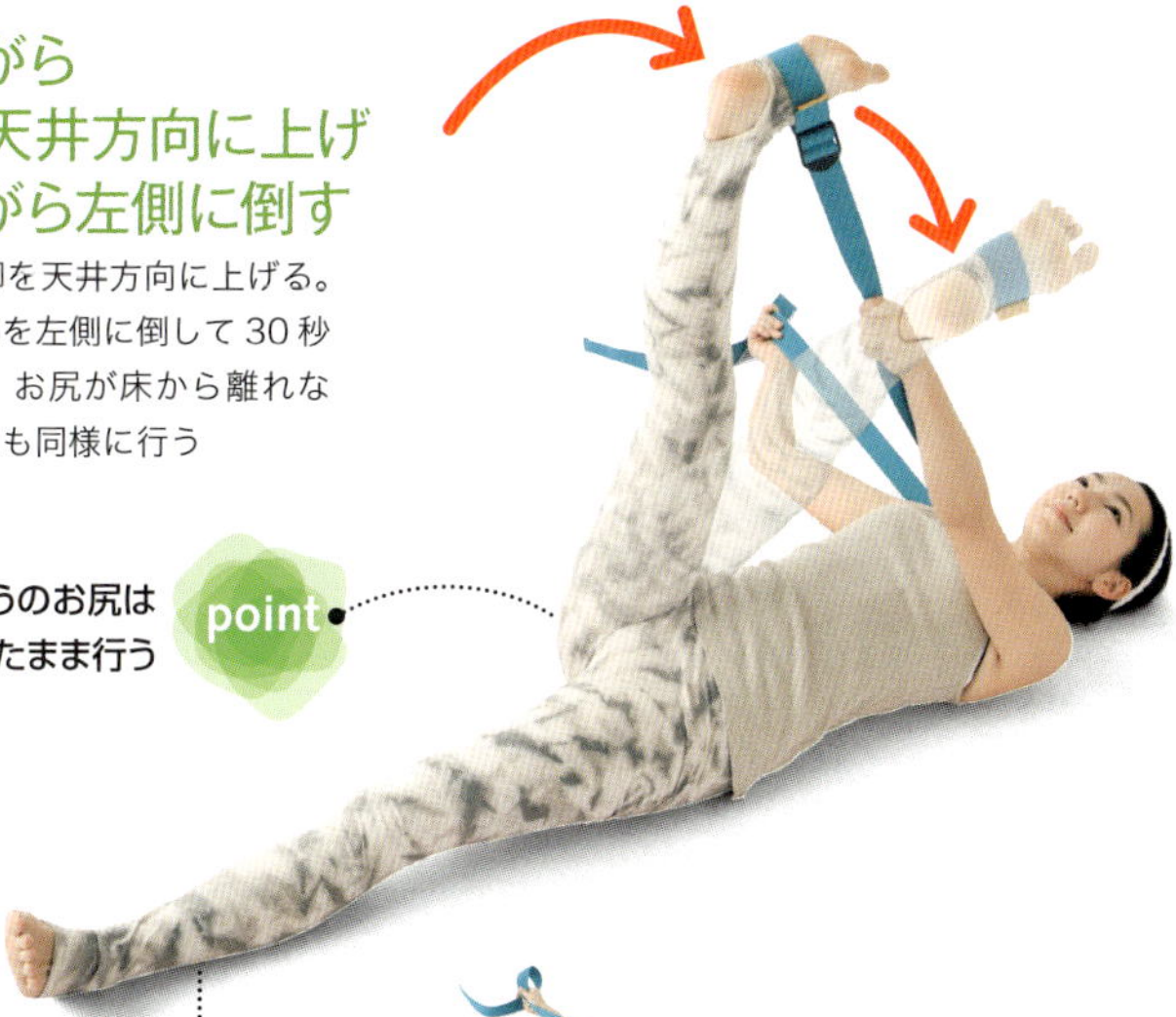

脚を上げたほうのお尻は
床につけたまま行う

30 秒
Keep

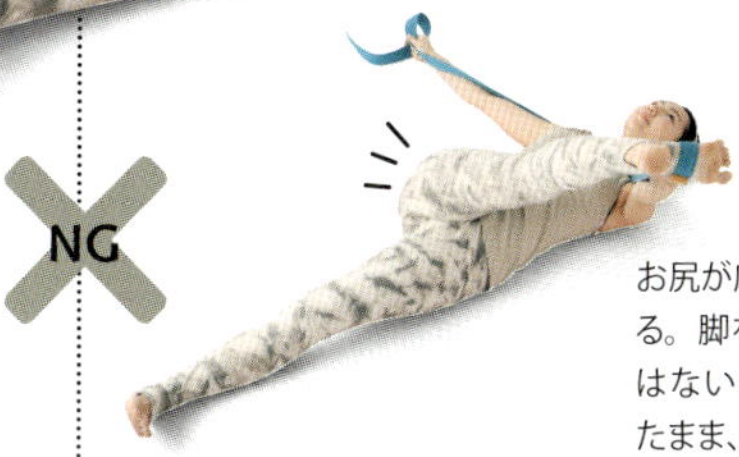

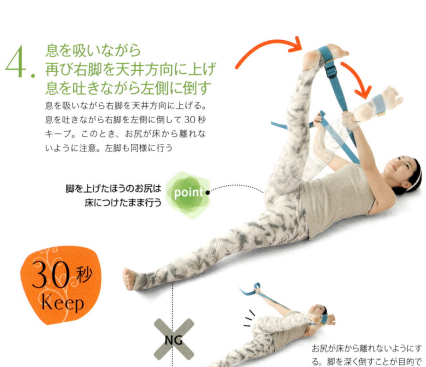

お尻が床から離れないようにする。脚を深く倒すことが目的ではないので、お尻を床につけたまま、倒せるところまで倒す

【体形】

二の腕のたるみ

Quick プチほぐし

ひざ下（P69参照）、太もも（P70参照）

ひじと肩甲骨を意識してシュッとした二の腕に

手首を痛めやすい人は、普段から二の腕をうまく使えていないため手首に負担をかけています。手首や肩、お腹に意識が向きやすいポーズですが、ひじや肩甲骨にしっかり意識を向けて二の腕に効かせましょう。

プランク

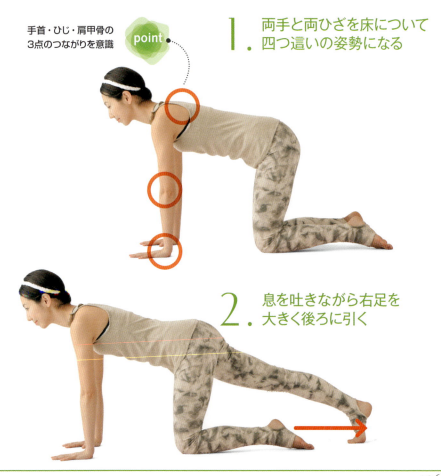

1. 両手と両ひざを床について四つ這いの姿勢になる

point 手首・ひじ・肩甲骨の3点のつながりを意識

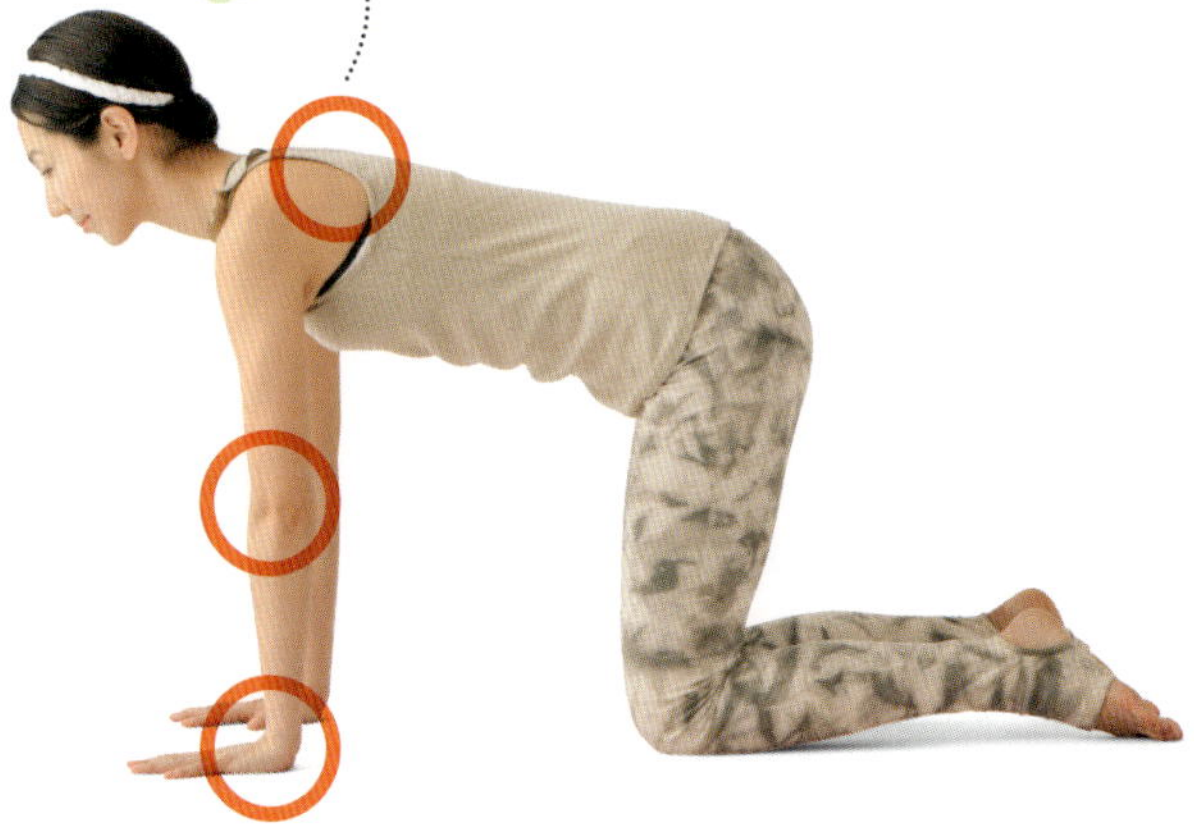

2. 息を吐きながら右足を大きく後ろに引く

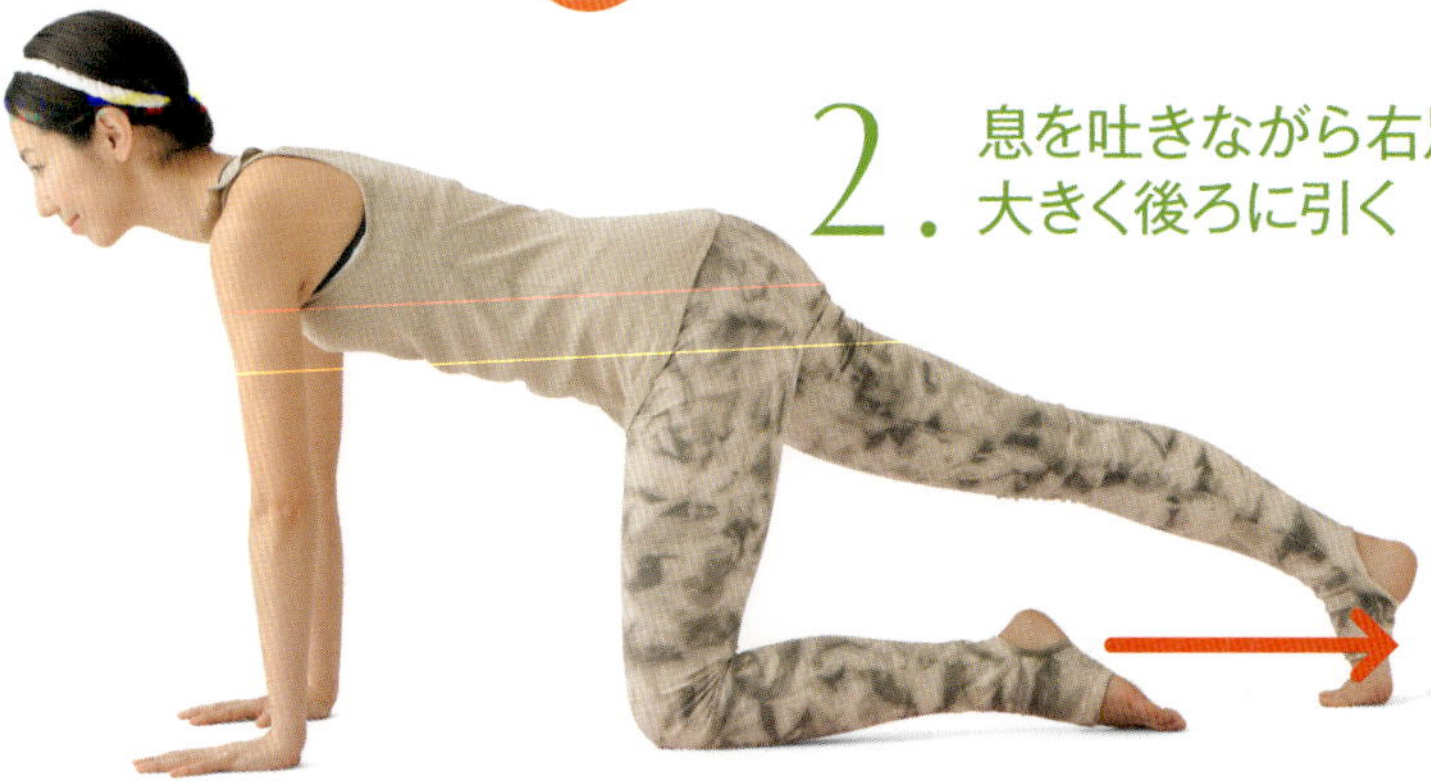

3. かかとから頭までを一直線に保ってキープ

30秒 Keep

息を吸って左足も右足の横まで引いて、両足を腰幅に開く。足指の腹と両手で体を支え、お腹を引き上げる。かかとから頭までを一直線に保ち、手首・ひじ・肩甲骨の3点のつながりを意識しながら30秒キープ

Easy

3の完成ポーズがつらい人は無理をせず、四つ這いの姿勢でつま先を立てて、足指の腹を床につけてキープを

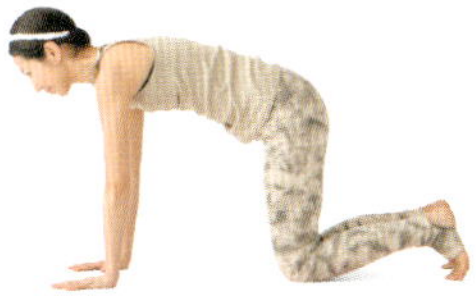

point
手首・ひじ・肩甲骨の3点のつながりを意識

point
お腹を下げない

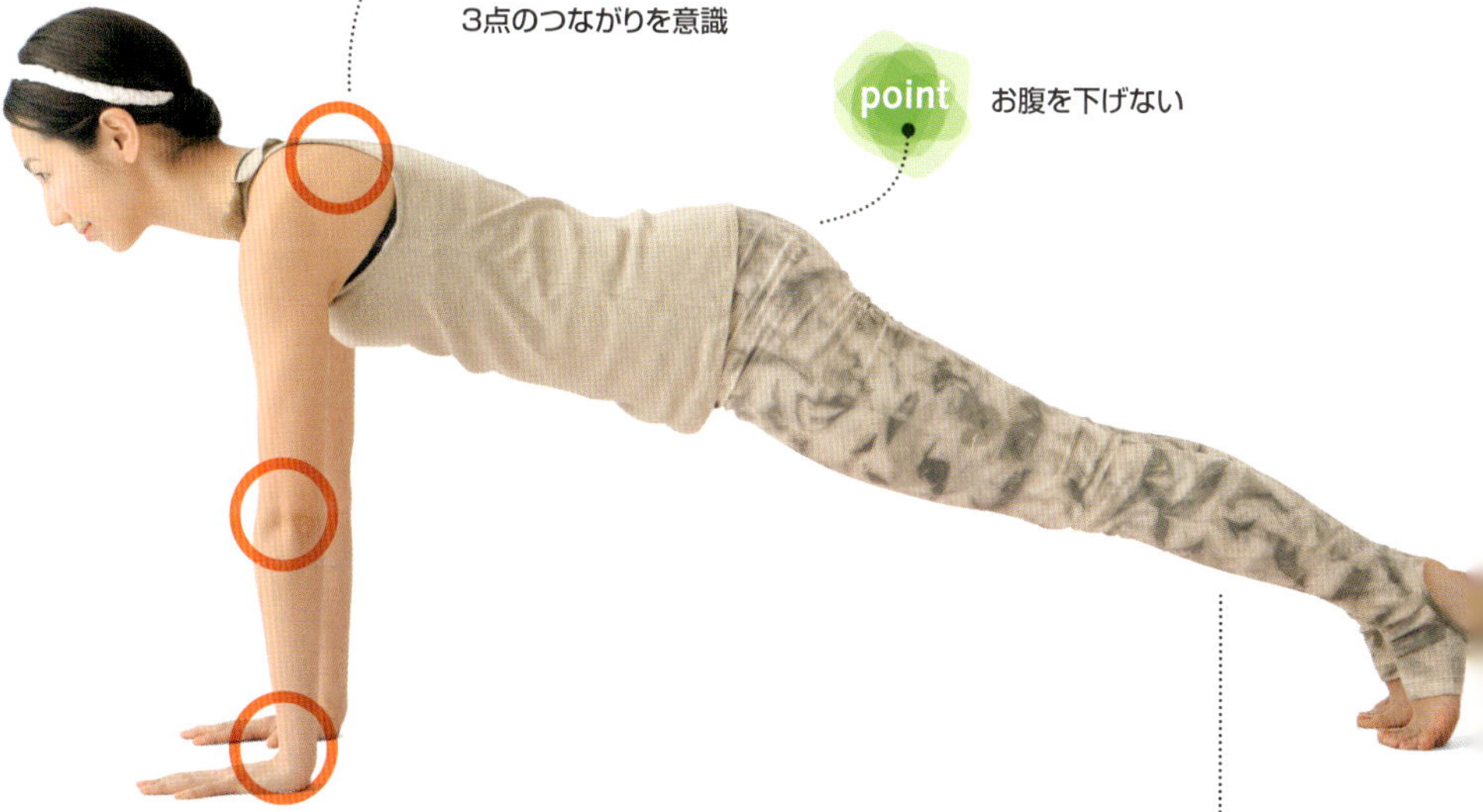

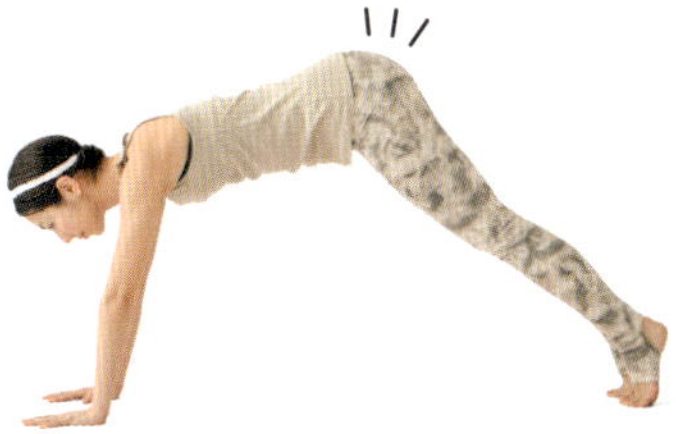

お尻を高く上げすぎない

NG

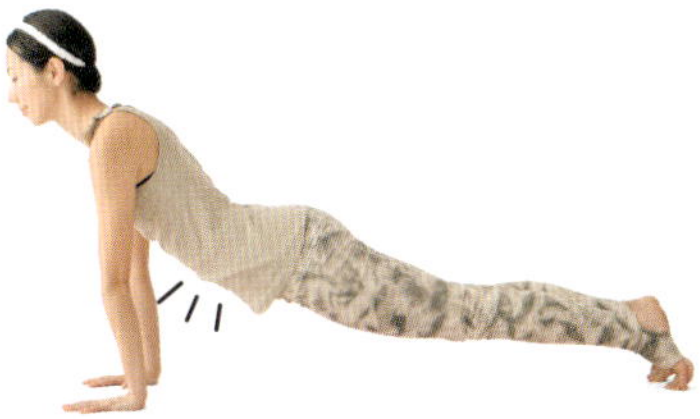

お腹の力が抜けて下がっているのはNG

NG

【体形】

下半身太り

Quick プチほぐし

ひざまわり、脚全体（P71参照）

下半身を引き締め、心身ともにパワーアップ

足を前後に大きく開いてグッと腰を落とし、大地を踏みしめるパワフルなポーズ。めぐりを促し筋力をアップさせつつ下半身全体をすっきりさせます。また強く安定した心を磨き、バイタリティを高めてくれます。

ウォーリアー1

1. 足を揃えて立ち 両腕は自然に下ろす

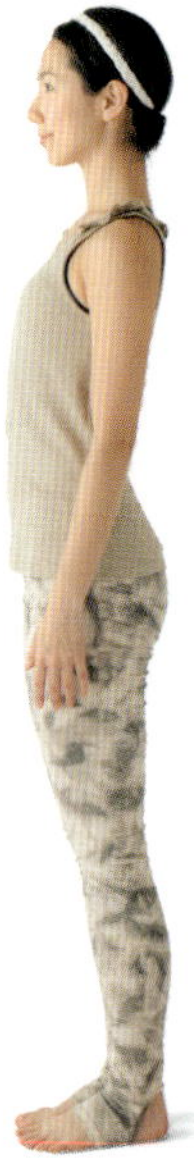

2. 左脚を大きく後ろに引き 息を吐きながら腰を落とす

左脚を大きく後ろに引いて、つま先を45度外側に向ける。下腹部を正面に向けたまま、息を吐きながら右ひざを曲げて腰を落とす

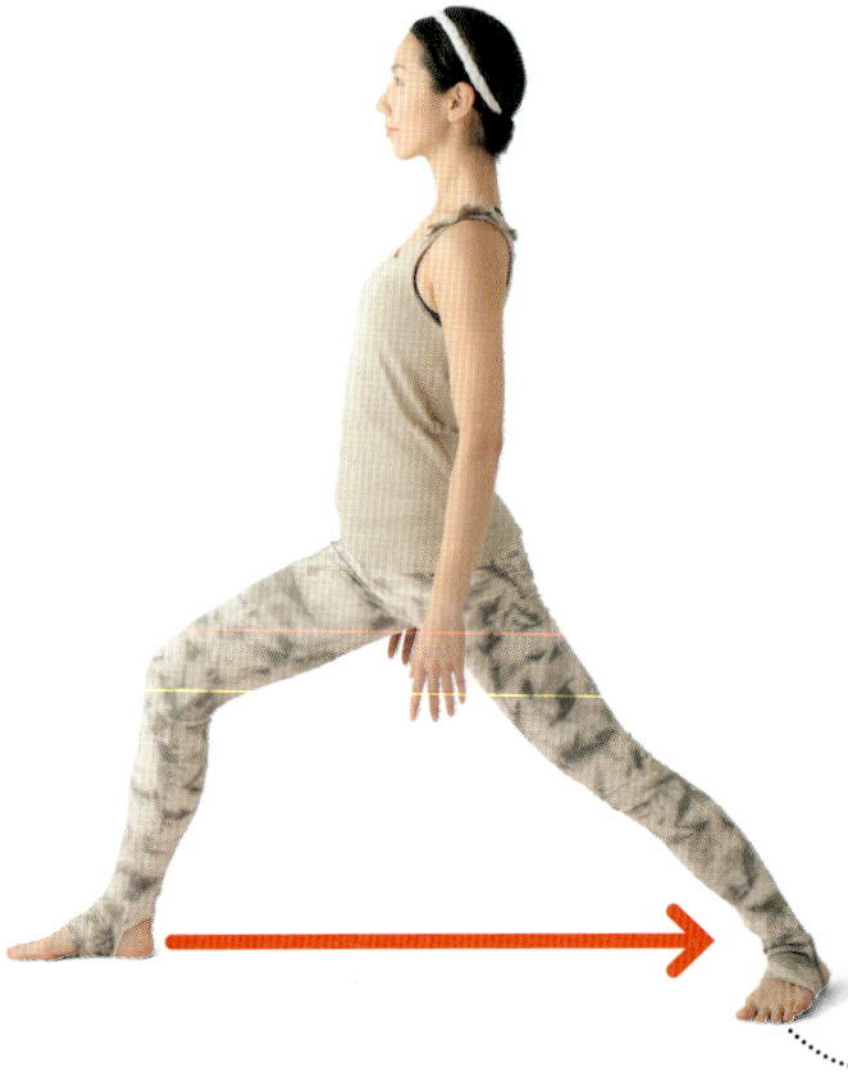

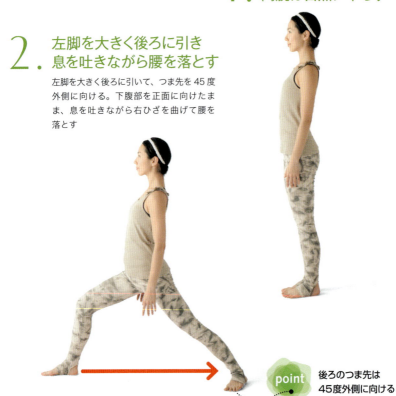

point 後ろのつま先は45度外側に向ける

30秒 Keep

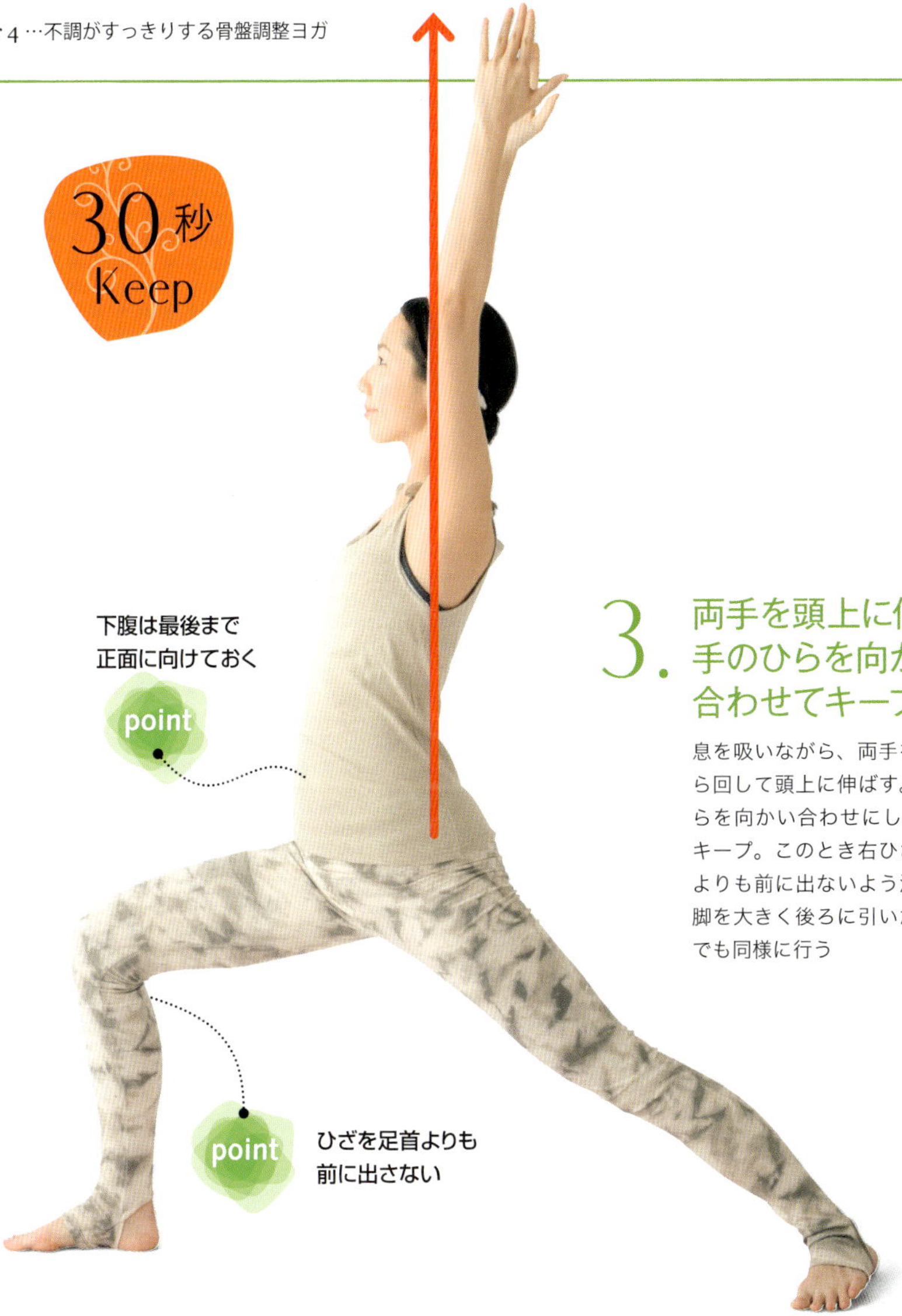
下腹は最後まで
正面に向けておく
point
point
ひざを足首よりも
前に出さない

3. 両手を頭上に伸ばし手のひらを向かい合わせてキープ

息を吸いながら、両手を左右から回して頭上に伸ばす。手のひらを向かい合わせにして30秒キープ。このとき右ひざが足首よりも前に出ないよう注意。右脚を大きく後ろに引いたかたちでも同様に行う

足首の上にひざをおいて、キープ

OK

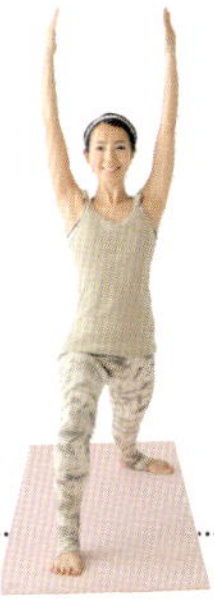

曲げたひざが足首より内側や外側に傾いているとケガの原因になる

NG

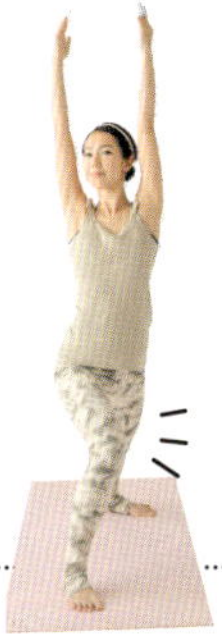

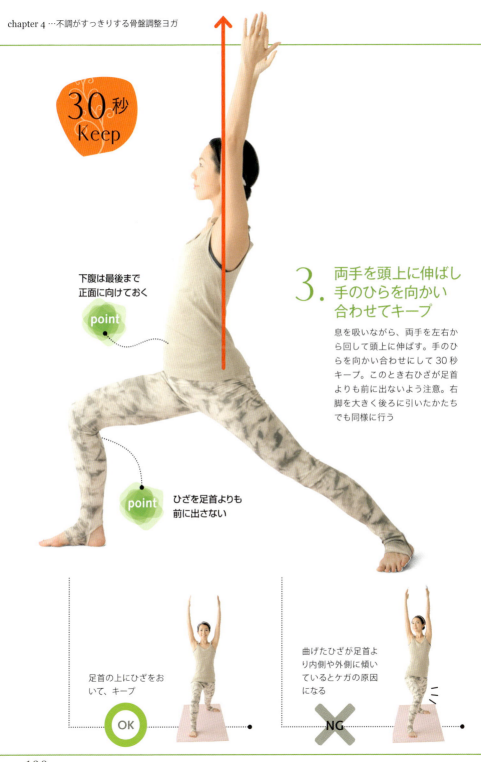

【体形】

バストの下垂

Quick
プチほぐし
ひざ下（P69参照）、太もも（P70参照）

前かがみ姿勢を正して魅力的なバストをメイク

美しい姿勢をつくり、クッと上がったバストに。腰を反らせるのではなく、背中を長く保つように背面を伸ばし、ゆるやかに胸を広げます。頭の先から足先までがつながるイメージで、ポーズをキープ。

ベビーコブラ

1. うつ伏せになり、胸の左右で両手を床につける

床にうつ伏せになる。足を腰幅に開き、手のひらを胸の左右で床につける

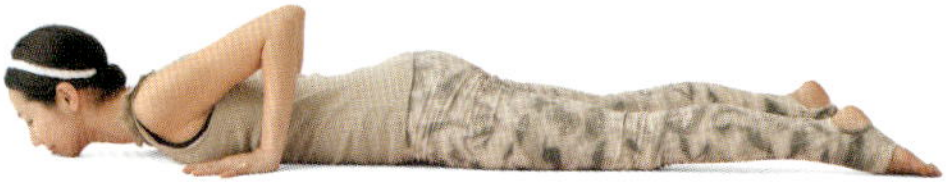

2. 息を吸いながら上体を持ち上げる

息を吐いてひじを体に寄せ、吸いながら上体を持ち上げる

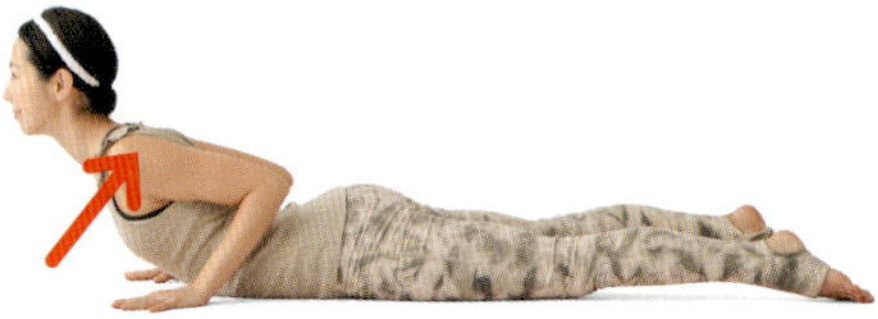

3. 恥骨より下は床につけ肩甲骨を寄せて胸を開く

息を吐き、吸いながらひじを伸ばして、恥骨が床から離れない位置まで胸を持ち上げる。肩甲骨を内側に寄せ、胸を開きながら30秒キープ

背中を反らすのではなく胸を開くイメージで行う

両手を広げてしっかり床を押さえる

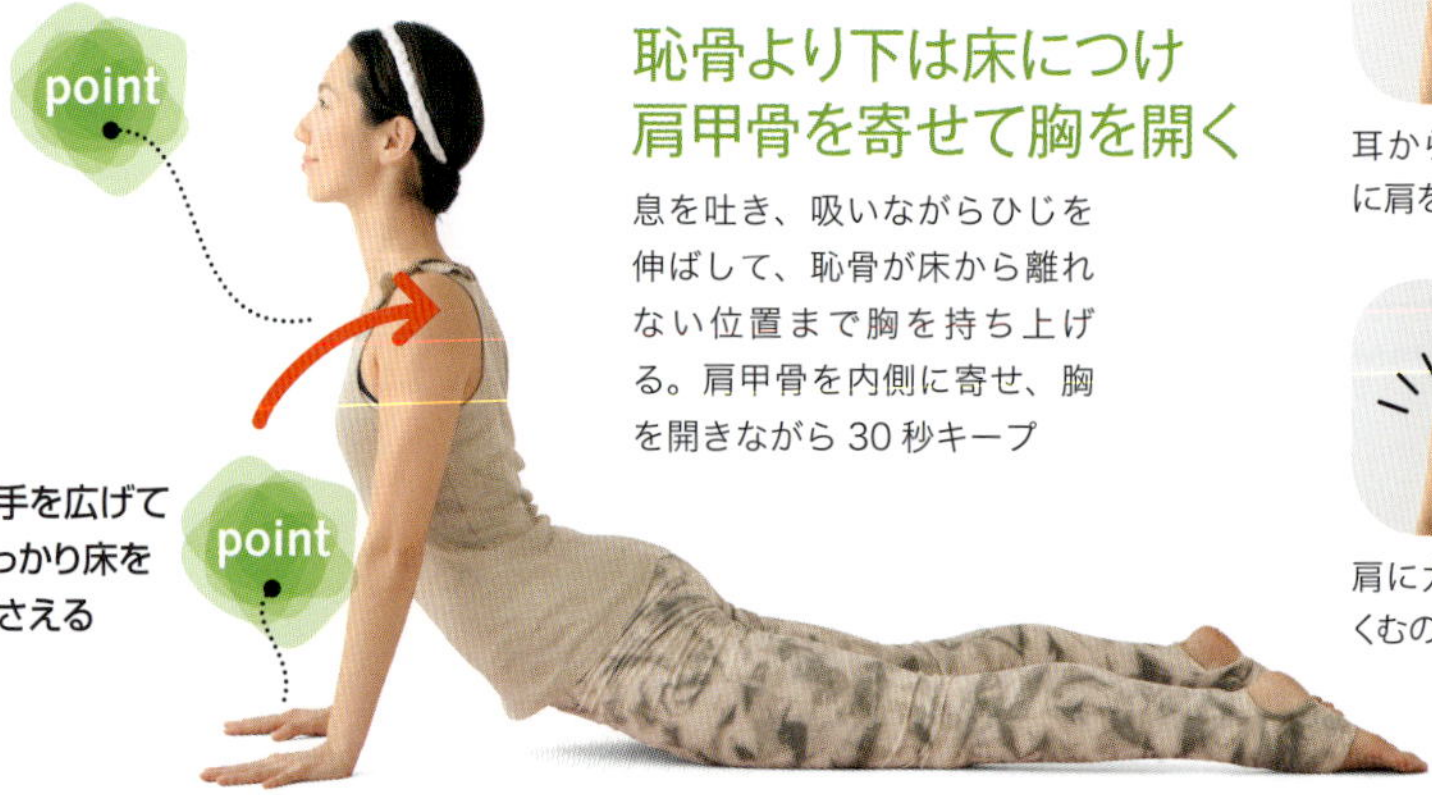

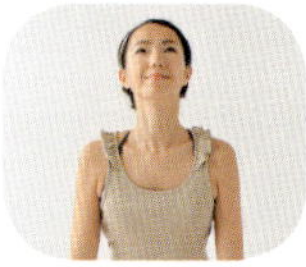

OK
耳から遠ざけるように肩を下げる

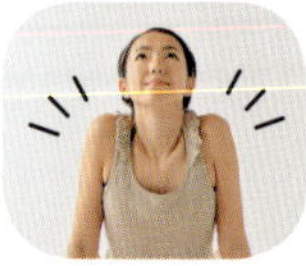

NG
肩に力が入り首がすくむのはNG

【体形】

O脚・X脚

Quick
プチほぐし

足の裏（P64参照）、股関節（P68参照）

坐骨《ざこつ》を寄せる動きがレッグラインを変える！

太ももだけでなく、坐骨からキュッと脚を寄せて、ブロックをはさみ続けることが大切。内転筋がはたらき始めます。太ももの裏側もしっかり使い、腰まわりも強化。脚だけではなく、たれ尻、広がり尻の悩みも解決！

ブロックをはさんでのイス

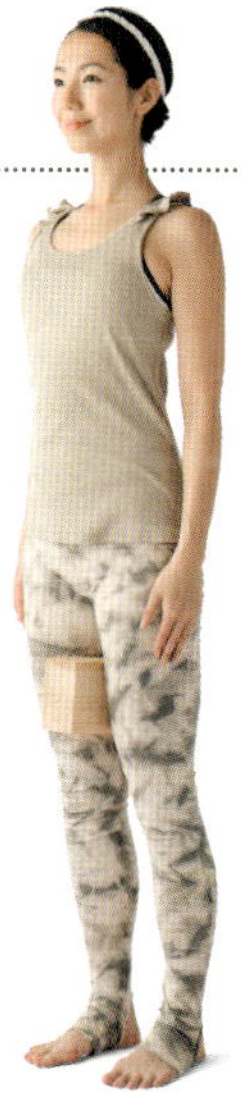

1. ひざ上でブロックをはさみ足を腰幅に開いて立つ

2. 上体を股関節から折りひざを曲げながらお尻を引く

太もものつけ根に小指側を当て、上体を股関節から前に倒す。息を吐きながらゆっくり後ろにお尻を引く

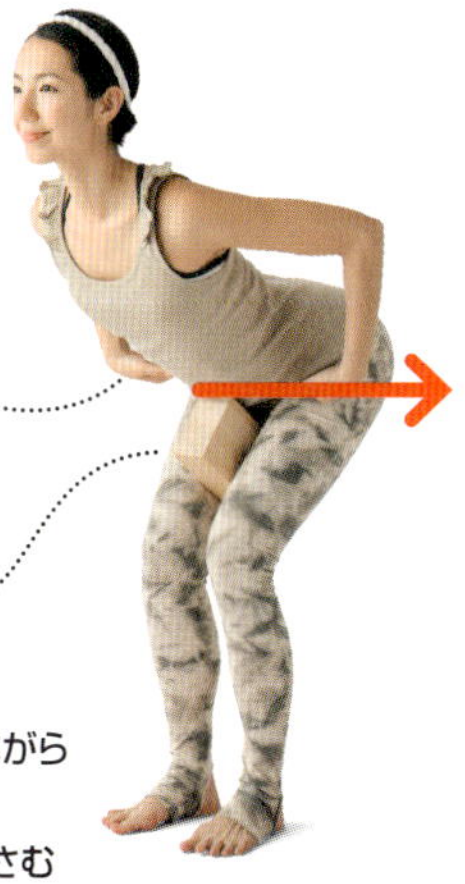

point 手をはさめるくらい上体をパキッと前に倒す

point 坐骨を寄せながら内ももでブロックをはさむ

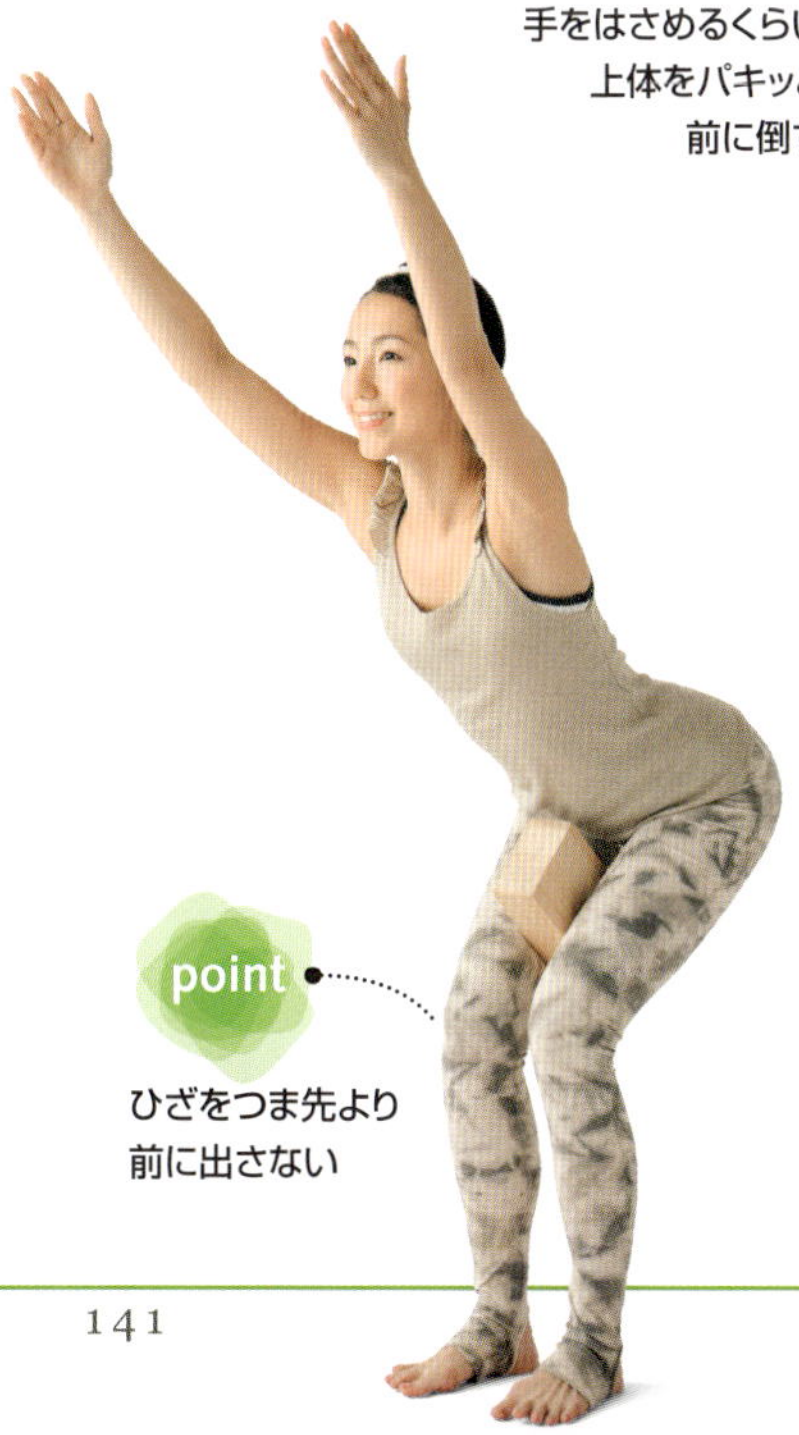

point ひざをつま先より前に出さない

3. 下腹部を引き締めて両腕を斜め上に伸ばす

両腕を斜め上に伸ばし、指先から腰までが一直線になる位置で30秒キープ。下腹部を軽く引き締めること。その後、息を吸いながらゆっくりひざを伸ばし、両腕を下ろす

【ココロ】

落ち込み・プチうつ

Quick

プチほぐし

足首（P66参照）、甲とかかと（P67参照）

無理をせずやわらかに後屈

気分が上がらないときは、寝たままできるポーズで気持ちをリフレッシュ。悩みや考えごとが続くと頭にも疲労が溜《た》まって緊張しやすいので、頭をゆるめてくれる頭頂のツボ、百会《ひゃくえ》を刺激して元気になりましょう。

魚のポーズ

1. あお向けになり脚を揃えて伸ばす

あお向けに寝て、脚は自然に揃えて伸ばす。腕は体に沿って左右にまっすぐ伸ばし、手のひらを床につける

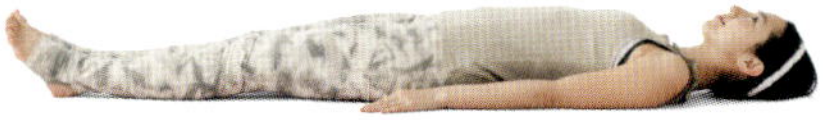

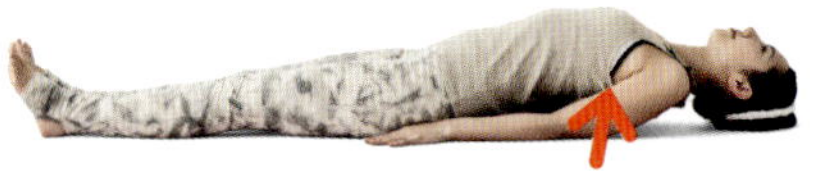

2. ひじを立てながら胸を持ち上げる

息を吐き、吸いながらひじを立てて胸を持ち上げる。このとき、わきを軽く締めて両ひじの位置を少し内側（体の下）にずらし、指先をお尻に向ける

3. 頭頂を床につけたら胸を開いてゆっくり呼吸

息を吸い続けながら、さらに高く胸を持ち上げる。吐きながら頭頂を床につけたら、30秒キープ。ポーズを解くときは、息を吸いながら頭を上げ、吐きながら背中をゆっくり下ろすこと

point

わきを軽く締めて胸を開く

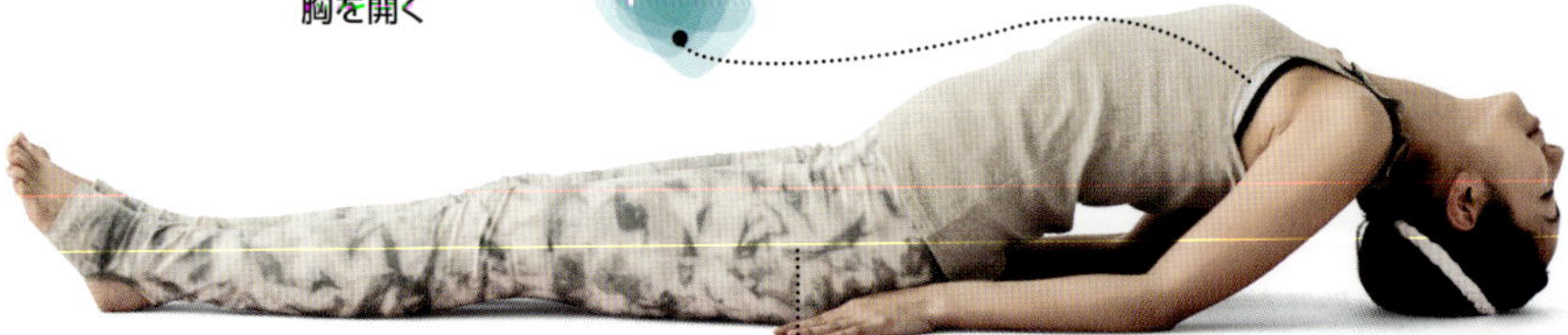

Easy

体に力が入ってしまう人は、胸の下にボルスターやクッションを入れる

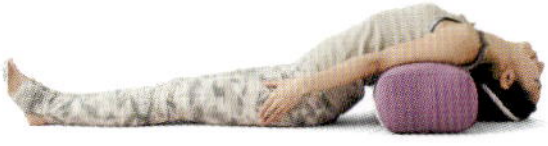

point

百会のツボを床につける

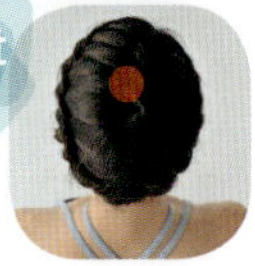

【ココロ】

優柔不断

Quick
プチほぐし
ひざまわり、脚全体（P71参照）

丹田《たんでん》を活性化し落ち着いた心を育てる

へそ下にある丹田を意識した呼吸法です。日本には昔から「腹を決める」という言葉がありますが、丹田は意思力や決断力に関係すると考えられています。丹田を活性化し、どっしりと落ち着いた心を育てましょう。

丹田呼吸

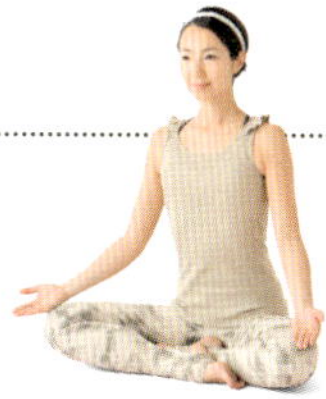

1. 両かかとを股間に近づけ坐《ざ》骨《こつ》を立てて座る

両足のかかとを股間に近づけ、かかとを体の中心に揃えて座る。坐骨を立てて、背すじを伸ばす。両手のひらを上にして、ひざの上に。呼吸は鼻で行う

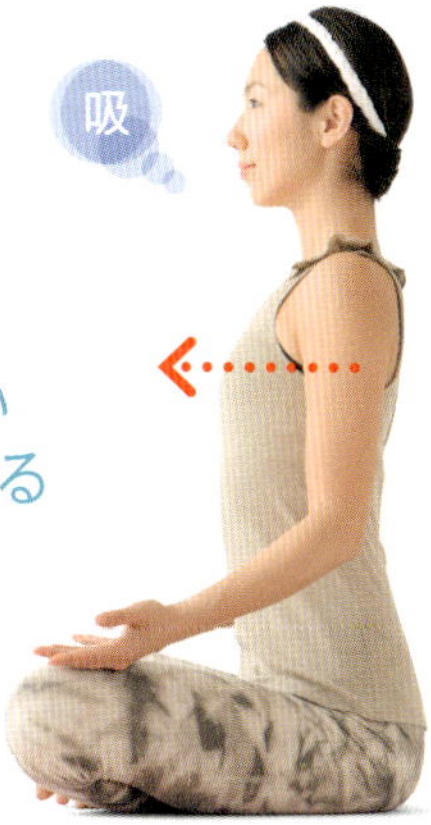

2. 鼻から息を吸い胸をふくらませる

鼻で呼吸。いったん息を吐き、吸いながら胸をふくらませる

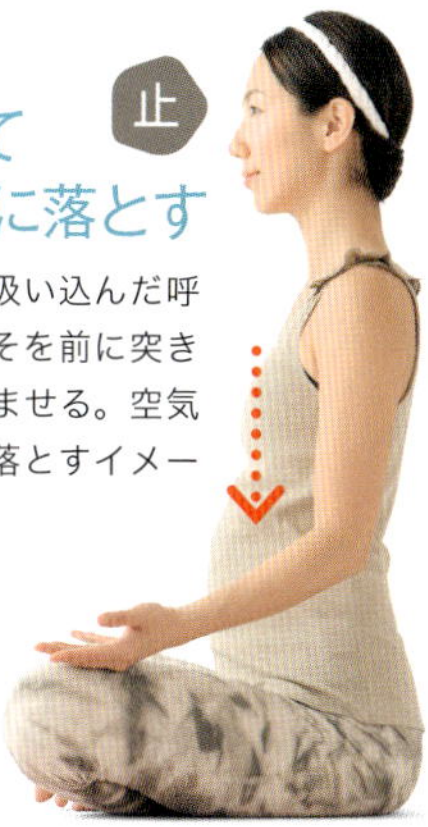

3. 一瞬、息を止めて胸の空気を下腹に落とす

一瞬、息を止めて、胸に吸い込んだ呼吸を下腹に落とし、おへそを前に突き出すようにお腹をふくらませる。空気のボールを胸から下腹に落とすイメージで行うとうまくいく

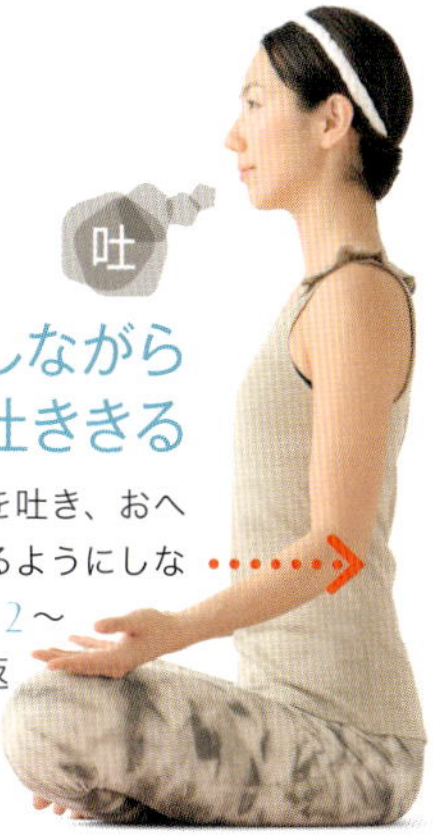

4. お腹を薄くしながら鼻から息を吐ききる

鼻からゆっくり息を吐き、おへそを背骨に近づけるようにしながら息を吐ききる。2〜4を3〜5回繰り返したら、自然な呼吸を1分間続ける

【ココロ】

イライラ

Quick

プチほぐし

足の裏（P64参照）

ポカポカ効果で気持ちのバランスを正す

イライラするときは、自律神経にアプローチをして気持ちのバランスを正しましょう。神経が集まる仙骨を温めることで、副交感神経を優位にします。ボルスターに体をゆだねて穏やかに過ごして。

仙骨あたため

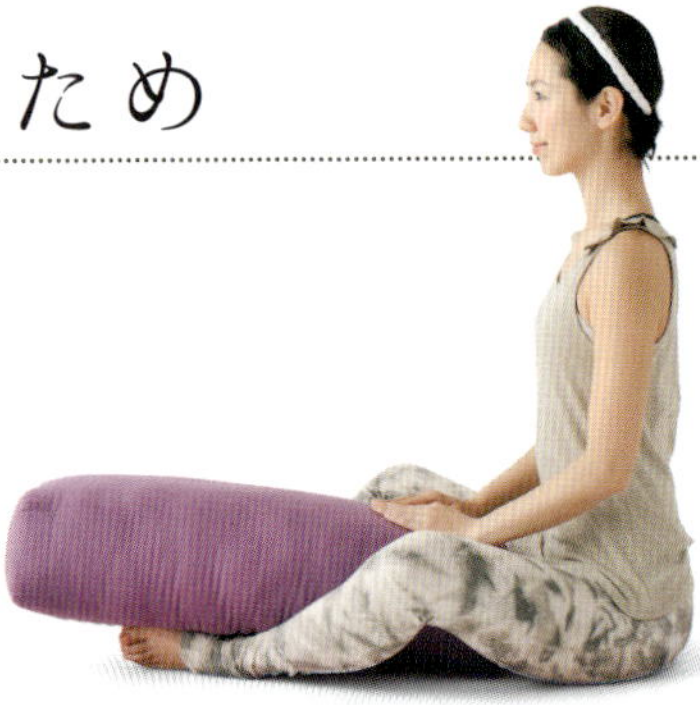

1. 足の裏を合わせて座り ボルスターを脚のあいだに置く

仙骨にカイロを当てる。床に座り、ひざを曲げて足の裏を合わせる。ボルスター（またはクッション）を脚のあいだに縦に置く

point

体が脱力できるよう
ボルスターや
クッションで高さを調節

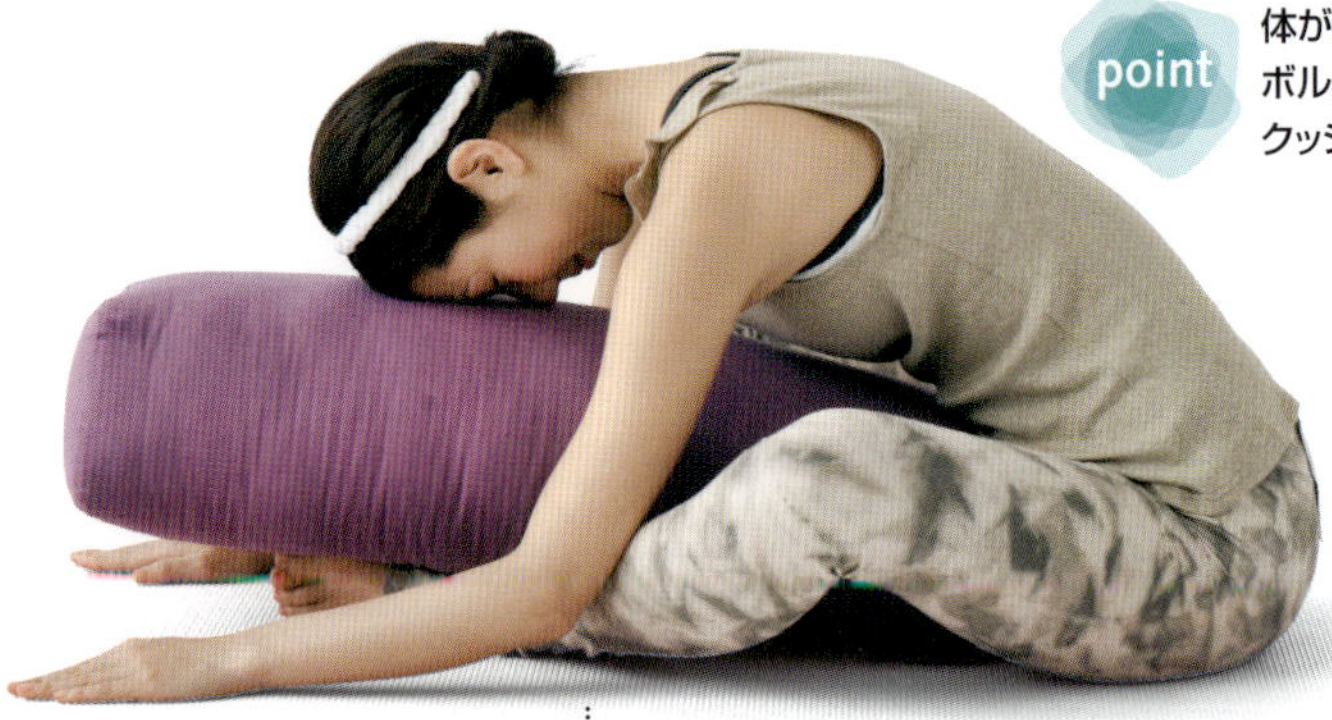

Back

カイロを仙骨に当てるほか、手でなでたり温めたりするだけでもよい。お尻を締めつけない下着で行うこと

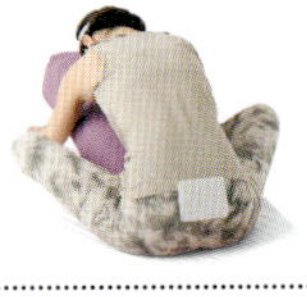

2. 息を吐きながら 股関節から上体を倒す

息を吐きながら、股関節から上体を前に倒しておでこをボルスターにつける。腕はボルスターの左右に自然に下ろし、ゆったり呼吸を繰り返す。1〜5分キープ

appendix

スペシャルシークエンス

もっと効果を高めたいあなたに

朝ヨガスペシャル

スワンダイブ・サンサルテーション

気血のめぐりを高めて身心ともに元気に

ひざの裏、そけい部、背骨など、骨盤調整ヨガで大切にしているポイントを、一連の動きで順にほぐしていきます。全身を伸び縮みさせながら血行を促進。起き抜けに行うと身心がすっきりと目覚め、一日を快活に過ごせます。ヨガの考え方から言うと、全身のチャクラをくまなく刺激できるシークエンスです。気のめぐりもよくなり、全身にエネルギーが行き渡ります。

Program 取り入れ方

基本コースは事前に癒《ゆ》着《ちゃく》ほぐし（P64〜71参照）。クイックコースは癒着ほぐしの足の裏＋股関節を。じっくりコースは癒着ほぐし＋全身調整（P150〜154参照）を事前に行う

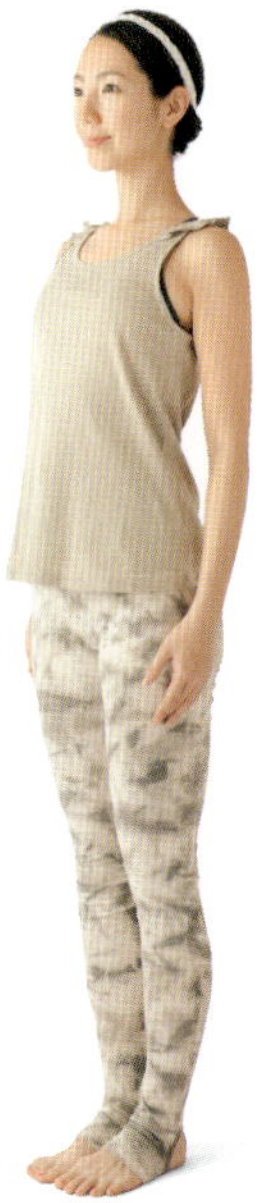

1.

両足に体重を均等に乗せて立つ

足を揃えて立ち、左右の足に均等に体重を乗せる。腕は体の左右に

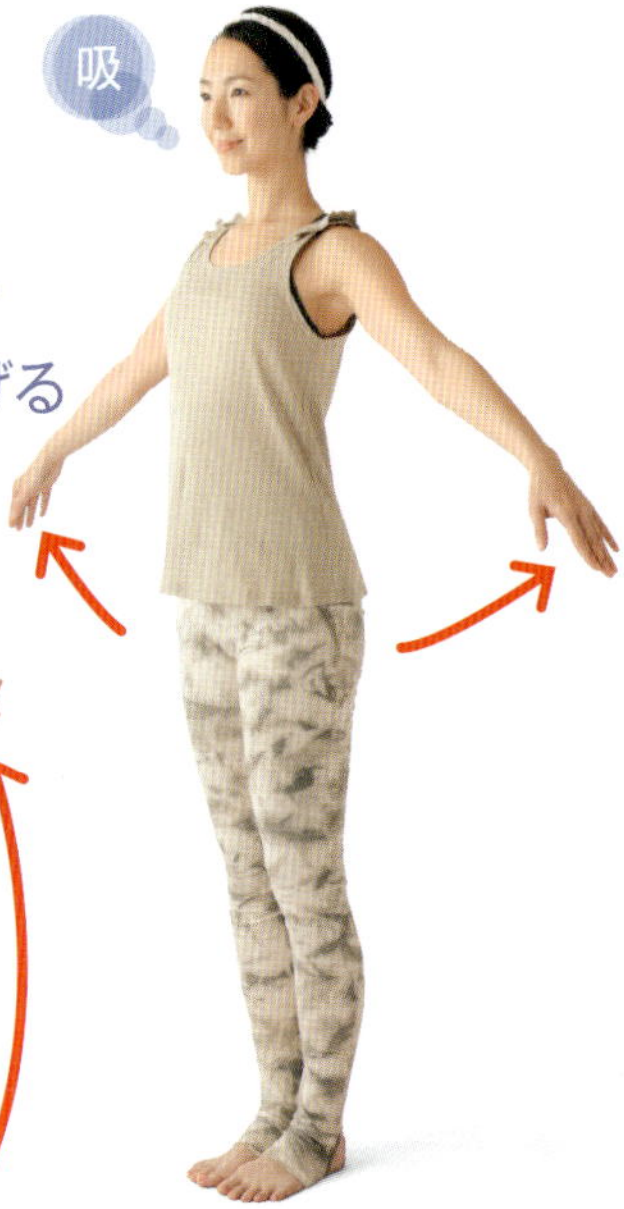

2.

息を吸いながら手の甲を上にして腕を左右から上げる

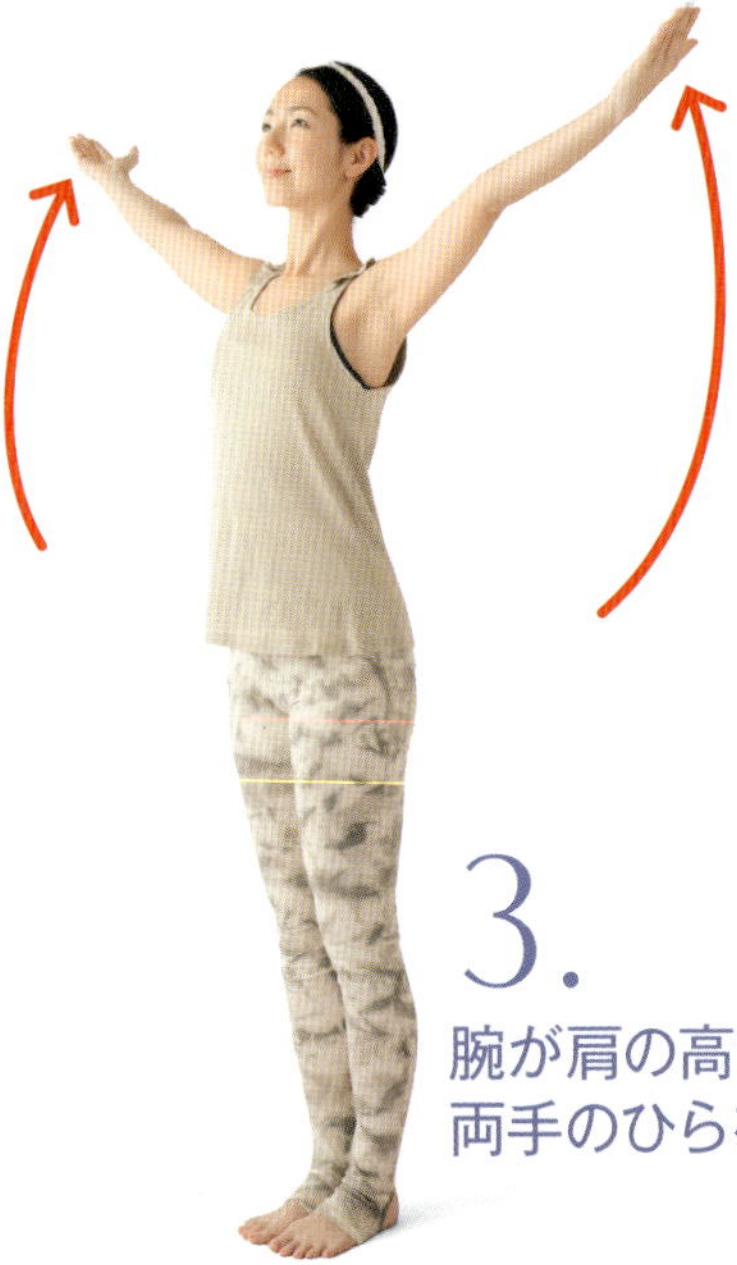

3.

腕が肩の高さにきたら両手のひらを上に

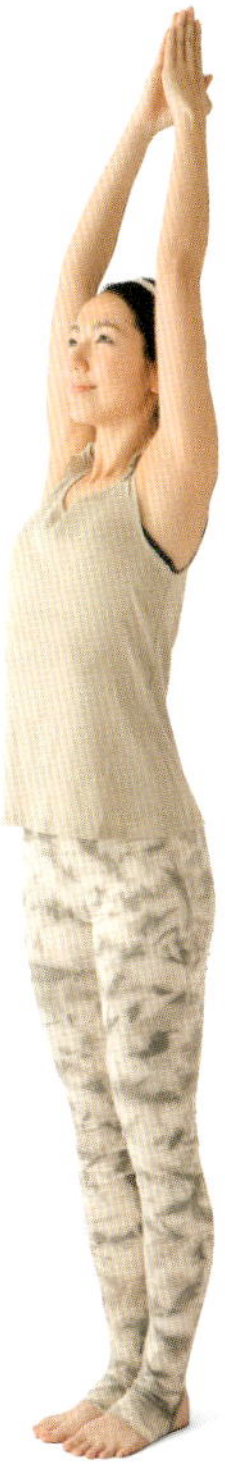

4. 両腕が頭上にきたら手のひらを合わせる

両腕が頭上にきたら手のひらを合わせる。このとき首をすくめず、肩の力を抜く

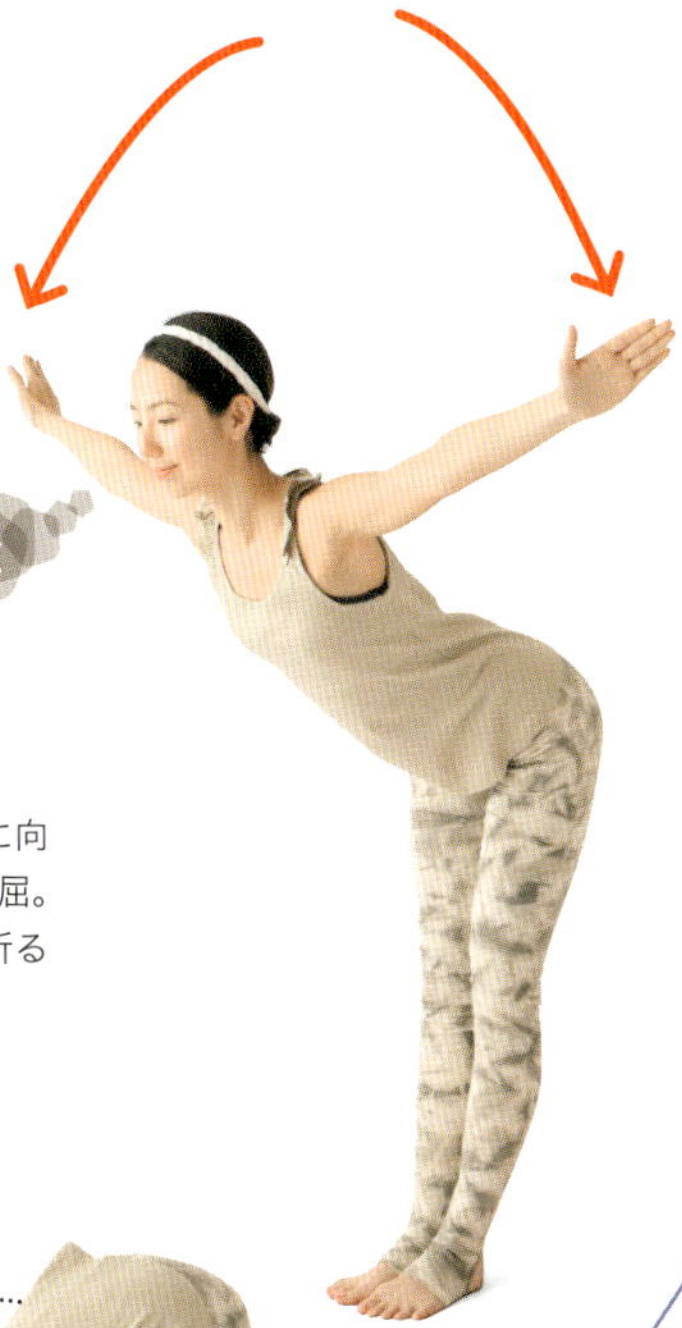

吐

5. 両腕を下ろしながら股関節から前屈

息を吐きながら、手のひらを下に向けて腕を左右から下ろしつつ、前屈。このとき、股関節からパキッと折るように上体を前に倒す

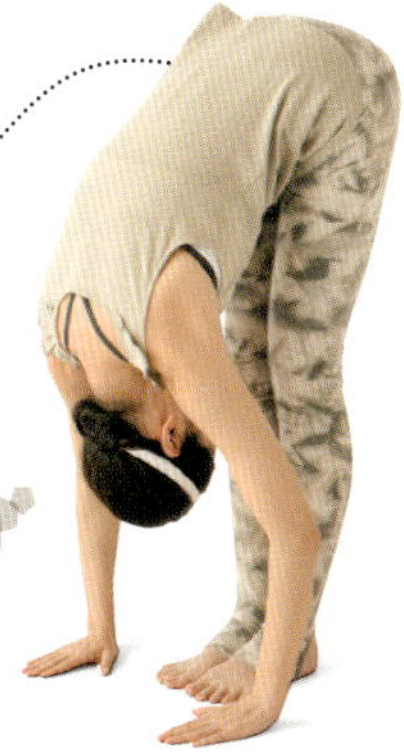

Point

腰を丸めない

吐

6. お腹を太ももに近づけて前屈を深める

息を吐き続けながら、お腹を太ももに近づけて深く前屈。両手（または指先）を床につく。このとき背すじを伸ばし、首や肩の力を抜く。手のつかない人は、ひざを軽く曲げて行う

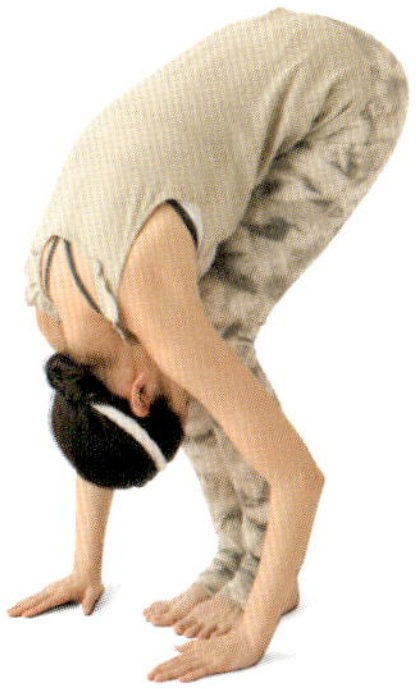

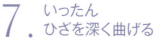

7. いったんひざを深く曲げる

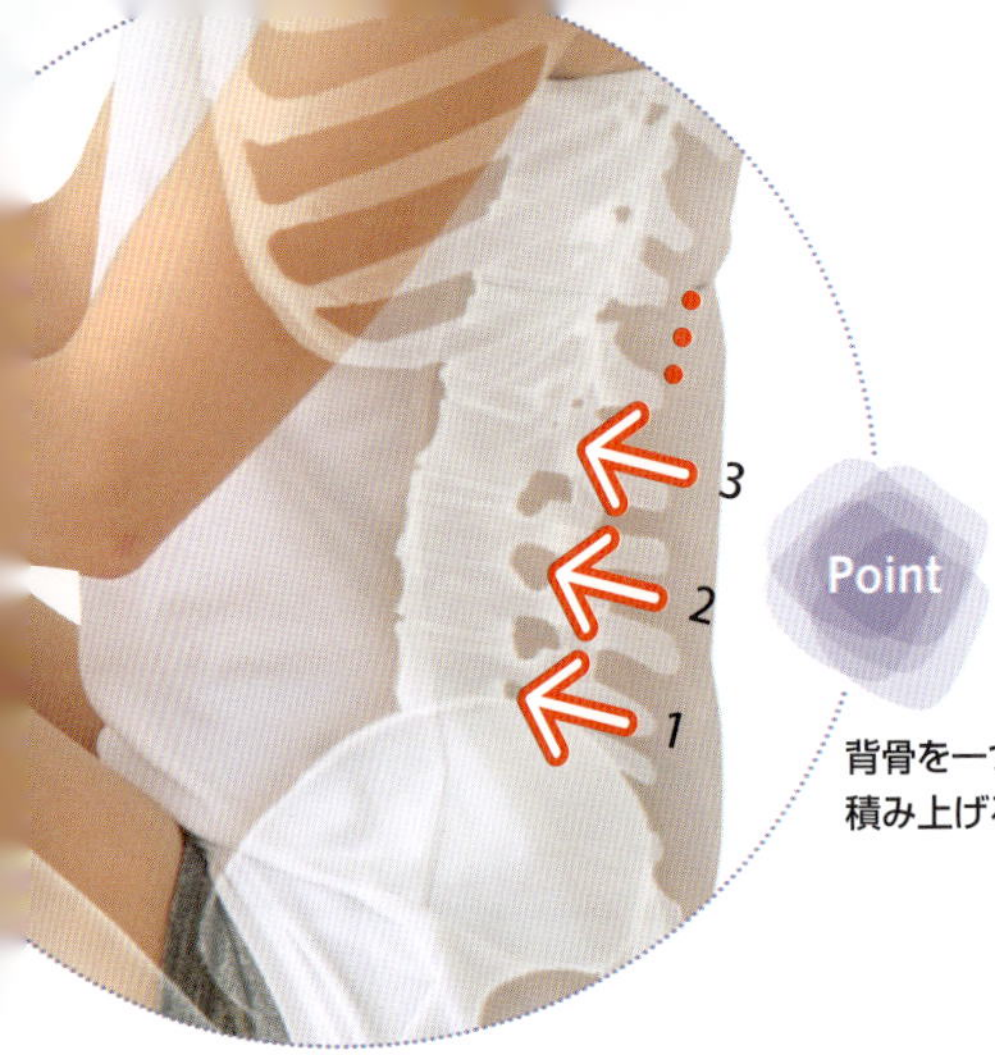

背骨を一つずつ
積み上げるように行う

上体を起こすときは、背骨を一
つずつ積み上げるイメージで
ゆっくりと

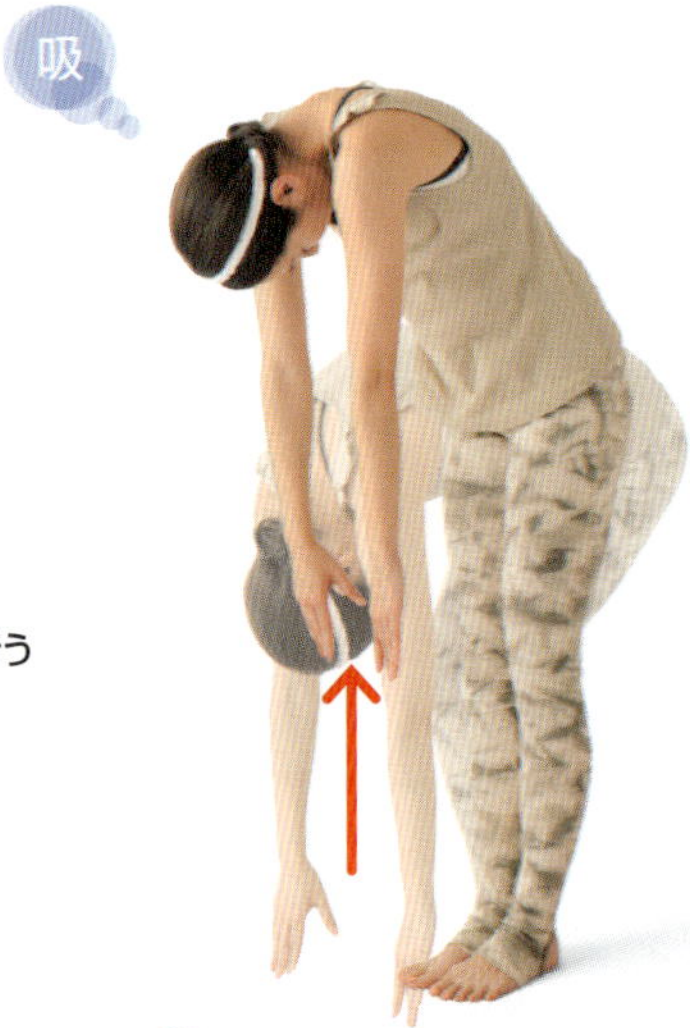

8.

息を吸いながら
ゆっくりと
上体を起こしていく

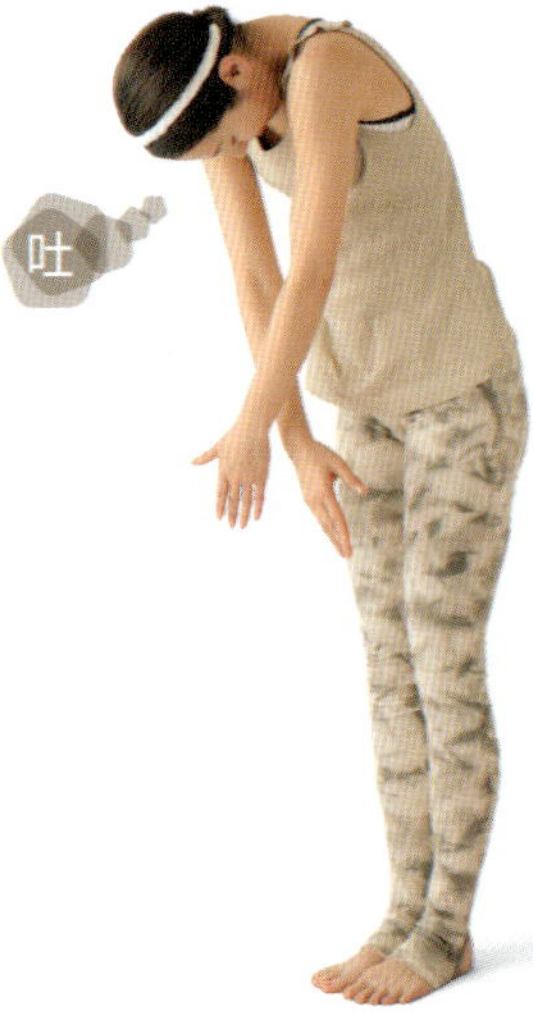

9.

息を吐きながら
下ろした腕を
体の前で交差させる

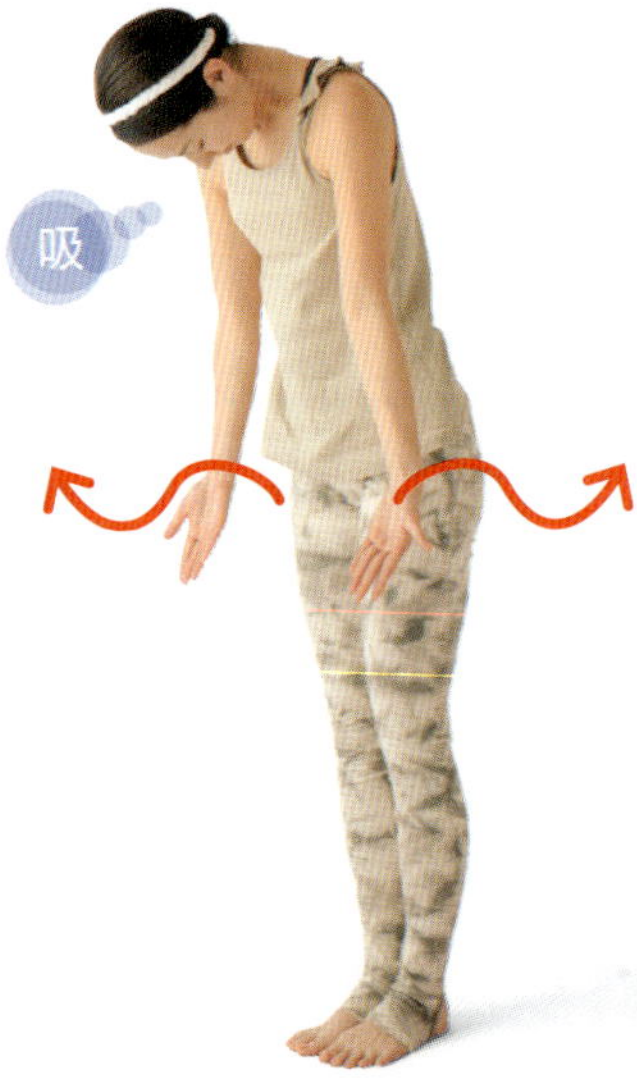

10.

手のひらを返し、
息を吸いながら
腕を左右に開いて……

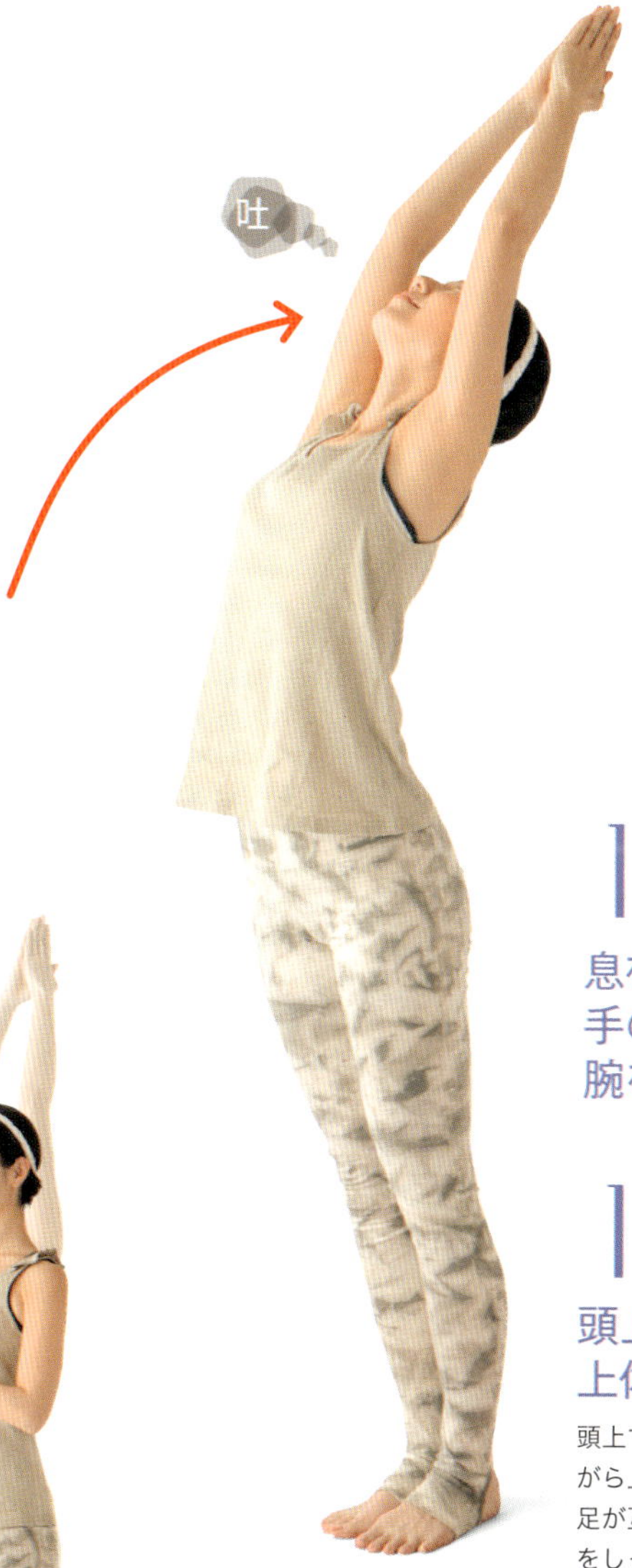

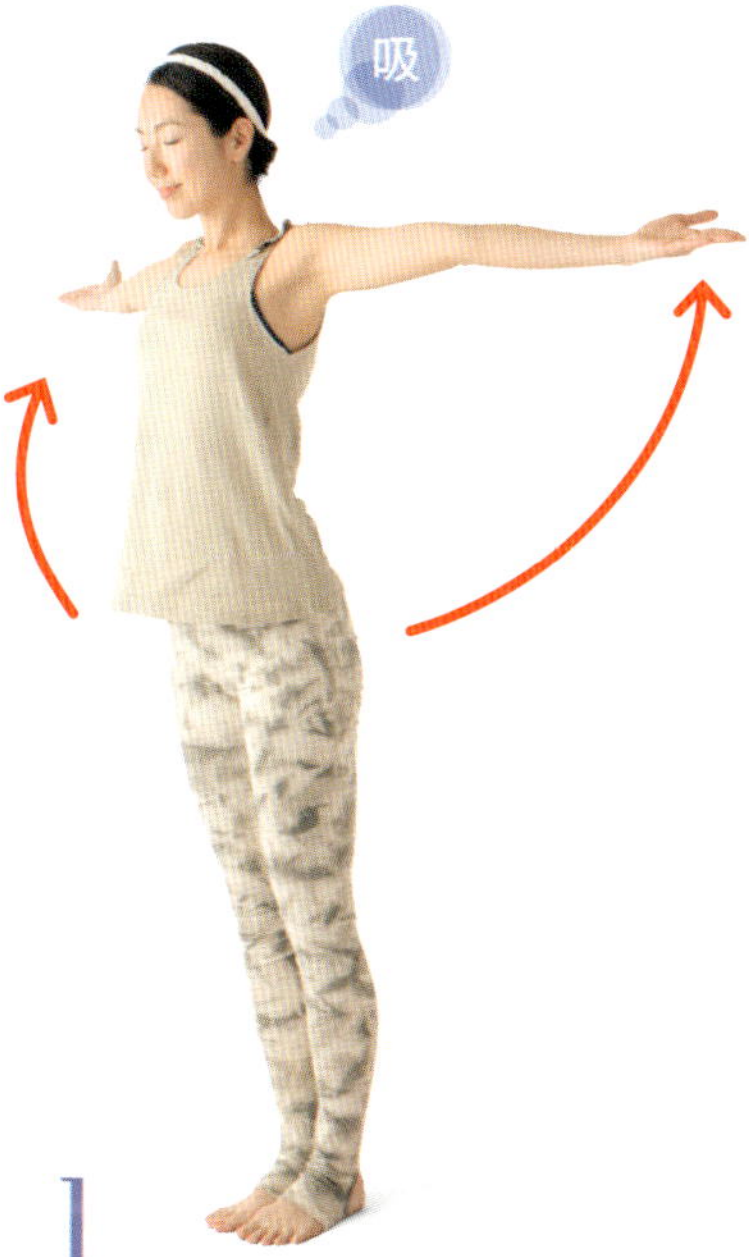

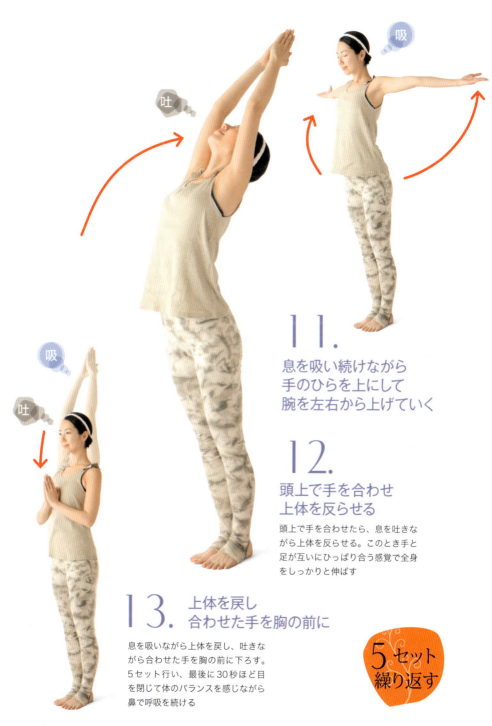

11.

息を吸い続けながら
手のひらを上にして
腕を左右から上げていく

12.

頭上で手を合わせ
上体を反らせる

頭上で手を合わせたら、息を吐きながら上体を反らせる。このとき手と足が互いにひっぱり合う感覚で全身をしっかりと伸ばす

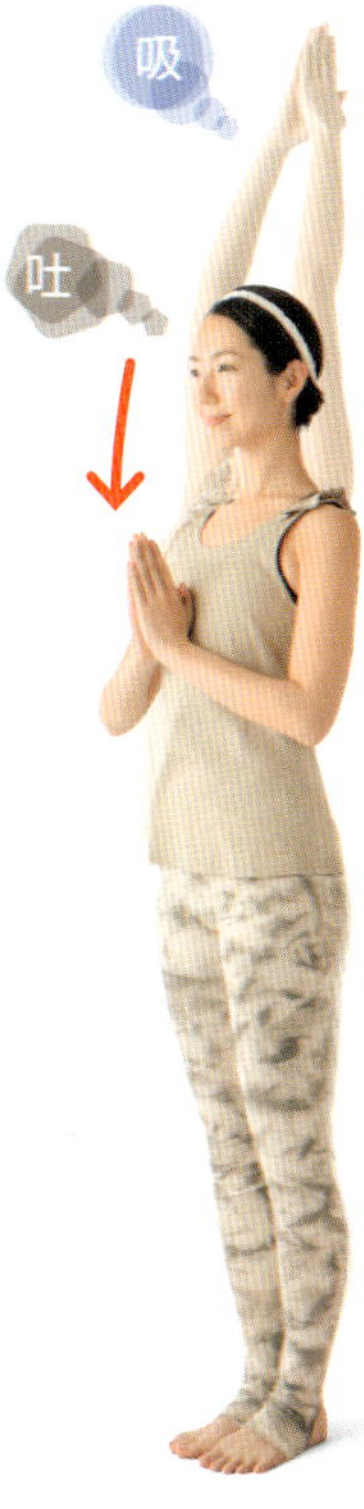

13.

上体を戻し
合わせた手を胸の前に

息を吸いながら上体を戻し、吐きながら合わせた手を胸の前に下ろす。5セット行い、最後に30秒ほど目を閉じて体のバランスを感じながら鼻で呼吸を続ける

5セット繰り返す

夜ヨガスペシャル

全身調整

Program 取り入れ方

基本は癒着ほぐし（P64〜71参照）後に。クイックコースは全身調整のみ。じっくりコースは夜ヨガ（P86〜91参照）後に行う

骨盤×深層筋の調整で体を根本から変える

骨盤を中心に前後左右、対角線上とあらゆる方向に体を動かし、深層部の筋肉をよく動かすことで全身を調整します。夜ヨガよりも進んだ調整ができるので、まずは時間のある日にお試しを。慣れてきたら毎晩、さらに朝晩ともに全身調整に切り替えるのがおすすめです。ラジオ体操のように習慣化できれば、長い年月をかけて染みついた体のゆがみを修正できます。体が根本から変わっていくのです。

Start!

股関節や肩関節を動かし深層部の筋肉を調整

全身調整 ❶ …ひざ寄せから腕回し

1. あお向けになる

床にあお向けに寝る。腕は体の左右に沿って伸ばし、手のひらを天井に向ける

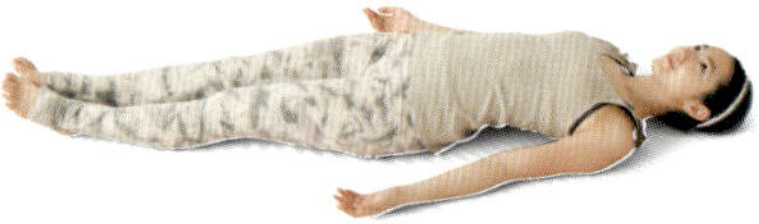

2. 右脚を右胸に引き寄せ両手で抱える

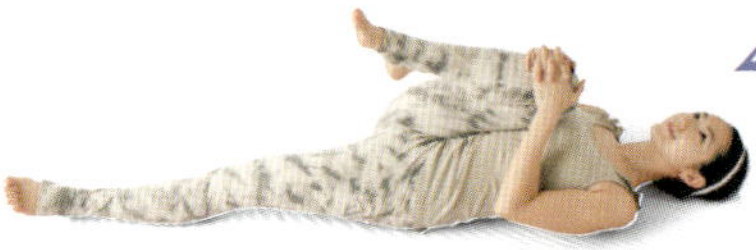

右脚はひざをいったん立ててから、ひざを両手で抱える。息を吐きながら、右胸に太ももをしっかり引き寄せる

3. 右ひざ頭を左胸や体の右側に向けて太ももを引き寄せる

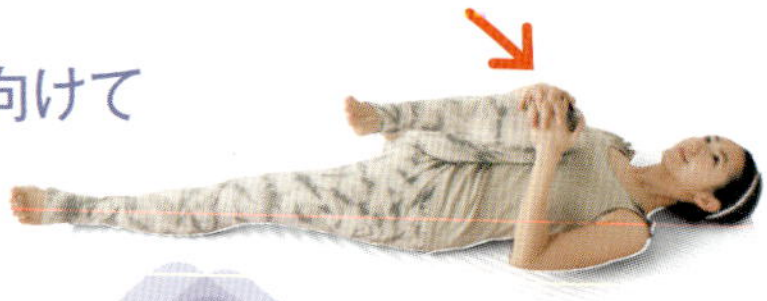

息を吸って手をゆるめ、吐きながら右ひざ頭を左胸に向けて引き寄せる。このとき右側のお尻が床から離れないように注意。再び息を吸って手をゆるめ、吐きながら右ひざ頭を体の右側に向けて引き寄せる

Point 脚を引き寄せたとき、脚のつけ根が圧迫されるのを感じる

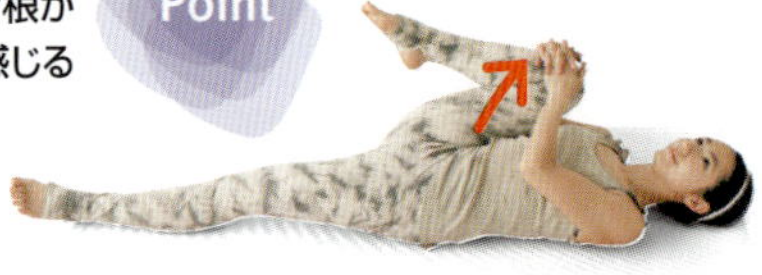

4. 右ひざを体の左側に倒し ねじりを深める

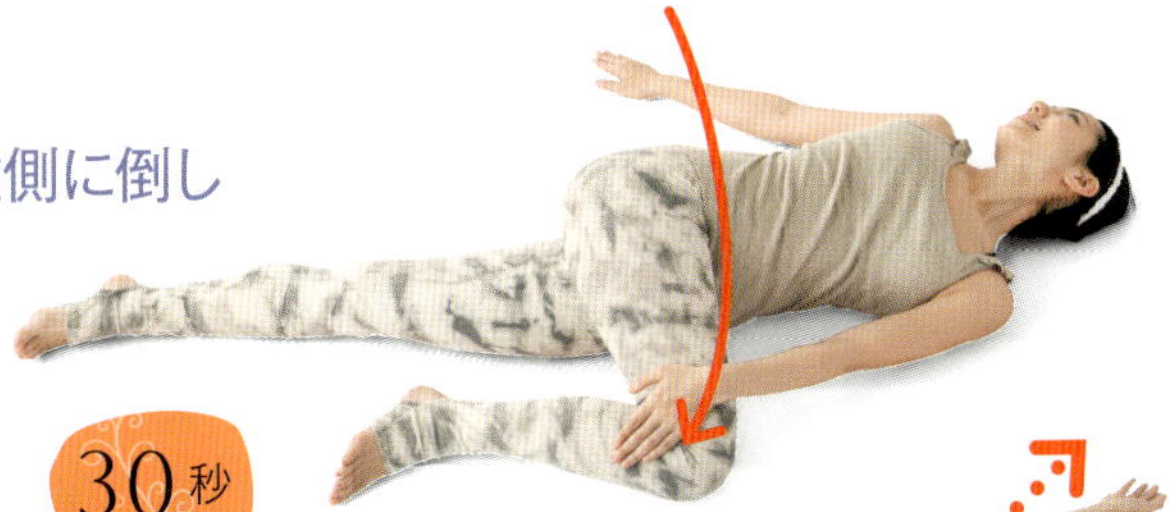

右手のひらを下にして床に戻し、左手を右ひざの外側に添えて、息を吐きながらひざを体の左側に倒す。右ひざをできるだけ遠ざけ、息を吐きながら右肩をできるだけ床に近づけて、ねじりを深める。視線を右上に向け30秒キープ

30秒 Keep

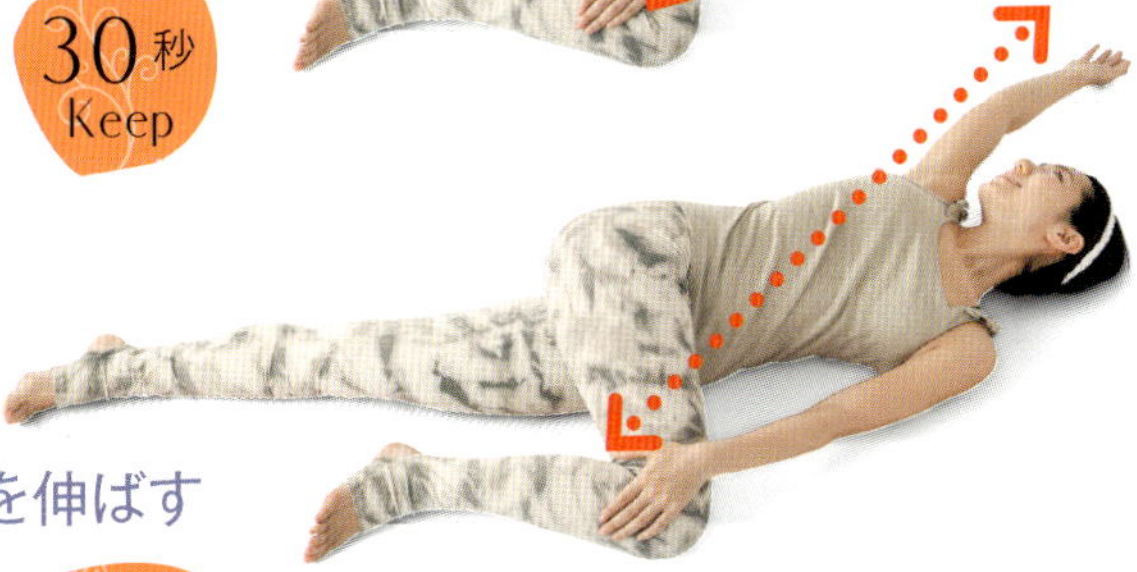

5. 右手と右ひざで ひっぱり合い体を伸ばす

手のひらで床をすりながら、右腕を右斜め上に移動。右手のひらを上に返し、指先と右ひざが一直線になるよう調整。互いでギューッとひっぱり合いながら体側を伸ばす。30秒キープ

30秒 Keep

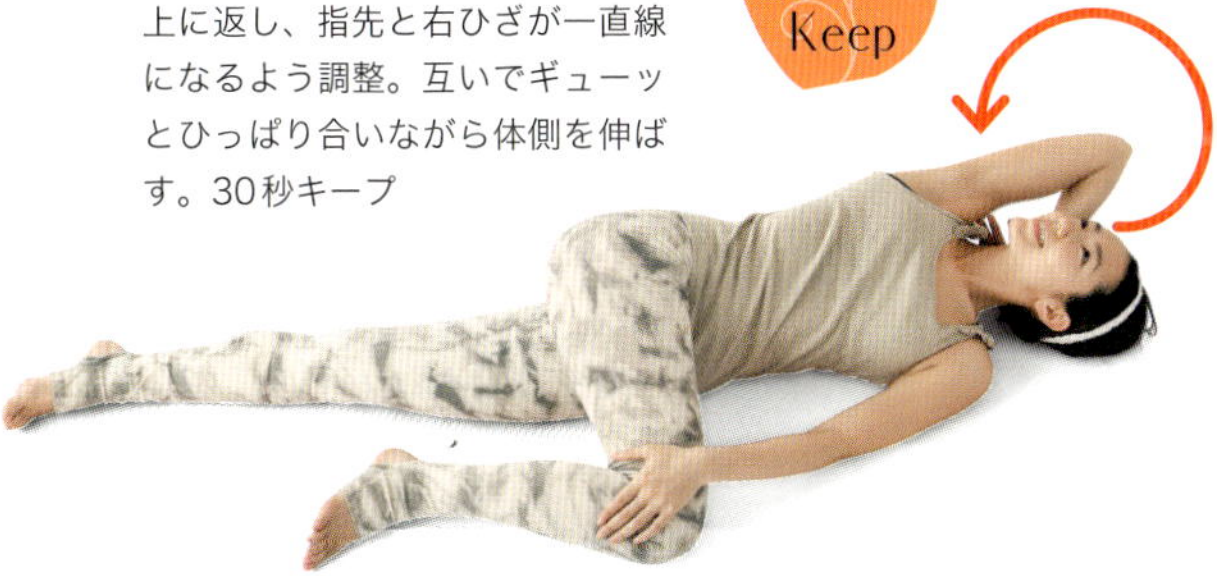

6. 右の指先を右肩につけ 右ひじを大きく回す

右手の指先を右肩につける。右ひじで大きな円を描くように、内側から外側へ、ゆっくり3～5回程度回す

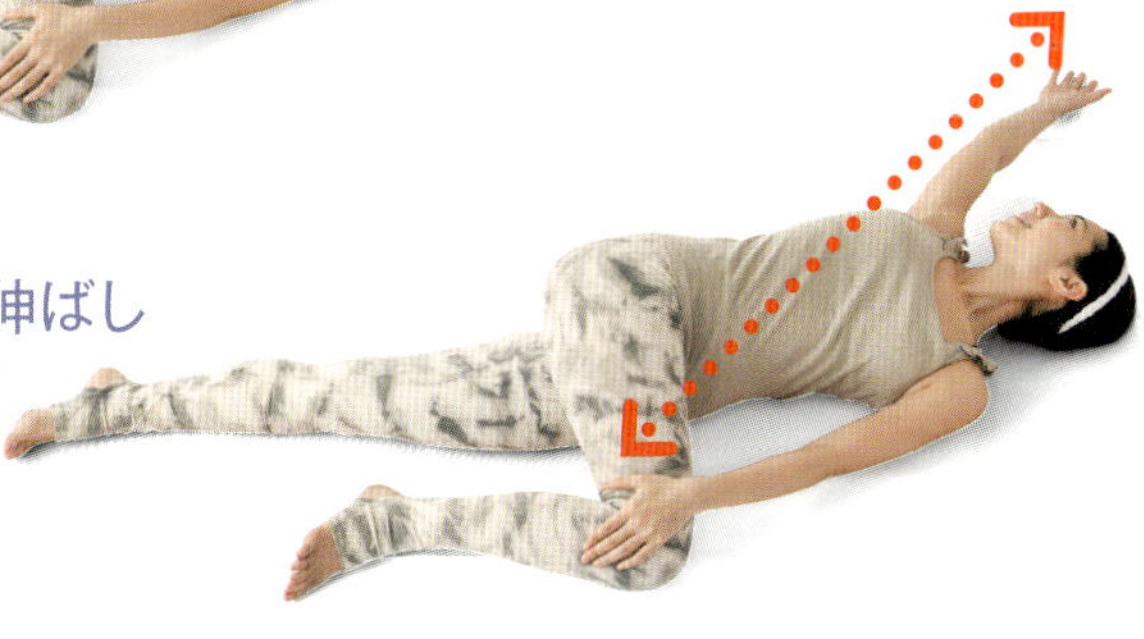

7. 再び右腕を伸ばし 30秒キープ

10秒 Keep

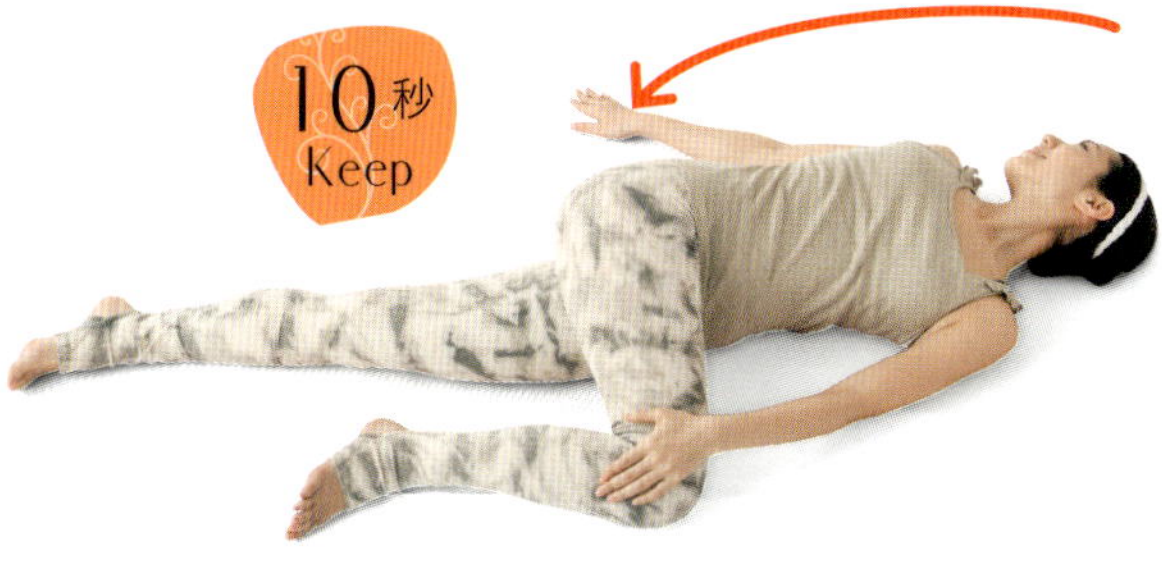

8. 手のひらを床につけて 右腕を斜め下に戻す

親指が天井側を通るように、右腕をつけ根から回して手のひらを床に向ける。手のひらで床をすりながら、右腕を斜め下に戻して10秒キープ

股関節を大きく使って脚のゆがみを調整

全身調整 ❷ …脚回し

1. 右脚をつま先まで伸ばして左に倒す

前ページ8の体勢から左腕を斜め下に伸ばし、手のひらを床につく。両手でしっかりと床を押さえたら右脚を左斜め下に向けてまっすぐ、つま先まで伸ばす

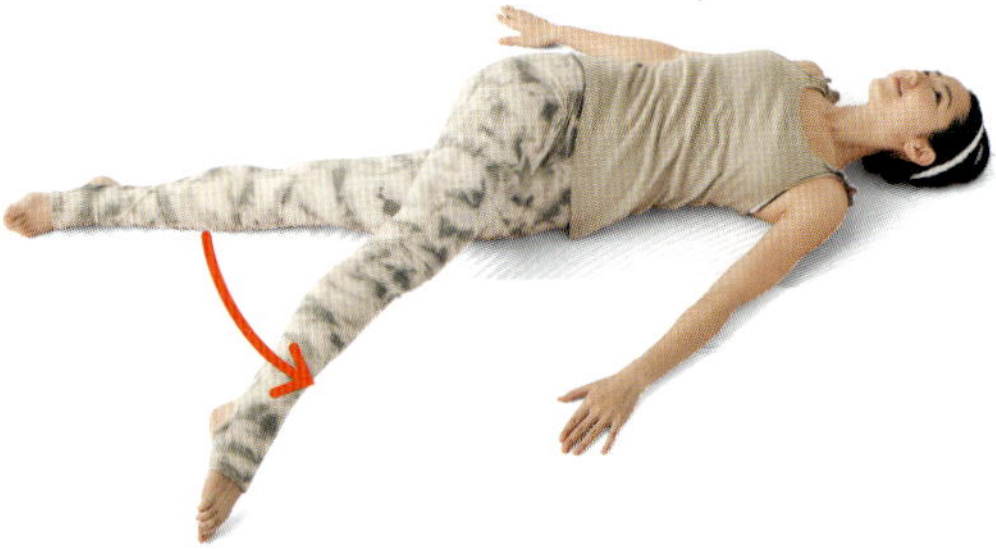

2. 股関節を大きく回し右ひざを引き寄せる

体の正面を天井に向ける。ここから右ひざで、できるだけ大きな円を描くように股関節から脚を回していく。息を吸いつつ、右ひざを曲げながら胸に近づける

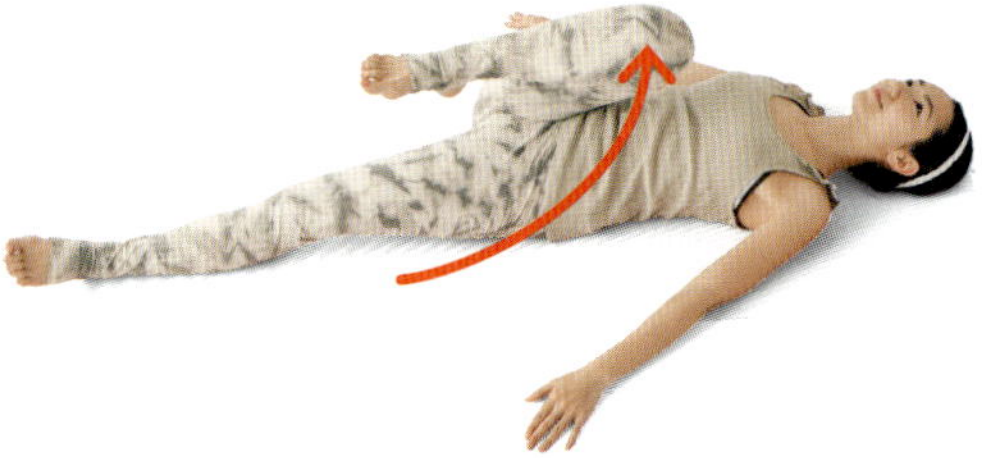

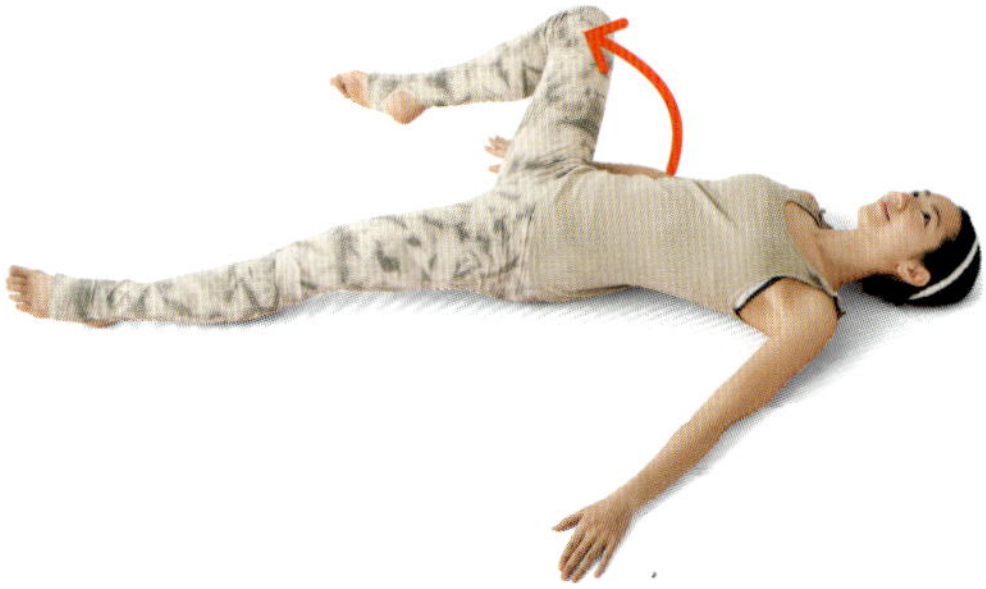

3. 息を吐きつつ右ひざを外側に大きく開きながら回す

4. 床すれすれの位置で脚を大きく回す

息を吐き続け、ひざを伸ばしながら床すれすれの位置で脚を回す。このとき、1mmでも遠くで回すイメージで指先まで伸ばす。右脚を回し続け、左脚を越えたら息を吸い始める。1〜4を3〜5回繰り返す。脚を回すごとに描く円が大きくなるイメージで行う

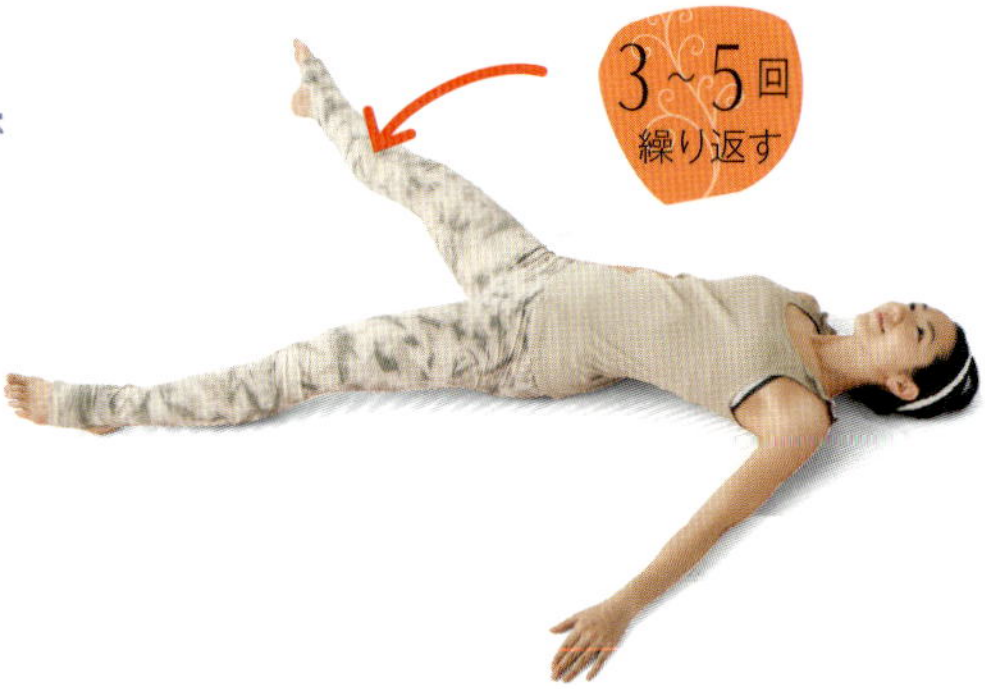

3〜5回 繰り返す

5. ひざを抱えて体の中心軸を確認

息を吐きながら右ひざを曲げて、両手で太ももを胸に引き寄せる。頭を少し起こして体の中心の軸を確認し、脚と頭を床に下ろす

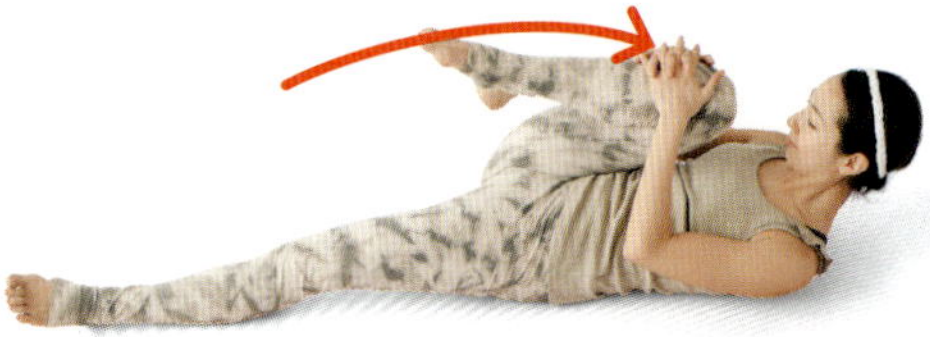

骨盤のゆがみと周辺の深層筋を調整

全身調整 ❸ …ひざ裏ほぐし

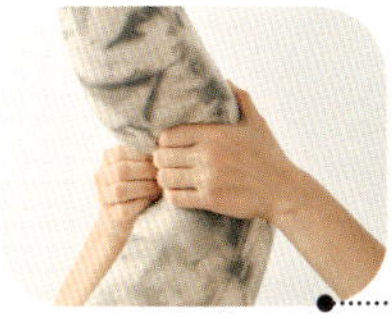

close up

左右の４指の腹を、ひざ裏を通る太い筋肉に強く押し当てて刺激。ひざを少し伸ばすとポイントを見つけやすい

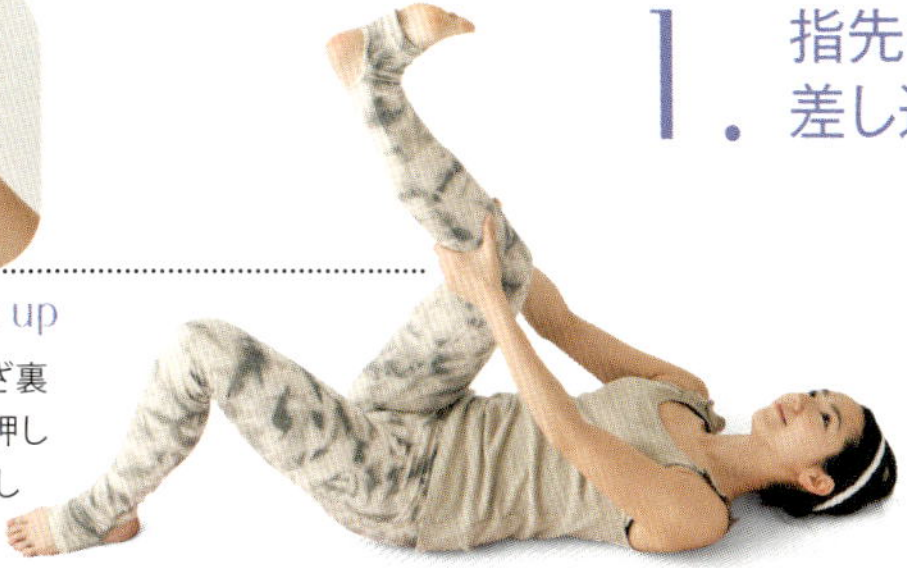

1. 指先をひざ裏に差し込みもみほぐす

前ページ5の体勢から、軽く右ひざを伸ばし、左ひざを立てる。両手で右ひざを左右からつかみ、親指以外の指をひざ裏のくぼみに強く押し当てる

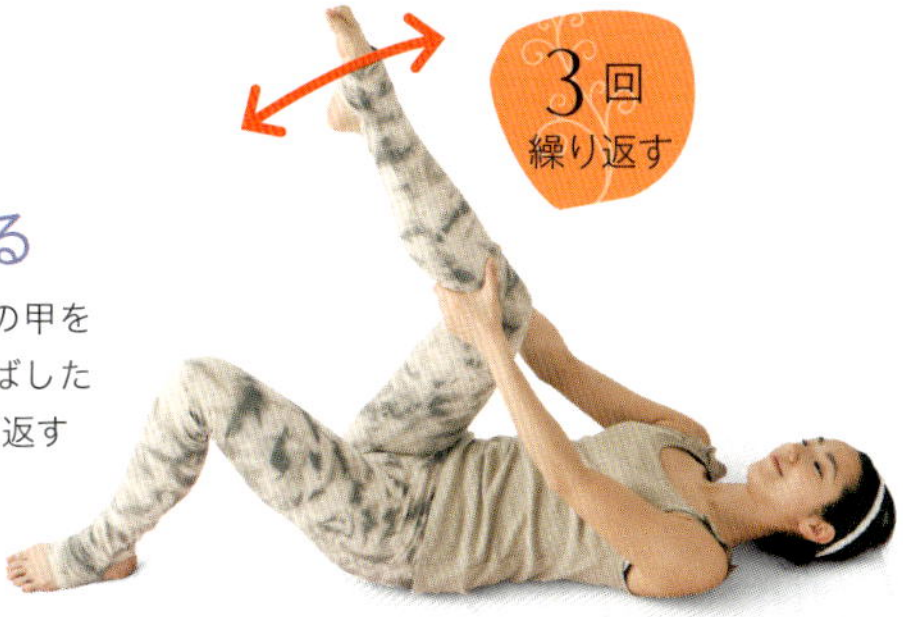

2. 足首を曲げ伸ばしする

ひざ裏を強く押さえたまま、足の甲をゆっくり、そしてしっかりと伸ばしたり、引き寄せたりする。３回繰り返す

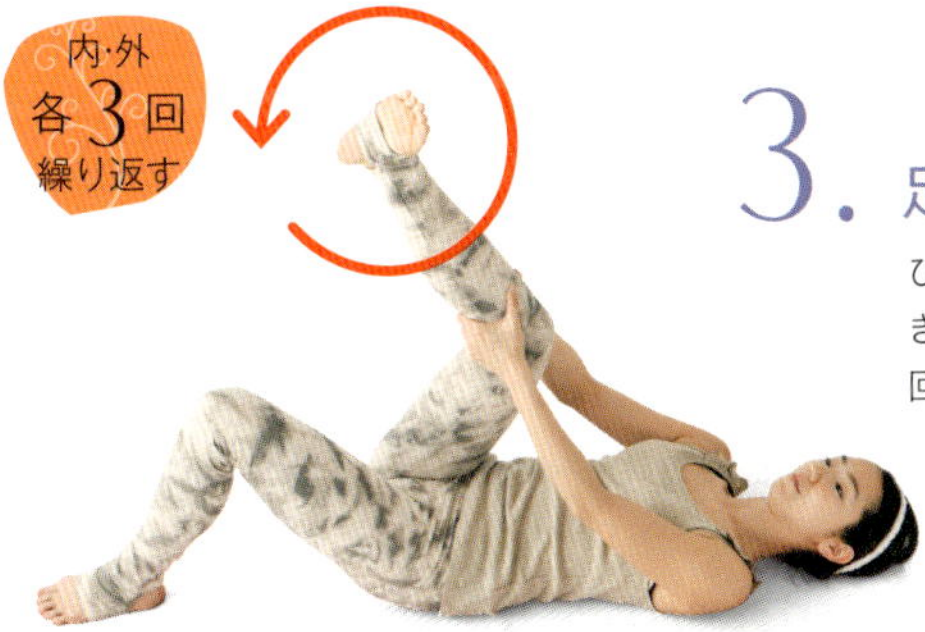

3. 足首を大きく回す

ひざ裏を強く押さえたまま、足首をできるだけ大きく、ゆっくりと回す。内回し、外回しを交互に各３回

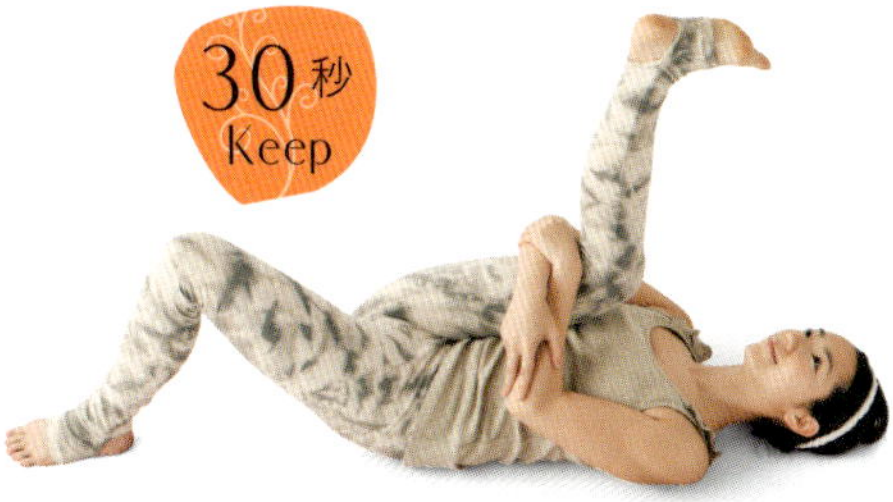

4. 両腕で太ももを胸に抱えてキープ

右ひざの裏側に両腕を回して、脚を体に引き寄せる。ひざを曲げ、かかとを上に突き出した姿勢で、太ももの裏側を伸ばす。このとき、お尻が浮かないよう、できるだけ床に近づけながら行う。30秒キープ

指先から足先まで伸ばし全身をほぐす

全身調整 ❹ …体側《たいそく》伸ばし

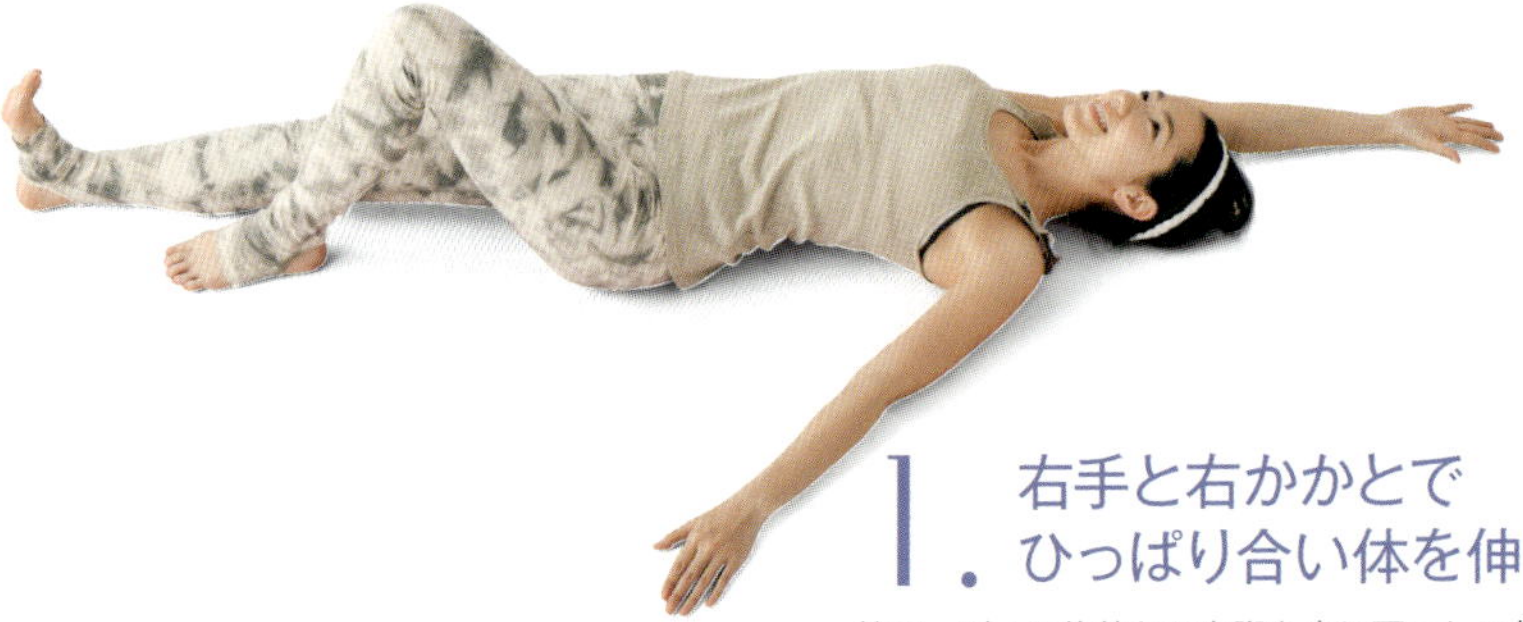

1. 右手と右かかとでひっぱり合い体を伸ばす

前ページ4の体勢から右脚を床に下ろして伸ばし、つま先を立てる。右腕は耳の横で頭上方向にまっすぐ伸ばし、手のひらを天井に向ける。左腕は手のひらを下にして床につき、わきを開く。右かかとをなるべく遠くに行くよう突き出して、右腕とひっぱり合い体側を伸ばす

2. 右の手首を左手で下からつかむ

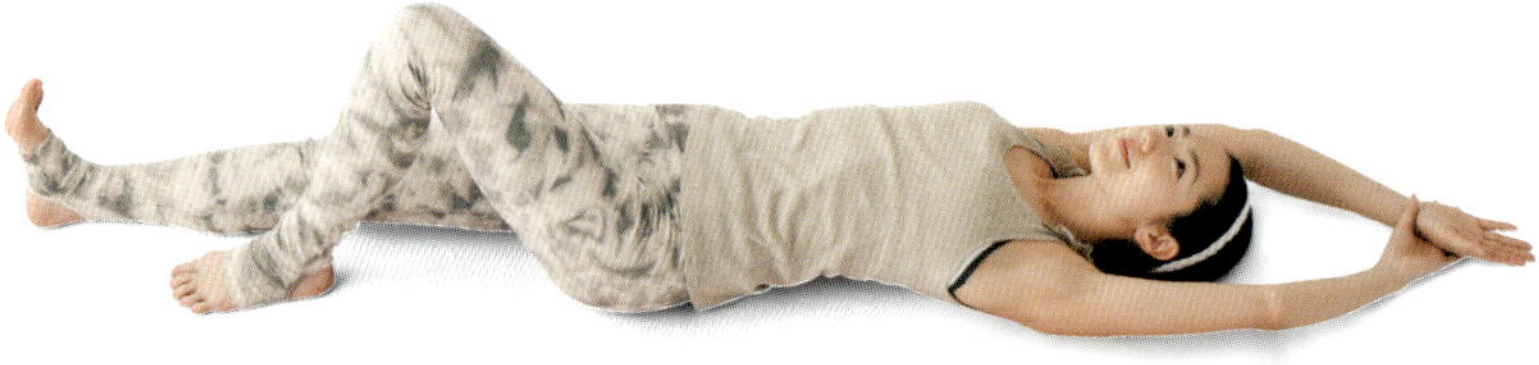

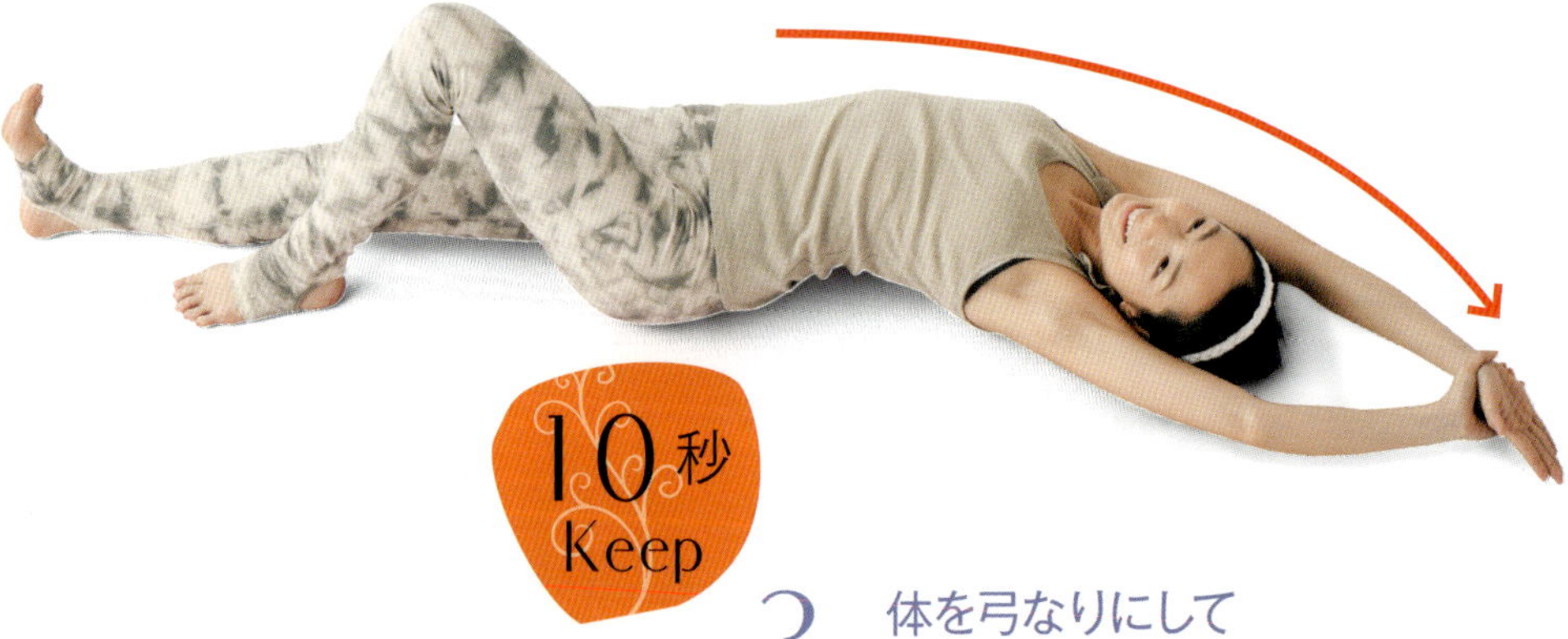

10秒 Keep

3. 体を弓なりにして右の体側を伸ばす

息を吐きながら、上体は左側に傾けて弓なりになり、右側の体側をできるだけ伸ばす。このとき、ろっ骨と骨盤をできるだけ離すイメージで行い、かかとはなるべく遠くへ突き出す。10秒キープ後いったん脱力したら、もう一度伸ばす

※この後、手足の動きを逆にして全身調整❶～❹を行う。終わったら両脚を伸ばして脚の長さを確認。なるべく揃っているのが望ましい

Finish!

日常生活にもヨガを

ヨガはいつでもどこでもできます。骨盤調整ヨガで言うと、癒着ほぐしの一部は仕事の合間にデスクでもできますし、筋膜はがしなら電車やバスの移動中にもできます。

最近はパソコンやスマホでできる業務が激増したため、昼休みやトイレ休憩時以外、長時間、イスに座りっぱなしで仕事をされる方が非常に多いようです。そんな方におすすめなのが、ケーゲル体操と呼吸法です。

ケーゲル体操は下半身のめぐりをよくするので、座りっぱなしや立ちっぱなしの人にぴったり。冷えやむくみの対策になります。作業中、いつでも気づいたときにトライしてください。仕事中だけでなく、排泄《はいせつ》や月経時など、骨盤底に意識が向く瞬間にその都度、行うといいでしょう。

そして呼吸法。ものごとに集中すると、息を詰めることはままあります。こちらは休憩時間などを利用して、心穏やかに取り組みましょう。仕事中は猫背になりがちで、胸が縮んだり背もたれに寄りかかったりと、姿勢が悪くなりがちです。呼吸は正しい姿勢で行うことで深くなります。きちんと坐骨《ざこつ》を立てて座り、背すじを伸ばして行いましょう。まずは一日３回、意識して呼吸をする時間をとってみてください。これを１年間続ければ、日常生活での呼吸もかなり深くなるはずです。

すき間時間に、ケーゲル体操と呼吸法を行う習慣をつけるだけで、一日の疲れや冷えの感じ方が変わります。このようにして自分の体に意識を向けることが習慣になり、日常の動作をヨガ的に行えることも、ヨガの成果と言えるのです。

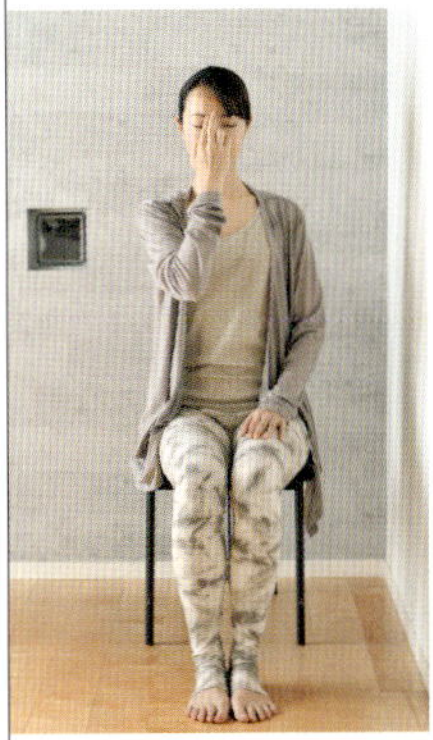

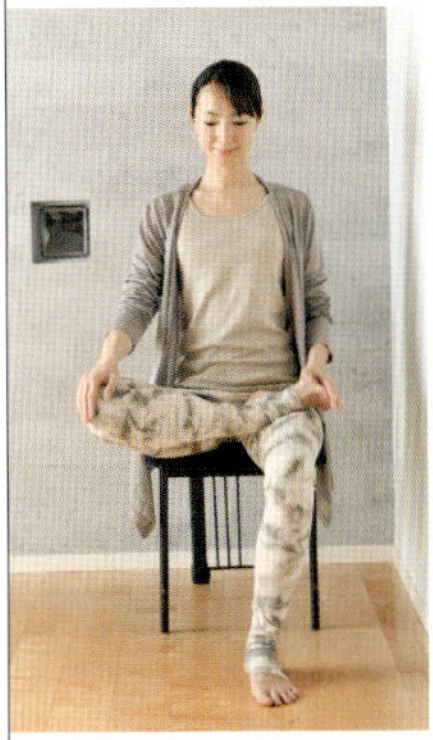

たとえば癒着ほぐしをしたり呼吸法を行ったり。仕事や家事の合間にできるヨガはたくさんある

おわりに

みなさん、骨盤調整ヨガはいかがでしたでしょうか。

無意識だった部位に意識を向けて、毎日コツコツ繰り返すこと。これは体を劇的に変えるすばらしい習慣です。不調まみれでやっかいだった体も、ゆがみが調整されれば本来のナチュラルな状態に近づいていきます。こうした変化が自然に、しかし確実に訪れるのです。

私はひどい腰痛や重度の婦人科疾患に苦しんだ時期がありましたが、いまではそんな時期も「あってよかった」とさえ感じています。その時期がなければ、体や心がしんどいという人の気持ちも理解できなかっただろうし、そんな悩みを抱える人たちに「ヨガを伝えたい」という一心で今のような人生を歩むこともなかったからです。

このことを強く実感できるのが、困っている人にサッと手を差し伸べられたときです。体が動かなかったときはなにをするにも腰が重く、目の前に困っている人がいても、荷物を持ったり席をゆずったり、悩みを聞いたりする余裕も体力もありませんでした。でも体がすこやかだとすぐに動けるし、思ったことを実現できる。これは「心と体がつながっている」と強く感じられる喜ばしい瞬間です。思うように動けなかった時間が長かったからこそ、健康ってすばらしいと思いますし、いまの体に感謝しています。

道具や器具とは異なり、私たちの体は一生、使い続けなくてはなりません。ですから、このポーズを続けたら「どうなるか」より「すごく気持ちいいな」とか「昨日よりちょっと痛いな」とか、この瞬間に自分の体がどうなっているかをもっと感じられるようになってほしい。それが「自分の体と向き合う」ということであり、ひいては「あるがままの自分を認める」という真の成果にもつながっていくからです。

みなさんの幸せな毎日のために、この本が少しでもお役に立てたらうれしく思います。

最後に、公私ともによき理解者であり数年間にわたりこの企画を温め、かたちにしてくださった長島恭子さんと、より伝わりやすくなるよう根気強く編集してくださった小元慎吾さんに、心から感謝申し上げます。

髙橋由紀

BODY MAP

本書によく出る

骨と関節

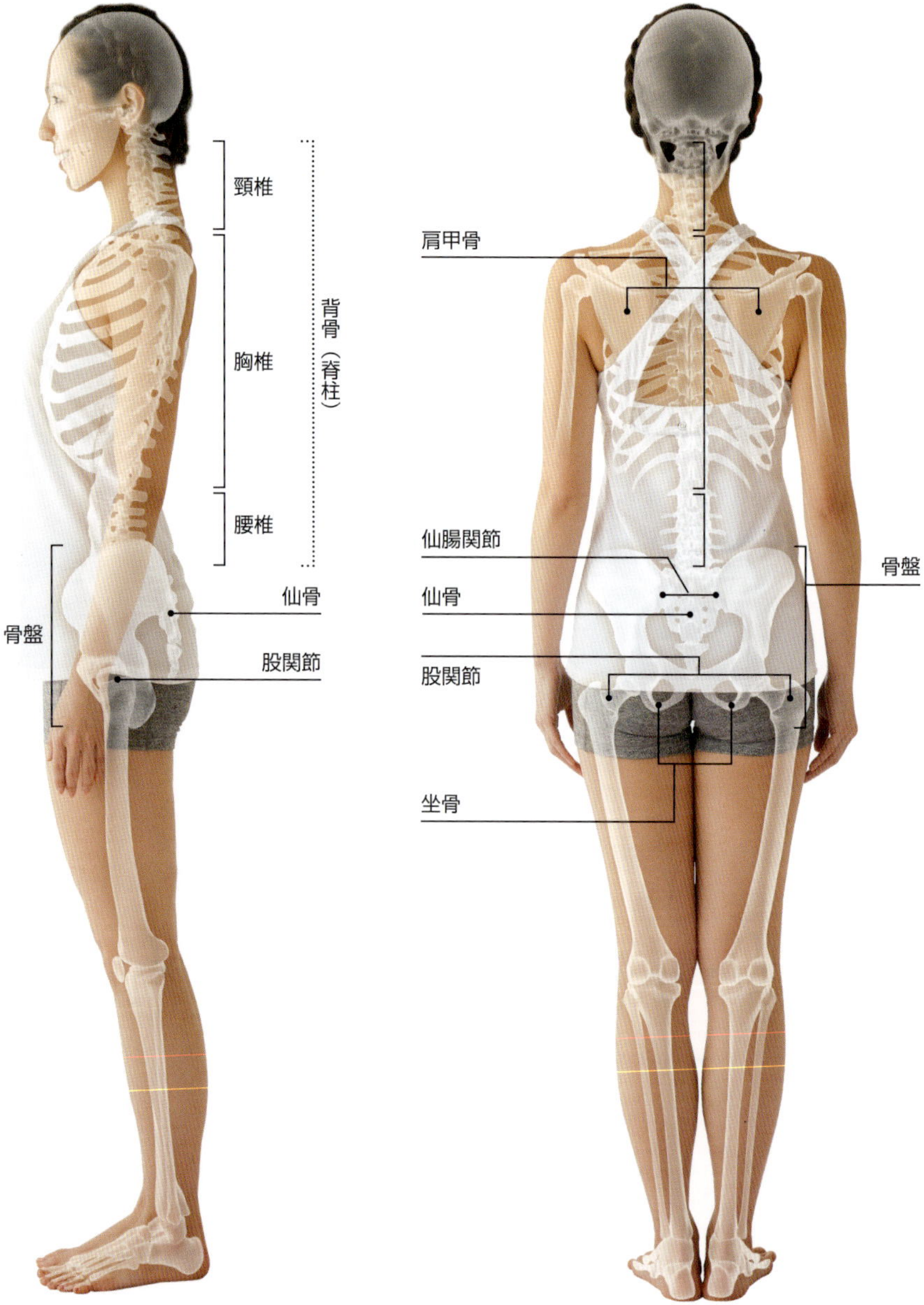

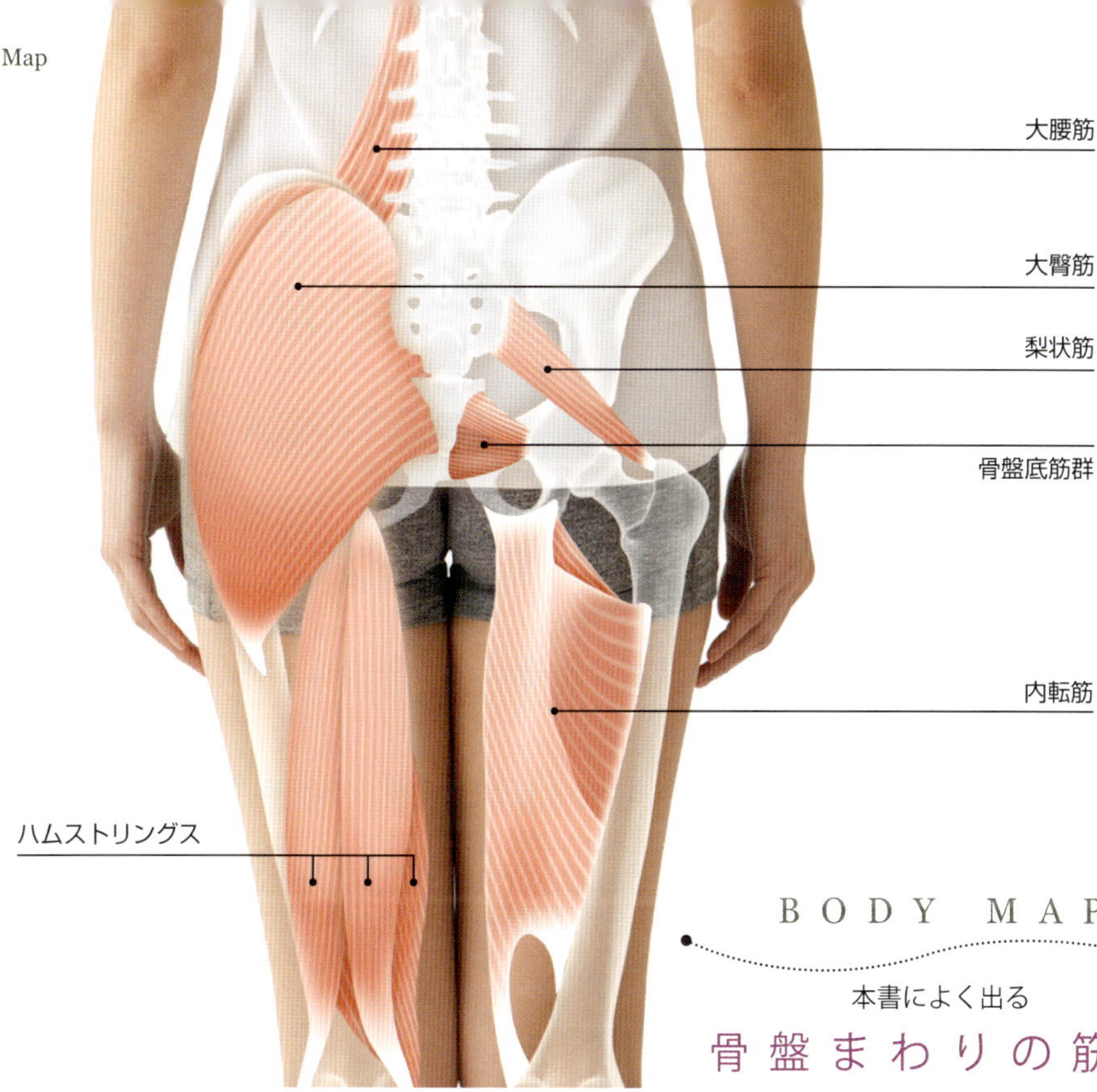

BODY MAP

本書によく出る

骨盤まわりの筋肉

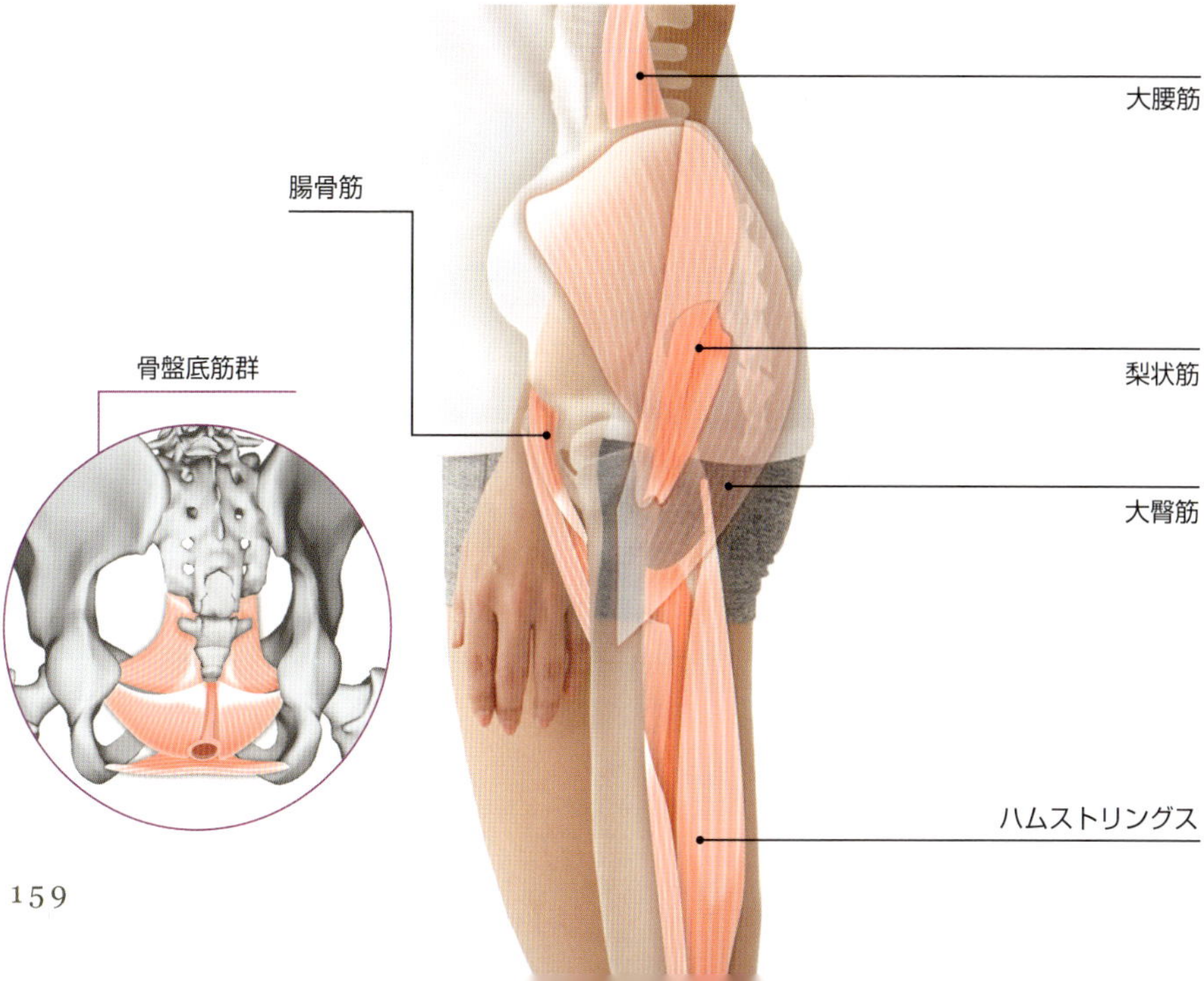

profile

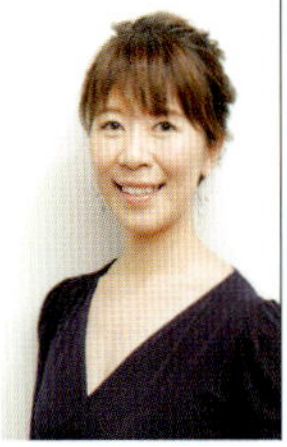

高橋由紀 ● たかはし・ゆき

株式会社ベビーヨガアソシエイトCEO、プログラムディレクター。
16歳までに抱えた子宮内膜症を含む数多くの病気や不調に苦しみ、自身の体質改善のためにヨガを始めて克服。2000年よりヨガ指導を始める。日本におけるベビーヨガの第一人者でもあり『Baby Yoga®』『キッズヨガ』『RODY YOGA』、そして生涯にわたるすこやかな女性の体づくりをテーマに『Self Adjustment® - 骨盤調整ヨガ®』『産前産後マタニティヨガ』『シニアヨガ』などのプログラムを開発する。またソフトバンク社とオンラインスクール『Roots of Life』を共同運営し、ヨガプログラムや暮らしに役立つ学びのコンテンツを発信。これまで国内外にて1,300人のヨガ指導者を育成。指導した生徒は、延べ2万人以上。

株式会社ベビーヨガアソシエイト
オフィシャルサイト
http：//bya.co.jp

骨盤調整ヨガ®は株式会社ベビーヨガアソシエイトの登録商標です

骨盤調整ヨガ

2018年4月15日　初版発行
2018年9月25日　第5刷発行

著　　者　高橋由紀
発 行 人　植木宣隆
発 行 所　株式会社サンマーク出版
東京都新宿区高田馬場2-16-11
電話　03-5272-3166
印刷・製本　共同印刷株式会社

ISBN978-4-7631-3652-7　C2075
ホームページ　http://www.sunmark.co.jp
QRコードでの動画視聴サービスは2020年3月末までご利用いただける予定ですが、予告なく終了する場合があります